Wachstumshormontherapie in der Pädiatrie

Aktuelle und zukünftige Behandlungskonzepte

Herausgegeben von

Siegfried Zabransky

Michael B. Ranke

Palatium Verlag
Edition J & J
Mannheim

Prof. Dr. med. SIEGFRIED ZABRANSKY
Universitätskliniken des Saarlandes
Kinderklinik, Endokrinologie
Oscar-Orth-Straße
66424 Homburg

Prof. Dr. med. MICHAEL B. RANKE
Sektion Pädiatrische Endokrinologie
Universitäts-Kinderklinik
Hoppe-Seyler-Str. 1
72076 Tübingen

Umschlagbild: s. Hartmut A. Wollmann, Kapitel 10,
„Kleinwuchs nach intrauteriner Wachstumsretardierung", S. 118–119

ISBN 3-920671-46-5

Die Deutsche Bibliothek – CIP-Einheitsaufnahme
Wachstumshormontherapie in der Pädiatrie : aktuelle und zukünftige Behandlungskonzepte / hrsg. von
Siegfried Zabransky; Michael B. Ranke -
Mannheim : Palatium-Verl., 2002 (Edition J & J)
  ISBN 3-920671-46-5

Dieses Werk ist urheberrechtlich geschützt. Die dadurch begründeten Rechte, insbesondere die der Übersetzung, des Nachdrucks, des Vortrags, der Entnahme von Abbildungen und Tabellen, der Funksendung, der Mikroverfilmung oder der Vervielfältigung auf anderen Wegen und der Speicherung in Datenverarbeitungsanlagen, bleiben, auch bei nur auszugsweiser Verwertung, vorbehalten. Eine Vervielfältigung dieses Werkes oder von Teilen dieses Werkes ist auch im Einzelfall nur in den Grenzen der gesetzlichen Bestimmungen des Urherberrechtsgesetzes der Bundesrepublik Deutschland vom 9. September 1965 in der jeweils geltenden Fassung zulässig. Sie ist grundsätzlich vergütungspflichtig. Zuwiderhandlungen unterliegen den Strafbestimmungen des Urheberrechtsgesetzes.

© 2002 Edition J & J im Palatium Verlag GmbH, Mannheim
Printed in Germany

Die Wiedergabe von Gebrauchsnamen, Warenbezeichnungen usw. in diesem Werk berechtigt auch ohne besondere Kennzeichnung nicht zu der Annahme, daß solche Namen im Sinne der Warenzeichen- und Markenschutz-Gesetzgebung als frei zu betrachten wären und daher von jedermann benutzt werden dürfen.

Produkthaftung: Für Angaben über Dosieranweisungen und Applikationsformen kann vom Verlag keine Gewähr übernommen werden. Derartige Angaben müssen vom jeweiligen Anwender im Einzelfall anhand anderer Literaturstellen auf ihre Richtigkeit überprüft werden.

Lektorat: Karin von der Saal und Dr. Susan Kentner, Edition J & J im Palatium Verlag, Karl-Valentin-Str. 5, D-68259 Mannheim
Satz und Herstellung: Goldener Schnitt, Rainer Kusche, D-76547 Sinzheim

Vorwort

Menschliches Wachstumshormon (GH), welches aus Hypophysen gewonnen wurde, steht seit Ende der 50-iger Jahre zur Verfügung und hatte sich seither zur Behandlung des GH-Mangels von Kindern bewährt. Obwohl die komplexen Wirkungen von GH nicht nur auf das Wachstum der langen Röhrenknochen sondern auch auf die Körperzusammensetzung und den Stoffwechsel schon früh erkannt wurden, fand GH erst breitere klinische Verwendung, nachdem das Hormon am Anfang der 80-iger Jahre durch die neuen Gentechniken hochrein und in praktisch unbegrenzter Menge hergestellt werden konnte. Seither haben sich auch unsere Kenntnis über eine Vielfalt von Wachstumsstörungen erheblich erweitert. Nicht zuletzt haben auch zunehmend eine Fülle von neuen Methoden zur Diagnostik von anthropometrischen, metabolischen und funktionellen Störungen beim wachsenden Kind Eingang in den klinischen Alltag gefunden.

GH ist heute bei einer Reihe von Wachstumsstörungen – GH-Mangel, Ullrich-Turner-Syndrom, Niereninsuffizienz und Prader-Willi-Syndrom, intrauteriner Kleinwuchs (Frankreich, USA) – zugelassen. Im Erwachsenenalter werden die metabolischen Wirkungen beim GH-Mangel und beim Wasting-Syndrom bereits klinisch genutzt. Es ist zudem damit zu rechnen, dass die Vielfalt der positiven Wirkungen dieses Hormons in Zukunft auch bei anderen Erkrankungen erkannt wird und zum Wohl der Patienten verwendet werden kann.

Ziel dieses Buches war es, in diesem dynamischen Prozess des Erkenntnis- und Erfahrungsgewinns eine Bestandsaufnahme zur Therapie mit GH im Kindes- und Jugendalter in seiner ganzen Vielfalt vorzunehmen. Die hier dargestellten Beiträge wurden initiiert durch ein Expertentreffen in Wertheim.

Die Herausgeber danken allen Autoren für Ihre Mühen bei der Zusammenstellung und kritischen Würdigung der jeweiligen Teilaspekte. Ihr besonderer Dank gilt auch Herrn Dr. Heinz Steinkamp und Frau Dr. Elfriede Said der Firma Pharmacia GmbH, Erlangen, durch deren Unterstützung das Projekt erst realisiert werden konnte. Die Verlegerin, Frau Dr. Susan Kentner, hat das Projekt mit Engagement, Erfahrungen und sehr viel Geduld begleitet. Wir hoffen, dass das Buch für den Pädiater und Endokrinologen, aber auch für die interessierten und betroffenen Laien von Nutzen sein wird.

SIEGFRIED ZABRANSKY, Homburg/Saar

MICHAEL B. RANKE, Tübingen

Inhaltsverzeichnis

Vorwort V
Autoren und Autorinnen IX
Abkürzungen XV

1 *Die metabolischen Wirkungen von Wachstumshormon*
   HANSJOSEF BÖHLES 1

2 *Psychologische Aspekte und Compliance
   bei der Wachstumshormontherapie*
   FRITZ HAVERKAMP 15

3 *Idiopathischer Wachstumshormonmangel im Kindesalter*
   MICHAEL B. RANKE, C. PHILIPP SCHWARZE, ROLAND SCHWEIZER
   und GERHARD BINDER 25

4 *Wachstumshormontherapie in der Pubertät*
   MARKUS BETTENDORF 41

5 *Wachstumshormontherapie bei Hirntumoren*
   HELMUTH-GÜNTHER DÖRR 49

6 *Hämatologische Erkrankungen*
   JÜRGEN H. BRÄMSWIG 59

7 *Wachstumshormontherapie beim Ullrich-Turner-Syndrom
   und beim Noonan-Syndrom*
   NIKOLAUS STAHNKE 69

8 *Das Prader-Willi-Syndrom*
   BERTHOLD P. HAUFFA 83

9	*Behandlung des Kleinwuchs bei niereninsuffizienten Kindern* OTTO MEHLS, ELKE WÜHL, BURKHARD TÖNSHOFF und FRANZ SCHAEFER	99
10	*Kleinwuchs nach intrauteriner Wachstumsretardierung* HARTMUT A. WOLLMANN	115
11	*Idiopathischer Kleinwuchs* SIEGFRIED ZABRANSKY und MARKUS ZABRANSKY	131
12	*Wachstumshormontherapie bei Zystinose und hypophosphatämischer Rachitis* ELKE WÜHL und FRANZ SCHAEFER	151
13	*Wachstumshormontherapie bei Skelettdysplasien* ECKHARD SCHÖNAU	161
14	*Aspekte der Wachstumshormontherapie bei Meningomyelozele* REGINA TROLLMANN und HELMUTH-GÜNTHER DÖRR	169
15	*Wachstumshormontherapie bei Kindern und Jugendlichen mit zystischer Fibrose* DIRK SCHNABEL	175
16	*Wachstumshormontherapie bei rheumatoider Arthritis* SUSANNE BECHTOLD und HANS-PETER SCHWARZ	185
17	*Wachstumshormontherapie bei chronisch-entzündlichen Darmerkrankungen* JOBST HENKER	197
18	*Wachstumshormontherapie bei schwer brandverletzten Kindern* HEINZ W. STEINKAMP	207

Sachverzeichnis 215

Autoren und Autorinnen

Dr. med. Susanne Bechtold
Universitäts-Kinderklink
Dr. von Haunersches Kinderspital
Lindwurmstr. 4
80337 München

PD Dr. med. Markus Bettendorf
Universitätsklinikum Kinderklinik
und Poliklinik
Pädiatrische Endokrinologie
Im Neuenheimer Feld 150
69120 Heidelberg
Tel.: 06221/562311
Fax: 06221/ 564388
Email: markus_bettendorf@med.
uni-heidelberg.de

Dr. med. Gerhard Binder
Universitätsklinikum Schnarrenberg
Kinderklinik
Sektion Pädiatrische Endokrinologie
Hoppe-Seyler-Str. 1
72076 Tübingen

Prof. Dr. med. Hansfosef Böhles
Klinikum der Johann-Wolfgang-
Goethe-Universität
Universitäts-Kinderklinik
Zentrum für Kinderheilkunde
Theodor-Stern-Kai 7
60596 Frankfurt
Tel.: 069/63016473
Fax: 069/63015229

Prof. Dr. med. Jürgen Brämswig
Westfälische Wilhelms-Universität
Kinderklinik
Albert-Schweitzer-Str. 33
48419 Münster
Tel.: 0251/8347747
Fax: 0251/47735
Email: bramswi@uni-muenster.de

Prof. Dr. med. Helmuth-Günther Dörr
Friedrich-Alexander-Universität
Erlangen
Klinik und Poliklinik für Kinder
und Jugendliche
Loschgestraße 15
91054 Erlangen
Tel.: 09131/8533732
Fax: 09131/8533113
Email: hgdoerr@kinder.imed.uni-
erlangen.de

PD Dr. med. Berthold P. Hauffa
Universität GHS Essen
Klinik und Poliklinik
für Kinder- und Jugendliche
Abteilung für Hämatologie/Onkologie
und Endokrinologie
Hufelandstraße 55
45147 Essen
Tel.: 0201/7233370
Fax: 0201/7233308
Email: berthold.hauffa@uni-essen.de

PD Dr. med. Fritz Haverkamp
Med. Einrichtungen der Rhein.
Friedrich-Wilhelm-Universität
Kinderklinik
Adenauer-Allee 119
53113 Bonn
Tel.: 0228/2873274
Fax: 0228/2873314
Email: f.haverkamp@uni-bonn.de

Prof. Dr. med. Jobst Henker
Universitätsklinikum Carl Gustav
Carus
Pädiatrie
Fetscherstr. 74
01307 Dresden
Tel.: 0351/4583449
Fax: 0351/4584340
Email: jobst.henker@mailbox.
tu-dresden.de

Prof. Dr. med. Otto Mehls
Universitäts-Kinderklinik
Pädiatrische Nephrologie
Im Neuenheimer Feld 150
69120 Heidelberg
Tel.: 06221/562349
Fax: 06221/564388
Email: otto_mehls@med.uni-
heidelberg.de

Prof. Dr. med. Michael B. Ranke
Universitätsklinikum Schnarrenberg
Kinderklinik
Sektion Pädiatrische Endokrinologie
Hoppe-Seyler-Str. 1
72076 Tübingen
Tel.: 07071/2983417
Fax: 07071/294157
Email: Michael.Ranke@med.uni-
tuebingen.de

PD Dr. med. Franz Schaefer
Klinikum der Otto-von-Guericke-
Universität
Pädiatrische Nephrologie
Im Neuenheimer Feld 150
69120 Heidelberg
Tel.: 06221/650

Dr. med. Dirk Schnabel
Universitätsklinikum Charité
SPZ im Otto-Heubner-Centrum für
Kinder-und Jugendmedizin
Augusten Platz 1
13344 Berlin
Tel.: 030/45073548
Fax: 030/45076926
Email: dirk.schnabel@charite.de

Prof. Dr. med. Eckhard Schönau
Klinikum der Universität Köln
Klinik und Poliklinik für
Kinderheilkunde
Josef-Stelzmann-Str. 9
50931 Köln
Tel.: 0221/4785851
Fax: 0221/4783479
Email:eckhard.Schoenau@medizin.
uni-koeln.de

Prof. Dr. med. Hans-Peter Schwarz
Universitäts-Kinderklinik
Dr. von Haunersches Kinderspital
Lindwurmstr. 4
80337 München
Tel.: 089/51602811
Fax: 089/51604784
Email: hp.schwarz@kk-i.med.uni-
muenchen.de

C. Philipp Schwarze
Universitätsklinikum Schnarrenberg
Kinderklinik
Sektion Pädiatrische Endokrinologie
Hoppe-Seyler-Str. 1
72076 Tübingen

Dr. med. Roland Schweizer
Universitätsklinikum Schnarrenberg
Kinderklinik
Sektion Pädiatrische Endokrinologie
Hoppe-Seyler-Str. 1
72076 Tübingen

Prof. Dr. med. Nikolaus Stahnke
Universitäts-Krankenhaus Eppendorf
Kinderklinik, Endokrinologie
Martinistr. 52
20246 Hamburg
Tel.: 040/428036527
Fax: 040/428034373
Email: stahnke@plexus.uke.uni-hamburg.de

Dr. Heinz Steinkamp
Pharmacia GmbH
Leiter Medizinische Abteilung
Endokrinologie und Stoffwechsel
Am Wolfsmantel 46
91058 Erlangen
Tel.: 09131/621432
Fax: 0931/621480
Email: heinz.steinkamp@eu.pnu.com

PD Dr. med. Burkhard Tönshoff
Universitäts-Kinderklinik
Pädiatrische Nephrologie
Im Neuenheimer Feld 150
69120 Heidelberg
Tel.: 06221/56-8401

Dr. Regina Trollmann
Friedrich-Alexander-Universität
Erlangen
Klinik mit Poliklinik für Kinder
und Jugendliche
Loschgestr. 15
91054 Erlangen
Tel.: 09131/8533118
Fax: 09131/8533113

PD Dr. Dr. med. Hartmut A. Wollmann
Pharmacia GmbH
Wilhelmstr. 44
72074 Tübingen
Tel.: 07071/256883
Fax: 07071/256884
Email: hartmut.wollmann@pharmacia.com

Dr. med. Elke Wühl
Universitäts-Kinderklinik
Pädiatrische Nephrologie
Im Neuenheimer Feld 150
69120 Heidelberg
Tel.: 06221/56-8401

Dr. med. Markus Zabransky
Universitätskliniken des Saarlandes
Kinderklinik, Endokrinologie
Kirrberger Straße
66421 Homburg

Prof. Dr. med. Siegfried Zabransky
Universitätskliniken des Saarlandes
Kinderklinik, Endokrinologie
Kirrberger Straße
66421 Homburg
Tel.: 06841/1628315
Fax: 06841/1628314
Email: kiszab@uniklinik-saarland.de

Abkürzungen

ABSI	*abbreviated burn severity index*	FKW	familiärer Kleinwuchs
ACA	American College of Rheumatology	FSH	Follikel-stimulierendes Hormon, Follitropin
ACTH	adrenokortikotropes Hormon, Kortikotropin	FSS	*familial short stature*
		fT_3	freies Triiodthyronin
ALS	*acid-labile subunit*	fT_4	freies Thyroxin
AP	alkalische Phosphatase	FVC	*forced vital capacity*
bAP	knochenspezifische alkalische Phosphatase	GFR	glomuläre Filtrationsrate
		GH	*growth hormone*, Wachstumshormon
BEL	Beckenendlage	GHD	GH-Defizienz, Wachstumshormonmangel
BIA	bioelektrische Impedanzmessung		
		GHI	*growth hormone insufficiency*
BMI	*body mass index*, Körpermassenindex	GHRH	Wachstumshormon-freisetzendes Hormon, Somatoliberin
CA	chronologisches Alter		
CDGA	*constitutional delay of growth and adolescence*	GLUT	Glukosetransporter
		GnRH	Gonadotropin-Releasing-Hormon, Gonadoliberin
CF	zystische Fibrose		
CF-RD	*cystic fibrosis-related diabetes*	GnRH-A	Gonadotropin-Releasing-Hormon-Agonist
CFTR	*cystic fibrosis transmembrane conductance regulator*	GPOH	Gesellschaft für Pädiatrische Onkologie und Hämatologie
CICP	C-terminales Propeptid des Typ-1-Kollagens	GRF	Gonadotropin-Releasing-Faktor
CNI	chronische Niereninsuffizienz	HDL	*high-density-Lipoprotein*
		hGH	humanes Wachstumshormon
CT	Computertomographie	H-SDS	SDS für Körperhöhe
DEXA	*dual-energy X-ray Absorptiometry*	ICTP	quervernetztes carboxyterminales Telopeptid des Typ-I-Kollagens
DHEA	Dehydroepiandrosteron		
DSHT	*donor site healing time*		
ED	Einzeldosis	IGF	*insulin-like growth factor*, insulinähnlicher Wachstumsfaktor
EGF	*epidermal growth factor*, epidermaler Wachstumsfaktor		
		IGFBP	IGF-bindendes Protein
FEV_1	forciertes expiratorisches Volumen der 1. Sekunde	IGHD	idiopathischer Wachstumshormonmangel

IGLU	Internationale Genotropin Langzeit-Untersuchung		nicht-steroidale Entzündungshemmer
IIH	idiopathische intrakranielle Hypertonie	NSD	neurosekretorische Dysfunktion
IKW	idiopathischer Kleinwuchs	PAH	*prospective adult height*, erwartete Endgröße
IQ	Intelligenzquotient		
IRS	Insulinrezeptor-Substrat	PE	prospektive Endgröße
ISS	*idiopathic short stature*	PEG	perkutane Gastrostomie
ITT	Insulintoleranz-Test	PHEX	*phosphate-regulating gene with homology to endopeptidases on the X chromosome*
IUGR	*intrauterine growth retardation*		
JCA	juvenile chronische Polyarthritis	pqCT	periphere quantitative Computer-Tomographie
KA	Knochenalter		
KEV	konstitutionelle Entwicklungsverzögerung	PSS	*primordial short stature*
		PTH	Parathormon
KG	Körpergewicht	PWS	Prader-Willi-Syndrom
KIGS	Pharmacia International Growth Database (Kabi International Growth Study)	RDA	*recommended daily allowance*, empfohlene Tagesdosis
KOF	Körperoberfläche	rhGH	rekombinantes humanes Wachstumhormon
KW	Kleinwuchs		
LDL	*low-density-Lipoprotein*	SA	Skelettalter
LH	Luteinisierungshormon	SAARD	langsam wirkende Antirheumatika
LPL	Lipoprotein-Lipase		
MMC	Meningomyelozele	SDS	*standard deviation score*
MPH	*mid-parental height*, mittlere Elterngröße	SGA	*small for gestational age*
		SIRS	*systemic inflammatory response syndrome*
MPHD	*multiple pituitary hormone deficiency*, multiple hypophysäre Insuffizienz mit Wachstumshormonmangel	SJCA	systemische juvenile chronische Polyarthritis
		SRS	Silver-Russell-Syndrom
		TH	*target height*, Zielhöhe
MRI	*magnetic resonance imaging*, Kernspinresonanz-Tomographie	TNF	Tumornekrosefaktor
		TSH	Thyreoid-stimulierendes Hormon, Thyreotropin
MTX	Methotrexat	UTS	Ullrich-Turner-Syndrom
NCGS	National Cooperative Growth Study	VC	vital capacity
		VKO	verbrannte Körperoberfläche
NDDG	National Diabetes Data Group	VLDL	*very-high-density-Lipoprotein*
NFKW	nicht-familiärer Kleinwuchs	VO_2	maximale Sauerstoffaufnahme
NFSS	*non-familial short stature*		
NS	Noonan-Syndrom	WCI	*wound closure index*
NSAID	*non-steroidal antiinflammatory drugs*,	WTR	Wachstumsrate

1 Die metabolischen Wirkungen von Wachstumshormon

Hansjosef Böhles

1 Einführung

Der Stoffwechsel repräsentiert das Wechselspiel zwischen funktionsbezogenem Strukturbedarf und situationsbezogenem Energiebedarf. Hormone haben dabei eine regulierende Wirkung (Abb. 1). Der Organismus legt damit sein strategisches Konzept dar, das an Kurzzeitbedarf (z. B. Notfälle) oder an Langzeitbedarf (z. B. Wachstum und Entwicklung) orientiert ist. Die regulierende Wirkung von Hormonen kann in einem groben Ordnungssystem als dem Insulin gleich- oder entgegengerichtet definiert werden. In diesem Gefüge ist die grundsätzliche metabolische Wirkung von Wachstumshormon (GH) in seiner Auswirkung auf den Proteinstoffwechsel dem Insulin gleichgerichtet, jedoch hinsichtlich seiner Wirkung auf den Stoffwechsel der Energie-

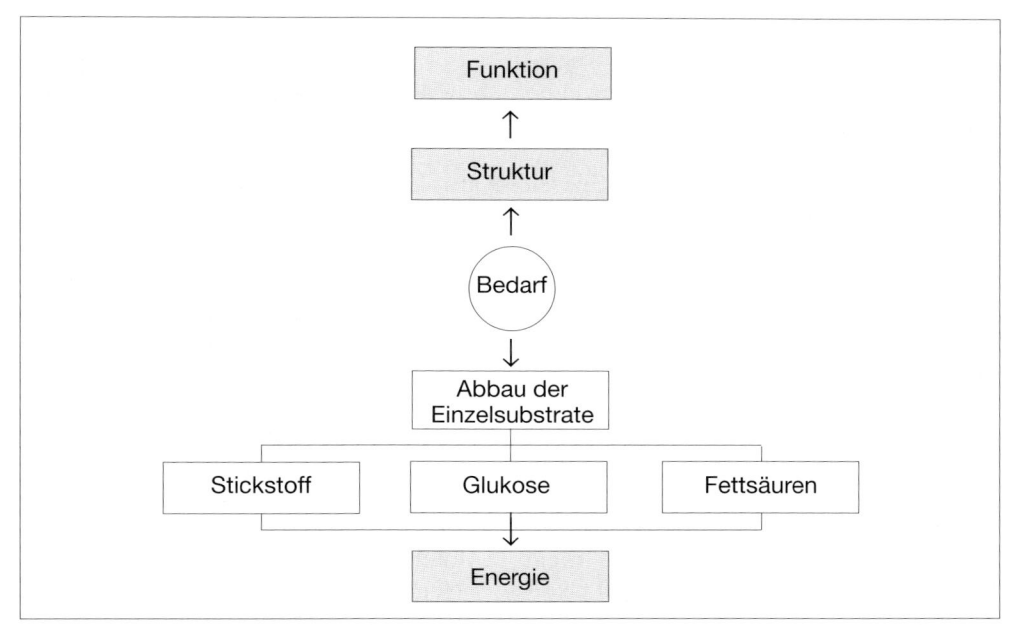

Abb. 1. Die regulierende Wirkung der Hormone richtet sich nach dem aktuellen Bedarf des Organismus, der entweder auf die Bedürfnisse von Struktur bzw. Funktion oder aber auf die Erzeugung von Stoffwechselenergie zielt

substrate entgegengerichtet. Zusammenfassend kann festgestellt werden, dass GH über direkte und indirekte Wirkungen anabol, diabetogen und lipolytisch wirkt, was nachfolgend im Detail dargestellt werden soll.

2 Der GH-Rezeptor und die Signaltransduktion

Der GH-Rezeptor gehört zusammen mit dem Prolaktinrezeptor und einer Reihe anderer Zytokinrezeptoren zu den Transmembranproteinen. Er besteht aus zwei Domänen: eine die Membran durchspannende Domäne und eine extrazelluläre Domäne, an die GH bindet. Die Bindung von GH an den Rezeptor führt zu dessen Dimerisierung (de Vos et al. 1992) und nachfolgend zur Phosphorylierung der Tyrosinkinase JAK2, die zur Januskinasefamilie gehört (Wilks et al. 1991). Die der Signaltransduktionskette nachfolgenden Transkriptionsfaktoren gehören zur STAT-Familie und werden teilweise durch GH aktiviert. Der sog. JAK-STAT-Weg ist der wichtigste Aktivierungsweg von Transkriptionsfaktoren, die auf GH ansprechen. GH ist außerdem auch in der Lage, mitogen-activated protein(MAP)-Kinasen zu aktivieren.

Die Wirkungen von GH sind primär, wenn sie über GH-Rezeptoren erfolgen. Sekundäre Wirkungen werden dagegen über die Wirkung von insulinähnlichem Wachstumsfaktor I (IGF-I) vermittelt und durch die Verfügbarkeit von Bindungsproteinen feinreguliert. Die organspezifische Rezeptorenausstattung entscheidet wiederum über organgerichtete Einzelwirkungen. So verfügen Hepatozyten und Adipozyten über GH-Rezeptoren, nicht aber über IGF-I-Rezeptoren; in Muskelzellen dagegen sind beide exprimiert.

3 Wirkungen auf den Intermediärstoffwechsel

Die dominierende Wirkung von GH auf das Längenwachstum ließ lange seine Bedeutung für metabolische Funktionen in den Hintergrund treten. GH hat jedoch auch grundlegende Bedeutung für den Intermediärstoffwechsel von sowohl Aminosäuren als auch Lipiden und Kohlenhydraten.

Die GH-Sekretion wird durch Nahrungsmangel und Stress stimuliert und durch Nahrungszufuhr gehemmt (Ho et al. 1988). Daraus kann abgeleitet werden, dass die wichtigsten metabolischen Wirkungen von GH vor und nach der Aufnahme von Nahrung eintreten. Zu diesem Zeitpunkt sind die Konzentrationen von Insulin und IGF-I niedrig und die der freien Fettsäuren hoch. Daraus lässt sich folgern, dass freie Fettsäuren das wichtigste Energiesubstrat für die Stickstoffretention sind. Die Verabreichung von GH führt als Ausdruck gesteigerter Fettsäureoxidation zur vermehrten Ketonkörperbildung (Nair et al. 1988).

4 Wirkung auf den Proteinstoffwechsel

Obwohl sowohl Insulin als auch GH auf den Proteinhaushalt eine bestandserhaltende Wirkung haben, bestehen die folgenden wesentlichen Unterschiede:
- Insulin steigert vor allem die Aufnahme verzweigtkettiger Aminosäuren (Leucin, Isoleucin, Valin) durch die Muskulatur und wirkt damit anabolisch, während die Synthese von Leberfunktionsproteinen eher vermindert ist. GH dagegen ist in seiner anabolen Wirkung allgemein wirksam.
- Die anabole Wirkung von Insulin und auch IGF-I wird vor allem über eine Hemmung der Proteolyse vermittelt, während GH sowohl die Proteinsynthese steigert als auch die Aminosäureoxidation vermindert (Abb. 2) (Jacob et

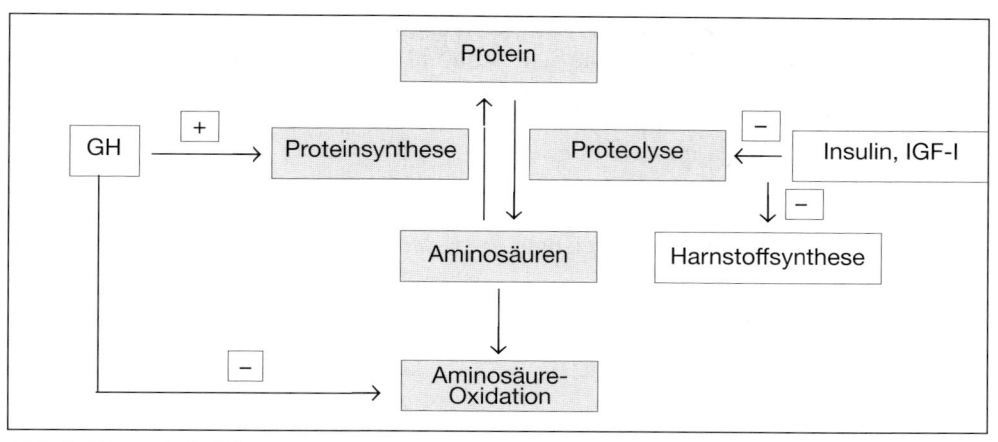

Abb. 2. Die anabole Wirkung von Insulin und insulinähnlichem Wachstumsfaktor I (*IGF-I*) zielt auf die Hemmung des Proteinabbaus; Wachstumshormon (*GH*) dagegen wirkt auf die Proteinsynthese und vermindert die Rate der Aminosäureoxidation

al. 1989; Fryburg et al. 1991). Bei einer Kombination von GH und IGF-I war es möglich, durch den additiven Effekt von Synthesesteigerung und Abbauhemmung eine Steigerung der N-Retention um das 2,4fache zu erzielen (Clemmons et al. 1992).

Seit über 70 Jahren ist bekannt, dass Hypophysenextrakte eine N-retinierende Wirkung haben (Teel und Watkins 1924; Teel und Cushing 1930; Gaebler 1933). Die Korrelation zwischen wachstumsstimulierender und N-retinierender Wirkung von GH wurde vor einiger Zeit auch mit der Technik stabiler Isotope (^{15}N) nachgewiesen (Dempsher et al. 1990). Bei postoperativen Patienten konnte durch GH-Behandlung eine Steigerung der Proteinsynthese um 209 % bei gleichzeitiger Anhebung des Proteinabbaus um 170 % und damit eine vermehrte Nettoproteinsynthese um 39 % erzielt werden (Ward 1987). Ebenfalls bei postoperativen Patienten führte die Zugabe von GH zu einer Abschwächung der sonst obligatorischen postoperativen Verminderung der Ribosomenzahl wie auch der Glutaminkonzentration im Muskel (Hammarqvist et al. 1992).

Eine Steigerung der Proteinsynthese ist innerhalb von 3–6 Stunden nach einer GH-Dosis nachweisbar, während die Wirkung von IGF-I erst nach 6–12 Stunden zum Tragen kommt (Tryburg et al. 1991). Dies kann als ein Hinweis auf die direkte anabole Wirkung von GH gewertet werden.

Nach der Gabe von GH kommt es infolge einer gesteigerten N-Verwertung in der Proteinsynthese zu einer Verminderung der Harnstoffsynthese (Wolthers et al. 1994). Bei jungen männlichen Erwachsenen war die Harnstoffsynthese nach einer 10-tägigen GH-Applikation (0,1 IU/kg Körpergewicht [KG]/Tag) um ca. 30 % vermindert (Wolthers et al. 1996).

5 Klinische Situationen

5.1 Trauma und Sepsis

Bei Patienten mit hyperkatabolen Erkrankungen wie bei Trauma und Sepsis wurde wiederholt der Versuch gemacht, diesen Zustand durch GH positiv zu beeinflussen. Okamura et al. zeigten 1989 in einem Rattenmodell, dass GH die N-Retention steigert, ohne die Ausscheidung von

3-Methylhistidin im Urin zu beeinflussen. Hieraus wurde geschlossen, dass keine Steigerung des Proteinabbaus eingetreten war und es sich um eine Vermehrung der Proteinsynthese handeln musste. In einer von Petersen et al. (1994) berichteten Serie von mit GH behandelten Patienten war die N-Bilanz und die Proteinsyntheseleistung verbessert worden.

5.2 Postoperativer und posttraumatischer Stickstoffverlust

Pointing et al. wiesen 1988 an postoperativen Patienten unter GH-Substitution eine Steigerung des Energieverbrauchs, ein Absinken des respiratorischen Quotienten und eine Anhebung der IGF-I-Konzentration nach. Die mit stabilen Isotopen gemessene Proteinkinetik zeigte einen gesteigerten Proteinumsatz, wobei die Proteinsynthese gegenüber dem Proteinabbau wesentlich stärker ausgeprägt war. Durch eine Vorbehandlung mit GH wurden die Leberkonzentrationen freier Aminosäuren vermindert; die Proteinsynthese konnte auch während der operationsbedingten Postaggressionsperiode aufrecht erhalten werden (Barle et al. 1999). In gleicher Weise wurden Stickstoffverluste nach Traumen durch parenterale Ernährung mit gleichzeitiger GH-Substitution vermindert (Jeevanandam et al. 1995).

5.3 Proteinkatabolie unter Kortikoidtherapie

Typisches Zeichen einer vorliegenden Katabolie bei Tumoren (Jeevanadam et al. 1984), Sepsis (Long et al. 1977), Verbrennungen (Kien et al. 1978), Traumen (Birkhan et al. 1980) oder Therapie mit Kortikoiden (Oehri et al. 1996) ist ein gesteigerter Leucinflux. Der Gesamtleucinflux wird durch GH nicht vermindert. Daher führt GH bei Glukokortikoidtherapie zwar zu einer Verminderung der Katabolie, jedoch nicht zu einer Nettoanabolie. Erst durch die kombinierte Zufuhr von GH und IGF-I ist eine Steigerung der Proteinsynthese möglich (Ward und Atkinson 1999).

5.4 Verbrennungen

Bei der Behandlung brandverletzter Ratten wurden durch Behandlung mit GH höhere kumulative Stickstoffretentionswerte und höhere Proteinumsatzraten erzielt, was von Liljedahl et al. bereits 1961 nachgewiesen worden war. GH steigert die Proteinsynthese stärker als den Proteinabbau (Takagi et al. 1995). Anhand der Kreatininausscheidung, die als Maß für den Muskelkatabolismus gewertet wurde, konnte bei mit GH supplementierten Brandverletzten (0,1 mg/kg KG 3-mal pro Woche) die Kreatininausscheidung stark vermindert werden (Akcay et al. 2001). Bei dieser Patientengruppe wurden im Akutstadium durch GH höhere Konzentrationen von IGF-I und IGF-bindendem-Protein 3 (IGFBP-3) und geringere IGFBP-1-Konzentrationen erzielt. In der GH-substituierten Gruppe wurden auch geringere Albuminmengen gebraucht, um die Plasmakonzentration im Normbereich zu halten (Jeschke et al 2000). GH führte insgesamt zu einer beschleunigten Wundheilung mit verkürztem Klinikaufenthalt (Ramirez et al. 1998). Dennoch wird diese Möglichkeit der Beschleunigung der Wundheilung durch GH kontrovers beurteilt (Pelzer et al. 2000) (s. auch Beitrag Steinkamp, „Wachstumshormontherapie bei schwer brandverletzten Kindern").

5.5 Morbus Still

Bei dieser stark katabolen Erkrankung konnte durch Supplementierung der totalen parenteralen Ernährung mit GH die N-Retention wesentlich verbessert werden (Böhles und Fekl 1980).

5.6 Kurzdarmsyndrom

GH und der epidermale Wachstumsfaktor (epidermal growth factor, EGF) haben am Darm nahezu einander entsprechende Wirkungen. Beide wirken durch direkte Interaktion mit den Enterozyten stimulierend auf das Wachstum und den Ionentransport (Uribe und Barrett 1997). Die Tyrosinkinase-Aktivität ist auch an der EGF-induzierten Wirkung auf die NaCl-Absorption im Ileum beteiligt (Donowitz et al. 1994). Im Experiment an menschlichen Caco-2-Zellkulturen wurde die GH-Exposition von einer um 85 % erhöhten Zellzahl und einer um 64 % gesteigerten ^{3}H-Thymidin-Inkorporation gefolgt. Diese GH-Wirkung war sowohl dosisabhängig als auch durch Genistein hemmbar (Canani et al. 1999). Im Gegensatz dazu wurde im Experiment an der Ratte nach 80-%iger jejunoilealer Resektion nach GH-Substitution zwar eine um bis zu 36 % verminderte Harnstoffsynthese gemessen, aber es konnte kein adaptives Darmwachstum im Restileum nachgewiesen werden (Ljungmann et al 2000).

5.7 Kontraktilität des Herzens

Der GH-Rezeptor wird an der Herzmuskelzelle in großer Zahl exprimiert. GH induziert am Herzen die lokale IGF-I-Synthese (Saccà et al. 1994). Die GH-Wirkung wird ausschließlich durch IGF-I vermittelt, das ein bekannter kardialer Wachstumsfaktor ist. Beim druck- oder volumenüberladenen Herzen ist IGF-I am Myokard überexprimiert (Wahlander et al. 1992). Der kongenitale GH-Mangel geht mit einer Einschränkung des Herzwachstums, einer verminderten Dicke der Herzwand und einer eingeschränkten systolischen Auswurfleistung einher (Merola et al. 1993). Bei Akromegaliepatienten dagegen ist die linksventrikuläre Muskelmasse vermehrt (Fazio et al. 1997). Bei Patienten mit ausgeprägter, insbesondere linksventrikulärer Herzinsuffizienz ist die GH-Sekretion vermindert (Giustina et al. 1996; Broglio et al. 1997). In Modellen der experimentellen Herzinsuffizienz wurde die günstige Wirkung von GH dargestellt (Duerr et al. 1996), die bei Patienten mit dilatativer Kardiomyopathie bestätigt werden konnten (Osterziel et al. 1998).

6 Wirkung auf den Lipidstoffwechsel

Hinsichtlich der Wirkung von GH auf den Lipid- und den Glukosestoffwechsel muss ein kurzzeitiger, insulinartiger Anfangseffekt von der insulinantagonistischen Wirkung bei Langzeitanwendung unterschieden werden (MacGorman et al. 1981). Die Relevanz einer insulinartigen Kurzzeitwirkung bleibt zu klären, da im Tierexperiment gezeigt werden konnte, dass ein vorausgegangener GH-Puls zur Geweberesistenz gegenüber dieser insulinartigen Wirkung führt (MacGorman et al. 1981). Gleichzeitig führt GH auch zur IGF-I-Synthese in der Leber und anderen Geweben, so dass die im Wesentlichen insulinantagonistische GH-Wirkung durch die insulinartige Wirkung von IGF-I balanciert wird.

Bei gesunden Erwachsenen kommt es innerhalb von 30 Minuten nach Injektion einer physiologischen GH-Menge zum Abfall der Konzentration freier Plasmafettsäuren (Marcus et al 1994). Innerhalb der nächsten 4 Stunden überwiegt jedoch die insulinantagonistische GH-Wirkung mit einem Anstieg der Konzentration freier Fettsäuren (Grunt et al. 1967).

In den 50er und 60er Jahren, den frühen Jahren der Darstellung und Verwendung von GH, wurde sehr schnell seine lipolytische wie auch seine Glukose anhebende Wirkung erkannt (Beck et al. 1957; Zierler und Rabinowitz 1963). Eine herausragende Wirkung eines GH-Pulses ist der steile Anstieg der Konzentration zirkulierender freier Fettsäuren, von Glyzerin und Ketonkörpern. Die höchsten Konzentrationen werden dabei 2–3 Stunden nach der GH-Injektion erhalten (Moller et al. 1991a). Dies entspricht auch dem zeitlichen Abstand bei der natürlichen, pulsatilen GH-Ausschüttung (Roenthal und Woodside 1988). Im Nüchternzustand nimmt zusätzlich die lipolytische Empfindlichkeit gegenüber GH zu. GH stimuliert die hormonsensitive Lipase, die den geschwindigkeitsbestimmenden Schritt bei der Freisetzung von Triglyzeriden aus Adipozyten katalysiert (Carrel und Allen 2000).

GH stimuliert die Proliferation und Differenzierung von Präadipozyten (Carrel und Allen 2000) und beeinflusst daher letztlich die Zahl ausgereifter Adipozyten. Bei GH-Mangel ist die Zahl der Adipozyten verringert. Durch GH nimmt die Zellzahl zu und die enthaltene Fettmenge ab (Bonnet et al. 1974). GH kann somit als ein zentraler Regulator der zirkadianen Fettsäureoxidation mit einer direkt stimulierenden Wirkung der mitochondrialen Fettsäureoxidation angesehen werden (Boyle et al. 1992; Leung und Hu 1997).

Die Ketonkörperkonzentration korreliert hinsichtlich Zeit und Menge mit der nächtlich sezernierten GH-Menge (Edge et al. 1993). Die der Ketose folgende Neigung zur Azidose muss dabei berücksichtigt werden. Patienten mit Diabetes mellitus sind somit vor allem in Zeiten schlechter Stoffwechselkontrolle 2- bis 3-fach erhöhten GH-Konzentrationen ausgesetzt (Hansen und Johansen 1970; Asplin et al. 1989). In diesen Beispielen wird deutlich, dass eine wesentliche Wirkung von GH die Stimulation der Fettsäurefreisetzung und die Oxidation von Fettsäuren ist – ein wesentliches Signal für die Konservierung von Proteinen und Speicherung von Kohlenhydraten.

7 Wirkung auf den Lipoproteinstoffwechsel

GH ist für die Aufrechterhaltung eines normalen Lipoproteinstoffwechsels notwendig (Oscarsson et al. 1989). Eine erhöhte hepatische Low-density-Lipoprotein(LDL)-Rezeptoraktivität führt über einen erhöhten Lipoproteinumsatz zu einer Absenkung der LDL-Cholesterin- und der Apolipoprotein-B-Konzentration (Rudling et al. 1992). Bei GH-Mangel und bei Insulinresistenz werden im Allgemeinen hohe Triglyzerid- und niedrige High-density-Lipoprotein(HDL)-Cholesterinkonzentrationen gefunden. Durch die lipolytische Wirkung von GH kommt es zu einem vermehrten Fluss freier Fettsäuren zur Leber und dort zu einer verstärkten Very-low-density-Lipoprotein (VLDL)-Synthese und Sekretion (Björntorp 1990). Die Lipoprotein-Lipase(LPL)-Aktivität im Fettgewebe wird durch GH vermindert (Ottoson et al. 1995), während die der Postheparin-Plasmalipoproteinlipase unverändert bleibt (Oscarsson et al. 1996). Da die Serumkonzentrationen von Triglyzeriden bei erhöhter VLDL-Sekretion nicht ansteigen, muss der periphere Abbau beschleunigt sein. Eine erhöhte LPL-Aktivität, z. B. in der Muskulatur, ist daher naheliegend (Oscarsson et al. 1996). Die bei GH-Mangelpatienten erhöhten LDL-Cholesterinkonzentrationen werden durch die Substitution mit GH abgesenkt (Monson et al. 2000).

8 GH und Insulinresistenz

Die Fettverteilung mit Betonung des viszeralen Bauchfettes besteht bei einer verstärkten Kortisolaktivität und bei einer abgeschwächten GH-Sekretion (Pasquali et al. 1993). Mit zunehmender Adipositas nimmt zusätzlich die Menge von pulsatil freigesetztem GH ab (Veldhuis et al. 1995). In der Folge sind auch die Serum-IGF-I-Konzentrationen invers mit dem prozentualen Anteil an viszeralem Fettgewebe korreliert (Marin et al. 1993). Bei Akromegaliepatienten ist dagegen die viszerale Fettmenge vermindert (Bengtsson et al. 1989). Die Wirkungen der unterschiedlichen Hormonsysteme verhalten sich untereinander jeweils synergistisch bzw. antagonistisch. So ist die Wirkung von GH auf das Fettgewebe synergistisch mit der von Testosteron (Yang et al. 1995) und antagonistisch zu der von Kortisol. GH hat eine stärkere lipolytische Wirkung für das intraabdominelle als für das subkutane Fett (Hellmer et al. 1992). Es wird davon ausgegangen, dass es sich dabei um einen direkten GH-Effekt und nicht um eine Sekundärwirkung über IGF-I handelt, da Adipozyten keine funktionellen IGF-I-Rezeptoren enthalten.

Zwischen dem „metabolischen Syndrom" und Patienten mit GH-Mangel bestehen überraschende Übereinstimmungen: In beiden Fällen dominiert die Zunahme des viszeralen Fettanteils und die Insulinresistenz (Reaven 1995). Weitere Gemeinsamkeiten sind erhöhte Serumtriglyzerid- und erniedrigte HDL-Cholesterinkonzentrationen. Mit der Hyperinsulinämie-Euglykämie-Clamptechnik konnte die periphere Insulinresistenz bei Patienten mit GH-Mangel aufgezeigt werden (Johansson et al. 1995). Die dabei niedrigen IGF-I-Konzentrationen tragen zusätzlich zur Resistenzbildung bei, da IGF-I unabhängig den Glukosetransport in den Skelettmuskel stimuliert (Lund et al. 1994).

Die kontinuierliche Gabe von GH in relativ großer Menge (z. B. 1,5 mg) führt bei Gesunden zu einer substantiellen Verschlechterung der hepatischen wie auch der peripheren Insulinempfindlichkeit (Bratusch-Marrain et al. 1982; Rizza et al. 1982). Die Wirkung tritt etwa 2 Stunden nach Verabreichung der GH-Dosis ein. Die Herabsetzung der peripheren Insulinempfindlichkeit bezieht sich vor allem auf den Muskel (Moller et al. 1989). GH hemmt dabei sowohl die aktive als auch die passive, durch die Massenwirkung bedingte Glukoseaufnahme (Orskow et al. 1989). Zwischenzeitlich konnte gezeigt werden, dass GH die insulinstimulierte Phosphorylierung des Insulinrezeptor-Substrats-1 (IRS-1), die Menge des Glukosetransporters GLUT-1 und zu einem geringeren Maß auch die von GLUT-4 vermindert (Smith et al. 1997). Diese Wirkungen von GH sind direkt und nicht durch Insulin vermittelt, wie im Versuch an Ratten mit durch Streptozotocin verursachtem Diabetes gezeigt werden konnte (Smith et al. 1997).

9 Wirkung auf den Kohlenhydratstoffwechsel

Die Auswirkungen von GH auf den Intermediärstoffwechsel von Glukose muss immer im Zusammenhang mit dem der Fettsäuren gesehen werden. Die Zunahme der Fettsäureoxidation wird von einer entsprechenden Abnahme der Glukoseoxidation begleitet. Der Gesamtglukoseumsatz bleibt jedoch unverändert, so dass es unter GH-Einfluss zu einer Zunahme des nicht-oxidativen Glukoseumsatzes in nicht-muskelbezogenen Kompartimenten kommen muss (Moller et al. 1990). Dies betrifft vor allem den Glukoseumsatz im Splanchnikusbereich mit einer Erhöhung des Glykogengehaltes der Leber (Altszuler et al. 1968).

GH wie auch IGF-I führen zu einer Zunahme der endogenen Glukoseproduktion. Der Anstieg der Glukosekonzentration ist jedoch nicht vollständig auf GH zurückzuführen, sondern wird auch durch die Entwicklung einer Insulinresistenz gefördert. Diese entsteht nach Rosenfield et al. (1982) auf Postrezeptorniveau. Gleichzeitig wirken die angehobenen Insulinkonzentrationen zusätzlich anabol. Der IGF-I-induzierte Glukoseanstieg kann durch die Absenkung der intraportalen Insulinkonzentration erklärt werden. Insgesamt lässt sich sagen, dass auf die durch GH induzierte Lipolyse eine verminderte Glukoseoxidation und eine Steigerung des nicht-oxidativen Glukoseumsatzes, hauptsächlich in Form von Glukoneogenese und Glykogenspeicherung, folgt.

Die blutzuckerstabilisierende Wirkung von GH ist insbesondere bei Säuglingen größer als bei Erwachsenen. Bei über 30 % von jungen Säuglingen mit isoliertem GH-Mangel oder multiplen Ausfällen der Hypophysenvorderlappenfunktion muss mit durchaus schweren Hypoglykämien gerechnet werden (Hopwood et al. 1975).

10 Wirkung auf die Körperzusammensetzung

Patienten mit GH-Mangel haben gegenüber Gesunden eine veränderte Körperzusammensetzung im Sinne einer verminderten Magermasse (lean body mass) und eines vermehrten Körperfettanteils (DeBoer et al. 1992; Beshyah et al. 1995). Erwachsene mit GH-Mangel haben bei verminderter Magermasse ein um ca. 20 % höheres Körpergewicht (Johannson et al. 1994). GH-Substitution führt zu einer Veränderung der Körperzusammensetzung mit einer Zunahme der Mager- und einer Abnahme der Fettmasse (Lange et al. 2000). Die Fettverteilung wechselt unter der GH-Behandlung von einem männlichen zu einem weiblichen Fettverteilungstyp (Parra et al. 1979). Diese regional unterschiedliche GH-Wirkung konnte in vitro durch den Nachweis einer geringeren lipolytischen Wirkung auf glutäale Adipozyten nachgewiesen werden (Rosenbaum 1992). Auch bei Patienten mit Prader-Willi-Syndrom wurde durch GH-Substitution eine Umkehrung dieses Zustandes erzielt (Carrel et al. 1999).

11 Wirkung auf den Elektrolyt- und Wasserhaushalt

Grundsätzlich geht Wachstum mit einer Zunahme der Körpermagermasse einher, die sich aus Protein und Wasser zusammensetzt. Es ist daher grundsätzlich einsichtig, dass GH mit einer Flüssigkeitsretention einhergeht. Seit ca. 40 Jahren ist bekannt, dass GH zu einer Natrium- und Flüssigkeitsretention führt, die sich als Gewichtszunahme niederschlägt (Biglieri et al. 1961; Barton et al. 1993). GH-Therapie kann daher – vor allem bei Erwachsenen mit einem geringeren Substitutionsbedarf in den ersten Behandlungswochen – zu Ödembildung und Bluthochdruck führen (Moller et al. 1991b). Die Natriumretention ist zum einen eine direkte Wirkung von GH und beruht zum anderen auch auf einer Suppression des atrialen natriuretischen Peptids. Bei GH-Mangel ist die Schweißbildung vermindert und wird durch die Substitutionsbehandlung normalisiert; bei Akromegalie dagegen ist sie erhöht (Juul et al. 1993; Nabarro 1987).

12 Wirkung auf den Knochenstoffwechsel

Als ein wesentlicher Faktor des Längenwachstums hat GH definierte Auswirkungen auf den Knochenstoffwechsel und damit auf die maximal zu erreichende Knochendichte (peak bone mass). Die Wirkung von GH wird über einen direkten Rezeptor (Leung et al. 1987) bzw. über IGF-I (Ernst und Froesch 1988) vermittelt. Sie führt einerseits zur Aktivierung von Oberflächenrezeptoren und andererseits zur vermehrten Typ-I-Kollagensynthese. Bei Patienten mit GH-Mangel ist die Knochenmasse vermindert (Shore et al. 1980), wobei die Verminderung am Unterarm stärker (20–30 %) als an der Lendenwirbelsäule (9– 19 %) ausgeprägt ist (Kaufman et al. 1992). Die Verminderung ist dabei vor allem auf eine geringere Syntheseleistung und weniger auf eine gesteigerte Resorption zurückzuführen (Ohlsson et al. 1992). Wenn der GH-Mangel bereits vor der Pubertät besteht, sind die negativen Auswirkungen auf die Knochendichte im Erwachsenenalter besonders stark ausgeprägt, weil nicht nur ein gesteigerter Knochenabbau, sondern bereits ein verminderter Knochenaufbau besteht (Hyer et al. 1992). Unter diesen Gesichtspunkten wird durch die GH-Behandlung im Erwachsenenalter eine vermindertes Risiko von osteoporosebedingten Frakturen erwartet (Wüster 1993).

Literatur

Akcay MN, Akcay G, Solak S, Balik AA, Aylu B (2001) The effect of growth hormone on 24-h urinary creatinine levels in burned patients. Burns 27:42–45

Altszuler N, Rathgeb I, Winkler B, De Bedo Rc, Steele R (1968) The effects of growth hormone on carbohydrate and lipid metabolism in the dog. Ann NY Acad Sci 148:441–458

Asplin CM, Faria ACS, Carlsen EC, Vaccarao VA, Barr RE, Iranmanesh A, Lee MM, Veldhuis JD, Evans WS (1989) Alterations in the pulsatile mode of growth hormone release in men and women with insulin-dependent diabetes mellitus. J Clin Endocrinol Metab 69:239–245

Barle H, Essen P, Nyberg B, Olivecrona H, Tally M, McNurlan MA, Wernerman J, Garlick PJ (1999) Depression of liver protein synthesis during surgery is prevented by growth hormone. Am J Physiol 276:E620–E627

Barton JS, Hindmarsh PC, Preece, MA Brook CG (1993) Blood pressure and the renin-angiotensin-aldosterone system in children receiving recombinant human growth hormone. Clin Endocrinol (Oxf) 38:245–251

Beck JC, McGarry EE, Dyrenburth I (1957) Metabolic effects of human and monkey growth hormone in man. Science 125:884–885

Bengtsson B-Å, Brummer R, Edén S, Bosaeus I (1989) Body composition in acromegaly. Clin Endocrinol 30:121–130

Beshyah SA, Freemantle C, Thomas E (1995) Comparison of body composition by dual-energy X-ray absorptiometry before and during growth hormone treatment. Amer J Clin Nutr 61:1186–1194

Biglieri EG, Watlington CO, Forsham PH (1961) Sodium retention with human growth hormone and its subfractions. J Clin Endocrinol Metab 21:361–370

Birkhahn R, Long C, Firkin D, Geiger J, Blakemore W (1980) Effects of major skeletal trauma on whole body protein turnover in man measured by L-(14-C) leucine. Surgery 88:294–300

Björntorp B (1990) „Portal" adipose tissue as a generator of risk factors for cardiovascular disease and diabetes. Arteriosclerosis 10:493–496

Böhles H, Fekl W (1980) Beeinflussung der Stickstoffretention durch menschliches Wachstumshormon. Infusionstherapie 7:116–118

Bonnet F, Lodeweyckx MV, Eckels R, Malvaux P (1974) Subcutaneous adipose tissue and lipids in blood in growth hormone deficiency before and after treatment with human growth hormone. Pediatr Res 8:800–805

Boyle PJ, Avogaro A, Smith L, Bier DM, Pappu AS, Irvingwerth DR, Cryer PE (1992) Role of GH in regulating nocturnal rates of lipolysis and plasma mevalonate levels in normal and diabetic humans. Am J Physiol 263:E168–E172

Bratusch-Marrain PR, Smith D, DeFronzo RA (1982) The effect of growth hormone on glucose metabolism and insulin secretion in man. J Clin Endocrinol Metab 55:973–982

Broglio F, Gianotti L, Fubibi A (1997) Activity of GH/IGF-I axis in patients with dilated cardiomyopathy. Ann Endocrinol 58[Suppl 1]:88

Canani RB, Bisceglia M, Bruzzese E, Mallardo G, Guarino A (1999) Growth hormone stimulates, through tyrosine kinase, ion transport and proliferation in human intestinal cells. J Pediatr Gastroenterol Nutr 28:315–320

Carrel AL, Allen DB (2000) Effects of growth hormone on adipose tissue. J Pediatr Endocrinol Metab 13 [Suppl 2]:1003–1009

Carrel AL, Myers SE, Whitman BY, Allen DB (1999) Growth hormone improves body composition, fat utilization, physical strength and agility, and growth in Prader-Willi syndrome: a controlled study. J Pediatr 134:215–221

Clemmons DR, Smith BA, Underwood LE (1992) Reversal of diet-induced catabolism by infusion of recombinant insulin-like growth factor-I in humans. J Clin Endocrinol Metab 75:234–238

DeBoer H, Blok GJ, Voerman HJ, De Vries PMJM, van der Veen EA (1992) Body composition in adult growth hormone deficient men, assessed by anthropometry and bioimpedance analysis. J Clin Endocrinol Metab 75:833–837

Dempsher DP, Bier DM, Tollefsen SE, Rotwein PD, Daughaday GH, Jensen MC, Galgani JP, Heath-Monnig E, Trivedi B (1990) Whole body nitrogen kinetics and their relationship to growth in short children treated with recombinant human growth hormone. Pediatr Res 28:394–400

de Vos AM, Ultsch M, Kossiakoff AA (1992) Human growth hormone and extracellular domain of its receptor: crystal structure of the complex. Science 255:257–372

Donowitz M, Montgomery JLM, Walker S, Cohen ME (1994) Brushborder tyrosine phosphorylation stimulates ileal neutral NaCl absorption and brush-border Na+/H+ exchange. Am J Physiol 266:G647–656

Duerr RL, McKirnan D, Gim RD (1996) Cardiovascular effects of insulin-like growth factor-1 and growth hormone in chronic left ventricular failure in the rat. Circulation 93:2188–2196

Edge JA, Pal BR, Harris DA (1993) Evidence for a role for insulin and growth hormone in overnight regulation of 3-hydroxybutyrate in normal and diabetic adolescents. Diabetes Care 16:1011–1018

Ernst M, Froesch ER (1988) Growth hormone dependent stimulation of osteoblast-like cells in serum free cultures via local synthesis of insulin-like growth factor I. Biochem Biophys Res Commun 151:142–147

Fazio S, Cittadini A, Sabatini D (1997) Growth hormone and heart performance: a novel mechanism of cardiac wall stress regulation in humans. Eur Heart J 18:340–347

Fryburg DA, Gelfand RA, Barrett EJ (1991) Growth hormone acutely stimulates forearm muscle protein synthesis in normal humans. Am J Physiol 260:E499–E504

Gaebler OH (1933) Some effects of anterior pituitary extracts on nitrogen metabolism, water balance, and energy metabolism. J Exp Med 57:349–354

Giustina A, Lorusso R, Borghetti V (1996) Impaired spontaneous growth hormone secretion in severe dilated cardiomyopathy. Am Heart J 131:620–622

Grunt JA, Crigler JF, Slone D, Soeldner JS (1967) Changes in serum insulin, blood sugar and free fatty acid levels four hours after administration of human growth hormone to fasting children with short stature. Yale J Biol Med 40:68–72

Hammarqvist F, Stromberg C, von der Decken A, Vinnars E, Wernerman J (1992) Biosynthetic human growth hormone preserves both muscle protein synthesis and the decrease in muscle-free glutamine, and improves whole-body nitrogen economy after operation. Ann Int Med 216:184–191

Hansen AP, Johansen K (1970) Diurnal patterns of blood glucose, serum free fatty acids, insulin, glucagon and growth hormone in normals and juvenile diabetics. Diabetologia 6:27–38

Hellmer J, Marcus C, Sonnenfeld T, Amer P (1992) Mechanisms for differences in lipolysis between human subcutaneous and omental fat cells. J Clin Endocrinol Metab 74:15–23

Ho KY, Veldhuis JD, Johnson ML, Furlanetto R, Evans WS, Alberti KG, Thumer MO (1988) Fasting enhances growth hormone secretion and amplifies the complex rhythms of growth hormone secretion in man. J Clin Invest 81:968–975

Hopwood NJ, Forsman PJ, Kenny FM, Drash AL (1975) Hypoglycemia in hypopituitary children. Am J Dis child 129:918–926

Horber FF, Haymond MW (1990) Human growth hormone prevents the protein catabolic side effects of prednisone treatment. J Clin Invest 86:265–272

Houssay BA (1936) The hypophysis and metabolism. N Engl J Med 214:961–986

Hyer SL, Rodin DA, Tobias JH (1992) Growth hormone deficiency during puberty reduces adult bone mineral density. Arch Dis Child 67:1472–1474

Jacob R, Barret E, Piewe G (1989) Acute effects of insulin-like growth factor I on glucose and amino acid metabolism in awake fasted rat. J Clin Invest 83:1717–1723

Jeevanadam M, Horowitz G, Lowry S, Brennan M (1984) Cancer cachexia and protein metabolism. Lancet ii:1423–1426

Jeevanandam M, Ali MR, Holaday NJ, Petersen SR (1995) Adjuvant recombinant human growth hormone normalizes plasma amino acids in parenterally fed trauma patients. J Parenter Enteral Nutr 19:137–144

Jeschke MG, Barrow RE, Herndon DN (2000) Recombinant human growth hormone treatment in pediatric burn patients and its role during the hepatic acute phase response. Crit Care Med 28:1578–1584

Johannsson G, Rosén T, Lönn L (1994) Effects of recombinant human growth hormone on adipose tissue in adults with growth hormone deficiency. Acta Paediatr 406:60–63

Johansson J-O, Fowelin J, Landin K, Lager I, Bengtsson B-Å (1995) Growth hormone-deficient adults are insulin-resistant. Metabolism 44:1126-1129

Juul A, Main K, Nielsen B (1993) Decreased sweating in growth hormone deficiency: Does it play a role in thermoregulation ? J Pediatr Endocrinol 6: 39–44

Kaufman JM, Taelman P, Vermeulen A, Vandeweghe M (1992) Bone mineral status in growth hormone-deficient males with isolated and multiple pituitary deficiencies of childhood onset. J Clin Endocrinol Metab 74: 118–123

Kien C, Young V, Rohrbaugh D, Burke J (1978) Increased rates of whole body protein synthesis and breakdown in children recovering from burns. Am Surg 187: 383–391

Lange KH, Isaksson F, Juul A, Rasmussen MH, Bulow J, Kjaer M (2000) Growth hormone enhances effects of endurance training on oxidative muscle metabolism in elderly women. Am J Physiol Endocrinol Metab 279:E989–E996

Leung DW, Spencer SA, Cachianes G (1987) Growth hormone receptor and serum binding protein: Purification, cloning and expression. Nature 330:537–543

Leung K-C, Ho KKY (1997) Stimulation of mitochondrial fatty acid oxidation by growth hormone in human fibroblasts. J Clin Endocrinol Metab 82:4208–4213

Liljedahl SO, Gemzell CA, Plantin LO, Birke G (1961) Effect of human growth hormone in patients with severe burns. Acta Chirurg Scand 22:1–14

Ljungmann K, Grofte T, Kissmeyer-Nielson P, Flyvbjerg A, Vilstrup H, Tygstrup N, Laurberg S (2000) GH decreases hepatic amino acid degradation after small bowel resection in rats without enhancing bowel adaptation. Am J Physiol Gastrointest Liver Physiol 279:G700–G706

Long C, Jeevanadam M, Kim B, Kinney J (1977) Whole body protein synthesis and catabolism in septic man. Am J Clin Nutr 30:1340–1344

Lund S, Flyvbjerg A, Holman GD, Larsen FS, Pedersen O, Schmitz O (1994) Comparative effects of IGH-I and insulin on the glucose transporter system in rat muscle. Am J Physiol 267:E461–E466

MacGorman LR, Rizza RA, Gerich JE (1981) Physiologic concentrations of growth hormone exert insulin-like and insulin antagonistic effects on both hepatic and extrahepatic tissues in man. J Clin Endocrinol Metab 53:556–559

Marcus C, Margery V, Kamel A, Bronnegard M (1994) Effects of growth hormone on lipolysis in humans. Acta Paediatr 406:54–58

Marin P, Kvist H, Linstedt G, Sjöström L, Björntorp P (1993) Low concentrations of insulin-like growth factor-I in abdominal obesity. Int J Obesity 17:83–89

Merola B, Cittadini A, Colao A (1993) Cardiac structural and functional abnormalities in adult patients with growth hormone deficiency. J Clin Endocrinol Metab 77:1658–1661

Moller N, Butler PC, Antsiferov M, Alberti KG (1989) Effects of growth hormone on insulin sensitivity and forearm metabolism in normal man. Diabetologia 32:105–110

Moller N, Jørgensen JOL, Alberti KG, Flyvbjerg A, Schmitz O (1990) Short-term effects of growth hormone on fuel oxidation and regional substrate metabolism in normal man. J Clin Endocrinol Metab 70: 1179–1186

Moller N, Schmitz O, Moller J, Jørgensen JOL (1991a) Dose-response studies on the metabolic effects of a growth hormone pulse in humans. Metabolism 41:172–175

Moller J, Jørgensen JOL, Möller N, Hansen KW, Pedersen EB, Christiansen JS (1991b) Expansion of extracellular volume and suppression of atrial natriuretic peptide after growth hormone administration in normal man. J Clin Endocrinol Metab 72:768–772

Monson JP, Abs R, Bengtsson B-Å, Bennmarker H, Feldt-Rasmussen U, Hernberg-Stahl E, Thoren M, Westberg B, Wilton P, Wüster C (2000) Growth hormone deficiency and replacement in elderly hypopituitary adults. Clin Endocrinol 53:281–289

Nabarro JDN (1987) Acromegaly. Clin Endocrinol 26:481–512

Nair KS, Welle SL, Halliday D, Campelli RG (1988) Effect of 3-hydroxybutyrate on whole-body leucine kinetics and fractional mixed skeletal muscle protein synthesis in humans. J Clin Invest 82:198–205

Oehri M, Ninnis R, Girard J, Frey FJ, Keller U (1996) Effects of growth hormone and of IGF-I on glucocorticoid induced protein catabolism in humans. Am J Physiol 270:E552–558

Ohlsson C, Nilsson A, Isaksson OGP, Lindahl A (1992) Effects of growth hormone and insulin-like growth factor I on DNA synthesis and matrix production in rat epiphyseal chondrocytes in monolayer culture. J Endocrinol 133:291–300

Okamura K, Okuma T, Tabira Y, Miyauchi Y (1989) Effect of administered growth hormone on protein metabolism in septic rats. J Parent Ent Nutr 13:450–454

Ørskov L, Schmitz O, Jørgensen JOL, Amfred J, Abildgaard N, Alberti KG, Ørskov H (1989) Influence of growth hormone on glucose induced uptake in normal men as assessed by the hyperglycemic clamp technique. J Clin Endocrinol Metab 68:276–282

Oscarsson J, Olofsson SO, Bondjers G, Edén S (1989) Differential effects of continuous versus intermittent administration of growth hormone to hypophysectomized female rats on serum lipoproteins and their apoproteins. Endocrinology 125:1638–1649

Oscarsson J, Ottosson M, Johansson J-O, Wiklund O, Marin P, Björntorp P, Bengtsson B-Å (1996) Two weeks of daily injections and continuous infusion of recombinant human growth hormone (GH) in GH-deficient adults: II. Effects on serum lipoproteins and lipoprotein and hepatic lipase activity. Metabolism 45:370–377

Osterziel K-J, Strohm O, Schuler J (1998) Influence of therapy with recombinant human growth hormone on left ventricular mass and function in dilated cardiomyopathy. Lancet 351:1233–1237

Ottoson M, Vikamn-Adolfsson K, Enerbäck S, Elander S, Elander A, Björntorp P, Edén S (1995) Growth hormone inhibits lipoprotein lipase activity in human adipose tissue. J Clin Endocrinol Metab 80:936–941

Parra A, Argote RM, Garcia G, Cervantes C, Alatorre S, Perez-Paston E (1979) Body composition in hypopituitary dwarfs before and during human growth hormone therapy. Metabolism 28:851–857

Pasquali R, Cantobelli S, Casimirri F, Capelli M, Bortoluzzi L, Flamia R, Labate AMM, Barbara L (1993) The hypothalamic-pituitary-adrenal axis in obese women with different patterns of body fat distribution. J Clin Endocrinol Metab 77:341–346

Pelzer M, Hartmann B, Blome-Eberwein S, Raff T, Germann G (2000) Effect of recombinant growth hormone on wound healing in severely burned adults: a placebo controlled, randomized double-blind phase II study. Chirurg 71:1352–1358

Petersen SR, Holaday NJ, Jeevandam M (1994) Enhancement of protein synthesis efficiency in parenterally fed trauma victims by adjuvant recombinant human growth hormone. J Trauma 36:726–733

Pointing GA, Halliday D, Teale JD, Sim AJW (1988) Postoperative positive nitrogen balance with intravenous hyponutrition and growth hormone. Lancet i:438–439

Ramirez RJ, Wolf SE, Herndon DN (1998) Is there a role for growth hormone in the clinical management of burn injuries ? Growth Horm IGF Res 8[Suppl B]:99–105

Reaven GM (1995) Pathophysiology of insulin resistance in human disease. Physiol Rev 75:473–486

Rizza RA, Mandarino LJ, Gerich JE (1982) Effects of growth hormone on insulin action in man. Diabetes 31: 663–669

Rosenbaum M (1992) Effects of growth hormone on adipose tissue. J Pediatr Endocrinol 5:67–74

Rosenfield RG, Wilson DM, Dollar LA (1982) Both human pituitary growth hormone and recombinant DNA-derived human growth hormone cause insulin resistance at a postreceptor site. J Clin Endocrinol Metab 54:1033–1038

Roenthal MJ, Woodside WF (1988) Nocturnal regulation of free fatty acids in healthy young and elderly men. Metabolism 37:645–648

Rudling M, Norstedt G, Olivecrona H, Reihner E, Gustafsson J-A, Angelin B (1992) Importance of growth hormone for the induction of hepatic low-density lipoprotein receptors. Proc Natl Acad Sci USA 89:6983–6987

Saccà L, Cittadini A, Fazio S (1994) Growth hormone and the heart. Endocr Rev 15:555–573

Shore RM, Chesney RW, Mazess RB, Rose PG, Bargman GJ (1980) Bone mineral status in growth hormone deficiency. J Pediatr 96:393–396

Smith TR, Elmendorf JS, David TS, Turinsky J (1997) Growth hormone-induced insulin resistance: role of the insulin receptor, IRS-1, GLUT-1, and GLUT-4. Am J Physiol 272:E1071–1079

Takagi K, Tashiro T, Yamamori H, Mashima Y, Nakajima N, Sunaga K (1995) Recombinant human growth hormone and protein metabolism of burned rats and esophagectomized patients. Nutrition 11:22–26

Teel HM, Cushing H (1930) Studies in the physiological properties of the growth-promoting extracts of the anterior hypophysis. Endocrinology 14:157–164

Teel HM, Watkins O (1924) The effect of extracts containing the growth principle of the anterior hypophysis upon the blood chemistry of dogs. Am J Physiol 89:662–669

Uribe JM, Barrett KE (1997) Nonmitogenic actions of growth factors: an integrated view of their role in intestinal physiology and pathophysiology. Gastroenterology 112:255–268

Veldhuis JD, Liem AY, South S, Weltman A, Weltman J, Clemmons DA, Abbott R, Mulligan T, Johnson ML, Pincus S, Straume M, Iranmanesh A (1995) Differential impact of age, sex steroid hormones, and obesity on basal versus pulsatile growth hormone secretion in men as assessed in an ultrasensitive chemoluminiscence assay. J Clin Endocrinol Metab 80:3209–3222

Wahlander H, Isgaard J, Jennische E, Friberg P (1992) Left ventricular insulin-like growth factor I increases in early renal hypertension. Hypertension 19:25–32

Ward WE, Atkinson SA (1999) Growth hormone and insulin-like growth factor-I therapy promote protein deposition and growth in dexamethasone-treated piglets. J Pediatr Gastroenterol Nutr 28:404–410

Ward HC, Halliday D, Sim AJ (1987) Protein and energy metabolism with biosynthetic human growth hormone after gastrointestinal surgery. Ann Surg 206:56–61

Wilks AF, Harpur AG, Kurban RR (1991) Two novel protein-tyrosine kinases, each with a second phosphotransferase-related catalytic domain, define a new class of protein kinase. Mol Cell Biol 11:2057–2065

Wolthers T, Grofte T, Jørgensen JO, Moller N, Vahl N, Christiansen JS, Vilstrup H (1994) Effects of growth hormone (GH) administration on functional hepatic nitrogen clearance: studies in normal subjects and GH-deficient patients. J Clin Endocrinol Metab 78:1220–1224

Wolthers T, Grofte T, Moller N, Vilstrup H, Jørgensen JO (1996) Effects of long-term growth hormone (GH) and triiodothyronine (T3) administration on functional hepatic nitrogen clearance in normal man. J Hepatol 24:313–319

Wüster C (1993) Growth hormone and bone metabolism. Acta Paediatr Scand 128:14–18

Yang S, Xu Y, Björntorp P, Edén S (1995) Additive effects of growth hormone and testosterone on lipolysis in adipocytes of hypophysectomized rats. J Endocrinol 147:147–152

Zierler K, Rabinowitz R (1963) Roles of insulins and growth hormones based on studies of forearm metabolism in man. Medicine 42:385–395

2 Psychologische Aspekte und Compliance bei der Wachstumshormontherapie

Fritz Haverkamp

1 Einführung

In diesem Beitrag werden die wesentlichen empirischen Befunde und theoretischen Vorstellungen vorgestellt, die es zu den psychologischen Aspekten der Wachstumshormon (GH)-Therapie gibt. Zu diesen Aspekten zählen vor allem:
- psychotrope Effekte auf das Wohlbefinden bzw. auf die Lebensqualität der behandelten kleinwüchsigen Kinder infolge des verbesserten Längenwachstums
- psychologische Aspekte zur Compliance.

Bei der Frage nach dem psychologischen Nutzen der GH-Therapie bei kleinwüchsigen Kindern muss berücksichtigt werden, dass das Ausmaß der Wachstumsretardierung in Abhängigkeit zur Ätiologie unterschiedlich ausgeprägt ist. Kinder mit einem familiären Kleinwuchs und Mädchen mit einem Ullrich-Turner-Syndrom (UTS) sind in der Regel nicht so klein wie Kinder mit einer Achondroplasie. Neben dieser interindividuell variierenden Reduktion der Körperlänge bei den verschiedenen Wachstumsstörungen ist bei einem Teil der betroffenen Kinder auch noch mit einer assoziierten Komorbidität zu rechnen, die sich ebenfalls belastend auf das Wohlbefinden auswirken kann (Haverkamp und Noeker 1998). Vor diesem Hintergrund wird ver-

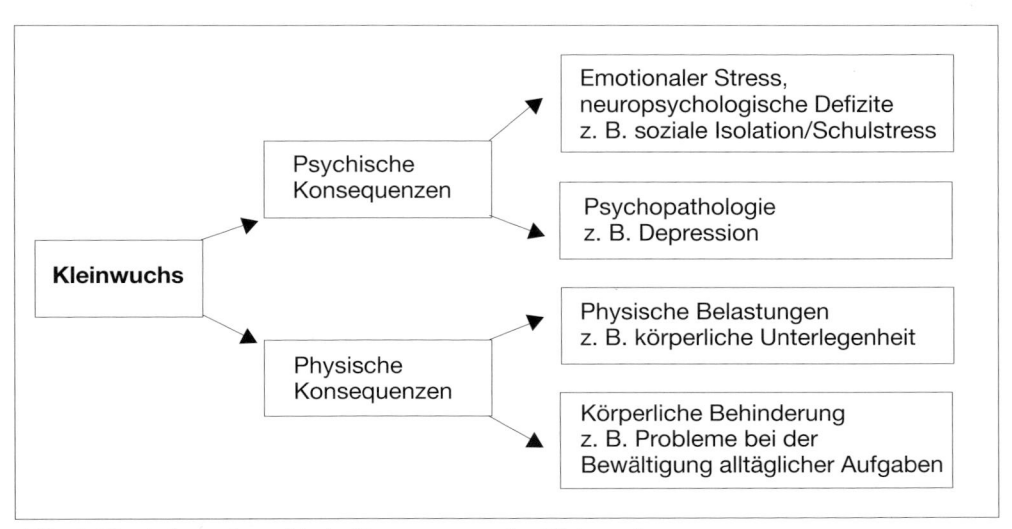

Abb. 1. Physische und psychische Konsequenzen des Kleinwuchses

ständlich, dass der Kleinwuchs bei den betroffenen Kindern ganz unterschiedliche Auswirkungen hat (Haverkamp et al. 2000) (siehe Abb. 1).

2 Psychische und soziale Folgen von Kleinwuchs

Vor allem frühere Untersuchungen verweisen auf Stigmatisierungsrisiken mit der Folge einer sozialen Unreife (Gordon et al. 1982), geringerem Selbstbewusstsein (Rieser 1992) bzw. einer Infantilisierung oder gar schlechteren schulischen Leistungen (Abbott et al. 1982; Gordon et al. 1982; Siegel und Hopwood 1986). In neueren Studien zeigt sich hingegen keine signifikanten kleinwuchsspezifische Risiken für die Persönlichkeitsentwicklung, die schulisch-berufliche Laufbahn und für Partnerschaftsbildungen im Erwachsenenalter (Sandberg et al. 1994; Skuse et al. 1994; Vance 1994; Voss et al. 1998; Erling et al. 1998; Voss 2001). Als Ursache für diese widersprüchliche Befundlage werden u. a. ein Selektionsbias zugunsten verhaltensauffälliger kleinwüchsiger Kinder und die Verwendung nicht-standardisierter Verfahren wie z. B. Interviews in früheren Studien diskutiert (Voss 2001).

2.1 Korrelation von Kleinwuchs und Lebensqualität

In unserer Studie verwendeten wir einen eigens dafür entwickelten kleinwuchsspezifischen Elternfragebogen (Haverkamp und Noeker 1998). Wir fanden Hinweise, dass bei der Bewältigung der psychosozialen Folgen des individuellen Kleinwuchses nicht nur das auxologische Ausmaß des Kleinwuchses und die individuelle Komorbidität zu berücksichtigen sind, sondern auch die Tatsache, inwieweit dem betroffenen Kind Ressourcen zur Verfügung stehen, z. B. normale Intelligenz zur ratio-

nalen Auseinandersetzung und möglichen Kompensation sowie positive Unterstützung durch Familie oder Freunde (Haverkamp und Noeker 1998). Diese komplexe Wechselbeziehung von Kleinwuchs bezogenen gesundheitlichen Risiken einerseits und psychosozialen Ressourcen andererseits dürfte auch als eine wesentliche Erklärung angesehen werden, warum bislang keine lineare Korrelation zwischen dem Ausmaß des individuellen Kleinwuchses und der Lebensqualität gefunden werden konnte (Haverkamp et al. 1999; Noeker und Haverkamp 2001). In Entsprechung zu den obigen Überlegungen finden sich vor allem in den Studien der 90er Jahre eine für die Mehrheit der kleinwüchsigen Kinder eher „günstige" Problemlage (siehe Tabelle 1).

Kritisch anzumerken ist allerdings, dass diese Befunde überwiegend an Kindern mit einer Normvariante des Längenwachstums (z. B. familiärem Kleinwuchs, konstitutioneller Verzögerung von Pubertät und Längenwachstum) oder an Kindern mit einem idiopathischen Wachstumshormonmangel erhoben wurden. Empirische Untersuchungen bei Kindern mit extremem Kleinwuchs liegen meist nur in Form klei-

Tabelle 1. Psyche und Kleinwuchs

Psychologische Adaptation

- große Mehrheit: vergleichbar mit Peers
- Minderheit (5–30 %): Stress, aber adäquate Bewältigung
- sehr selten: Depression, dissoziales Verhalten
- keine Korrelation zwischen Körperlänge und psychischem Stress
- Körperlänge erklärt 2–4 % Varianz des beruflichen Erfolges

Bei extremem Kleinwuchs

- physische Behinderung
- neuroorthopädische Probleme
- neuropsychologische Probleme
- sonstige Komorbidität

Tabelle 2. Intelligenz, Ausbildung, Beschäftigungs- und Heiratsrate, psychologische Probleme bei Therapiegruppen

	IGHD	MPHD	UTS	Idiopath. KW
IQ	n	selektive Defizite	n – selektiv	n
Ausbildung	n	n – ↑	90 % – n	n
Beschäftigung	n	n – ↑	n – ↓	n
Heiratsrate	n	↓	↓	n
Adaptation KW	Stress	Apathie, Depression	Depression (Infertilität)	Stress

IQ, Intelligenzquotient; n, vergleichbar mit Normalbevölkerung; IGHD, Idiopathischer Wachstumshormonmangel; MPHD, Multiple hypophysäre Insuffizienz mit Wachstumshormonmangel; UTS, Ullrich-Turner-Syndrom; Idiopath. KW, Idiopathischer Kleinwuchs

ner Studien und Kasuistiken vor. Diese geben Hinweise darauf, dass die Betroffenen vor allem mit physischer Behinderung und mit einer individuell variierenden Komorbidität als zusätzliche Belastungsursache rechnen müssen (Noeker et al. 1994; Hunter 1998). Sind mehrere Hormonachsen betroffen, wie z. B. bei der multiplen Hypopyhseninsuffizienz, oder ist die Intelligenz eingeschränkt, sind eher Schwierigkeiten bei der Bewältigung des kindlichen Kleinwuchses zu erwarten (Stabler et al. 1994; Gilmour und Skuse 1996).

Bei der Mehrheit der kleinwüchsigen Kinder ist zu erwarten, dass sie die Belastung erfolgreich verarbeiten können. Gleichwohl finden sich interindividuell variierende Belastungen bei kleinwüchsigen Kindern infolge eines unterschiedlich ausgeprägten Kleinwuchses und einer eventuell vorhandenen Komorbidität (Haverkamp und Noeker 1998). Dieser Befund erklärt, warum sich bei den Patientengruppen, bei denen bislang der psychosoziale Benefit der GH-Therapie untersucht wurde, in den Bereichen Ausbildung, Berufstätigkeit, Heiratsrate und bleibende psychosoziale Risiken nur bei einem Teil der Betroffenen negative Folgen nachweisen lassen (Tabelle 2).

Aus Tabelle 2 wird deutlich, dass Probleme vor allem bei den Patienten auftreten, bei denen zusätzlich noch weitere gesundheitliche und neuropsychologische Risiken bekannt sind. Diese sind als Ursache für die psychosozialen Probleme sehr viel häufiger als der gleichzeitig vorliegende Kleinwuchs zu diskutieren (Sandberg et al. 2000). In Entsprechung zu der oben beschriebenen Situation kleinwüchsiger Kinder finden sich in den Studien, die prospektiv zur Erfassung GH-therapeutischer Effekte auf die Lebensqualität und auf kognitive Funktionen durchgeführt wurden, überwiegend keine oder nur geringfügige positive Therapieeffekte auf die Lebensqualität (Tabelle 3) (Leibermann et al. 1993; Huisman et al. 1993; Rovet et al. 1993; Pilpel et al. 1995; Downie et al. 1996; Lagrou et al. 1998; Sandberg et al. 1998; Stabler et al. 1998; Rekers-Momberg et al. 1998).

Inwieweit Kinder mit GH-Mangel nicht doch ein erhöhtes Risiko für neuropsychologische Defizite und für ihr soziales Verhalten haben, bleibt umstritten, wobei bei dieser Kleinwuchsform mehr ein primär neurobiologisches Risiko und weniger eine sekundäre Folge des Kleinwuchses als Ursache für diese Störungen bzw. Defizite diskutiert werden (Stabler et al. 1996; 1998 versus Sandberg et al. 1998; Sandberg und McGillivary 2000).

Als wesentliches Ergebnis ist festzuhalten, dass unter der GH-Therapie kein Zusammenhang zwischen dem Längengewinn

Tabelle 3. Effekte unter GH-Therapie

	GHD	IGHD	MPHD	UTS	Idiopath. KW
Lebensqualität		keine	n – (↑)	(↑)	keine	keine
IQ / Neuropsychologie		n – (↑)	(↑)	keine	n. n.
Therapiezufriedenheit		(gut)	(gut)	gut	gut
Zusammenhang mit KL					

IQ, Intelligenzquotient; n, vergleichbar mit Normalbevölkerung; GHD, Wachstumshormonmangel; IGHD, Idiopathischer Wachstumshormonmangel; MPHD, Multiple hypophysäre Insuffizienz mit Wachstumshormonmangel; UTS, Ullrich-Turner-Syndrom; Idiopath. KW, Idiopathischer Kleinwuchs; n. n., keine Angabe; KL, Körperlänge

und der Zunahme der Lebensqualität festgestellt werden konnte. Vor dem Hintergrund, dass sich bislang bei der allgemeinen Frage nach den kleinwuchsbezogenen psychosozialen Auswirkungen kein Zusammenhang zwischen Körperlänge und Wohlbefinden fand, überrascht dieser fehlende Zusammenhang bei diesen Therapiestudien auch nicht (Voss 2001).

2.2 Methodische Herausforderungen

Die hohe Patientenzufriedenheit mit der GH-Therapie in allen Studien lässt andererseits vermuten, dass nun nicht a priori davon ausgegangen werden darf, dass sich die GH-Therapie überhaupt nicht positiv auf eine Verbesserung der Lebensqualität oder andere relevante, kleinwuchsbezogene psychosoziale Parameter auswirkt. Die Frage nach dem psychosozialen Benefit unter GH-Therapie stellt daher eine methodische Herausforderung dar, die der komplexen

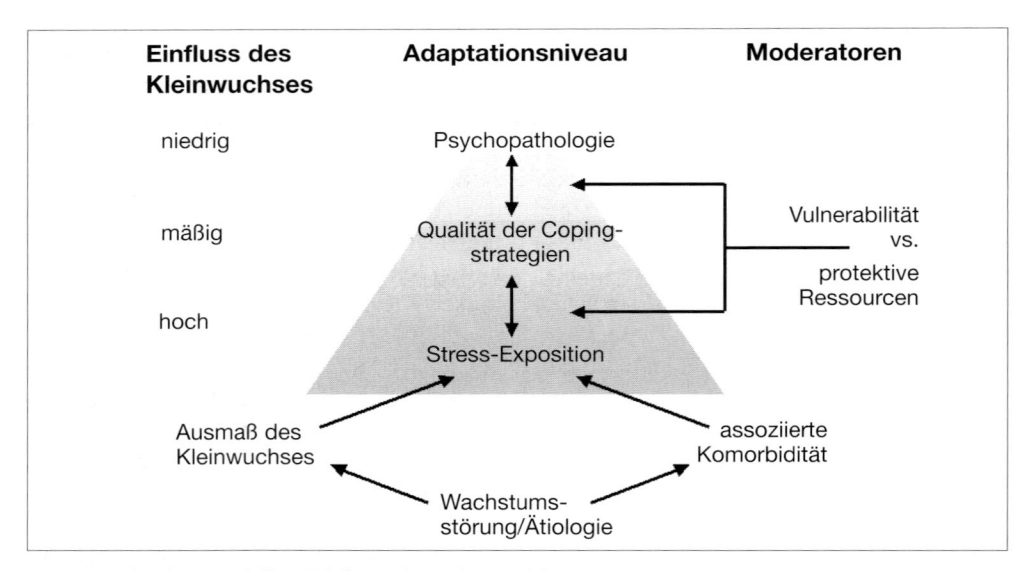

Abb. 2. Adaptionsmodell zu Kleinwuchs und Bewältigung

Tabelle 4. Empirie zu Psyche und Längenwachstum bei unterschiedlicher, widersprüchlicher Befundlage

Methodische Gründe

- Messmethoden
  (spezifische vs. generische)
- Formen der Wachstumsstörung
  - pathologische + Komorbidität
    (Hypophyseninsuffizienz)
  - nicht-pathologische
    (z. B. familiärer Kleinwuchs)
- Vulnerabilität durch Entwicklungsphasen
  (z. B. Pubertät)
- Selbst- vs. Fremdwahrnehmung

psychologischen Adaptation, die dem kindlichen Kleinwuchs zugrunde liegt, Rechnung tragen muss.

Abbildung 2 zeigt, dass eine Reihe von variablen subjektiven und objektiven Daten gleichzeitig erfasst werden muss, damit ein Zusammenhang zwischen Längengewinn unter der GH-Therapie und psychosozialem Benefit überhaupt nachgewiesen werden kann (Haverkamp et al. 2000). Bisherige methodische Überlegungen über die zu berücksichtigenden Faktoren hinsichtlich der methodischen Erfassung psychosozialer Parameter werden in Tabelle 4 diskutiert. Darin wird deutlich, dass eine derartige Untersuchung in methodischer Hinsicht sehr aufwändig wäre. Dabei ist zu berücksichtigen, das einige der notwendigen Messmethoden, z. B. die Messung entwicklungspsychologischer Vulnerabilitätsfaktoren, bei kindlichem Kleinwuchs erst noch entwickelt werden müssen (Haverkamp et al. 2000).

3 Compliance bei der GH-Therapie

Für die Mehrheit der behandelten Kinder (63–74 %) ist eine sehr gute Compliance bekannt (Smith et al. 1993; Mayer und Ranke 1997; Oyarzabal et al. 1998). Begünstigend für die Compliance erwiesen sich die Verabreichung des Wachstumshormons mithilfe eines Pensystems sowie eine möglichst frühzeitige Selbstinjektion durch die betroffenen Kinder (Oyarzabal et al. 1998). Bei 20–35 % der Kinder ist es sehr selten der Fall, dass die täglich zu erfolgende Injektion ausgelassen wird. Nur in einigen seltenen Fällen (1–3,5 %) ist die Auslassungsrate hoch. Die häufigsten Gründe für eine fehlende Injektion (ca. 30 % aller angegebenen Ursachen) waren: „vergessen", „ungünstige Umstände" oder „Ferien" (Mayer und Ranke 1997).

3.1 Risikofaktoren für die Compliance

Folgende Risikofaktoren für die Compliance muss der behandelnde Arzt berücksichtigen (Stanhope et al. 1993; Petermann 1997; Hindmarsh und Brook 1999):
- ungenügende Einführung in die Spritztechnik (spezielle Schulung),
- ungenügendes Krankheitskonzept: mehr Informationen nötig (inadäquate Kausalattribution),
- ungenügendes Therapiekonzept: negative elterliche Belohnungsstrategie (Ferien) sowie spätes selbstständiges Spritzen,
- lange Therapiedauer,
- schlechte Arzt-Patienten-Beziehung.

Ein ungenügendes oder inadäquates Krankheits- bzw. Therapiekonzept liegt vor, wenn die Eltern oder das betroffene Kind nur eine ungefähre Vorstellung oder gar keine Information darüber haben, aus welchen Gründen täglich etwa zur gleichen Uhrzeit gespritzt werden sollte. Eine inadäquate Kausalattribution liegt z. B. dann vor, wenn die betroffene Familie über den bisherigen Verlauf der GH-Therapie unzufrieden ist, obwohl aus Sicht des Arztes ein überdurchschnittlicher Wachstumserfolg vorliegt (Rotnem et al. 1979). Ursache hierfür kön-

Tabelle 5. Mögliche Ursachen für mangelnde Compliance und Lösungsvorschläge

Mögliche Ursachen	Lösung?
Fehlendes Krankheitsverständnis des Kindes	• Altersgerechte Erklärung zur Notwendigkeit der Medikamenteneinnahme (z. B. „Hormon in der Spritze, wie essen und trinken, die das Wachstum anregen")
	• Belohnung nach Einnahme der Medikamente (z. B. „eine Geschichte vorlesen")
Mangelnde Selbständigkeit oder Vergesslichkeit	• Medikamenteneinnahme als alltägliche Routine einführen (vgl. Zähneputzen)
	• am Besten zu einem bestimmten Zeitpunkt (vor dem Zubettgehen)
Trotzreaktion	• bei Kindern im Vorschulalter: Immer wieder die Wichtigkeit der Medikamente erklären, Belohnungen und eher feste Regeln
	• bei Kindern im Grundschulalter: Informieren und allmählich in die Selbstverantwortlichkeit überleiten
Cave: Negative Belohnungsstrategie	• Vermeidung von „nicht spritzen" infolge von Urlaub, guten Schulnoten, da negative Attributionsgefahr

nen familiäre Fehlattributionen sein, z. B. zu Beginn der GH-Therapie bestehende Schulprobleme des Kindes, die sich auch unter der Therapie nicht bessern.

3.2 Unterstützung der Compliance

Sind Familie oder Patient mit der GH-Therapie unzufrieden, sollte der Arzt daher ein eingehendes Gespräch anstreben, damit die eigentlichen Ablehnungsgründe zur Sprache kommen. Dies gilt häufig auch für die so genannte „Spritzenangst" – hier verbergen sich nicht selten Konflikte zwischen den Eltern, was die medizinische Notwendigkeit der GH-Behandlung bei ihrem Kind betrifft. In Tabelle 5 finden sich einige typische compliancebezogene Problemsituationen mit Lösungsvorschlägen.

Bei der Analyse von Complianceproblemen ist es für den Arzt wichtig, den betroffenen Familien den Eindruck zu vermitteln, dass er die individuellen Probleme versteht, um dann gemeinsam nach einer Lösung zu suchen – und nicht etwa um eine negative moralische Bewertung auszusprechen.

4 Beratungsperspektiven

Bei der ärztlichen Beratung von kleinwüchsigen Kindern und ihren Familienangehörigen ist es generell notwendig, den subjektiven (überwiegend unrealistischen) Sorgen Rechnung zu tragen. Dabei sollte zur Sprache kommen, dass empirische Befunde auf eine überwiegend wenig problembeladene Situation kleinwüchsiger Kinder hinweisen (Ausnahme: extremer Kleinwuchs). Gleichzeitig sollte der Arzt aber auch den Eindruck vermitteln, dass er die geschilderten Sorgen sehr gut nachvollziehen kann. Damit gibt er der Familie das Gefühl, dass sie ernst genommen und verstanden wird.

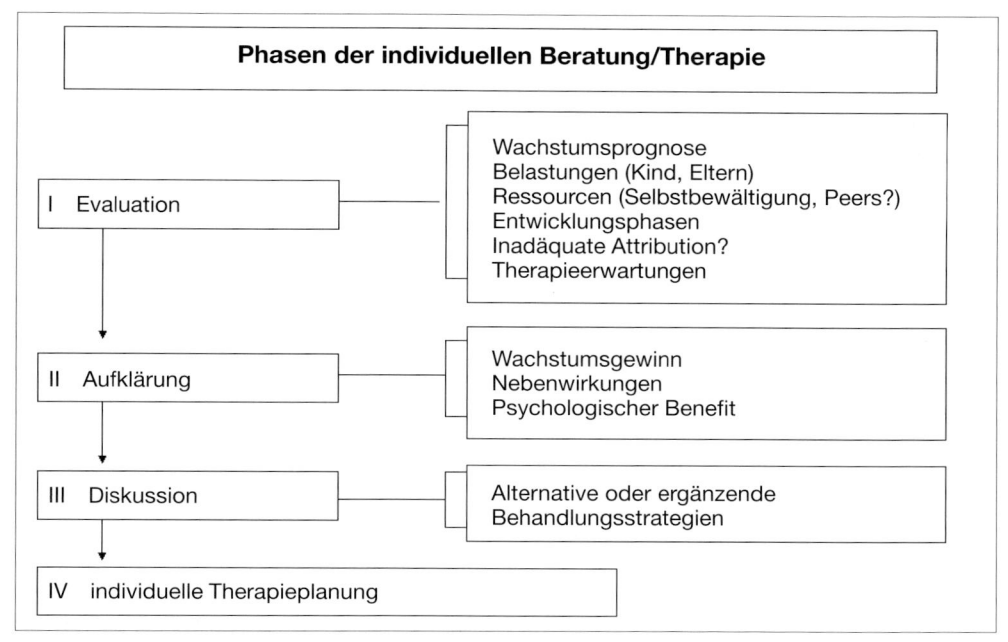

```
┌─────────────────────────────────────────────────────────────────────┐
│              Phasen der individuellen Beratung/Therapie             │
│                                                                     │
│                            ┌──────────────────────────────────────┐ │
│                            │ Wachstumsprognose                    │ │
│                            │ Belastungen (Kind, Eltern)           │ │
│  I  Evaluation ────────────│ Ressourcen (Selbstbewältigung, Peers?)│ │
│         │                  │ Entwicklungsphasen                   │ │
│         │                  │ Inadäquate Attribution?              │ │
│         │                  │ Therapieerwartungen                  │ │
│         ▼                  └──────────────────────────────────────┘ │
│                            ┌──────────────────────────────────────┐ │
│  II Aufklärung ────────────│ Wachstumsgewinn                      │ │
│         │                  │ Nebenwirkungen                       │ │
│         │                  │ Psychologischer Benefit              │ │
│         ▼                  └──────────────────────────────────────┘ │
│                            ┌──────────────────────────────────────┐ │
│  III Diskussion ───────────│ Alternative oder ergänzende          │ │
│         │                  │ Behandlungsstrategien                │ │
│         ▼                  └──────────────────────────────────────┘ │
│  IV individuelle Therapieplanung                                    │
└─────────────────────────────────────────────────────────────────────┘
```

Abb. 3. Beratungsempfehlungen für die Praxis

Risiken für die Kommunikation zwischen Arzt und Kind bzw. Eltern bestehen in folgenden Bereichen:

Aufseiten des Arztes:
- Verwechslung von kindlichem und elterlichem Stress,
- Verwechslung von Stress mit Leiden (Psychopathologie),
- fehlende Berücksichtigung von Ressourcen.

Aufseiten der Eltern und des Kindes bestehen häufig differente Wahrnehmungen:
- irrationale Zukunftsängste (Eltern bis 50 %),
- aktueller Stress (Kind 15–50 %),
- inadäquate elterliche Kausalattribution.

Zur Strukturierung des ärztlichen Gespräches bei der Analyse und Beratung kleinwüchsiger Kinder und ihrer Eltern kann ein Ablaufschema wie in Abbildung 3 gezeigt dienen.

Gelingt es dem Arzt vor allem in den ersten Gesprächen, sich ein vollständiges Bild über die familiäre Situation zu machen, dann ist auch zu erwarten, dass sich im Verlauf ein vertrauensvolles Verhältnis zu der betroffenen Familie entwickelt, und der Arzt eine wichtige Rolle bei der Bewältigung der individuell variierenden kleinwuchsbezogenen Folgen erhält.

In wissenschaftlich-psychologischer Hinsicht muss für die Zukunft ein spezifisches methodisches Arsenal entwickelt werden, das eine möglichst adäquate Abbildung der Lebenswelt kleinwüchsiger Kinder vor dem Hintergrund der vielfältigen Wachstumsstörungen erlaubt.

Literatur

Abbot D, Rotnem D, Gnel M, Cohen DJ (1982) Cognitive and emotional functioning in hypopituary short-statured children. Schizophr Bull 8: 310

Downie AB, Mlligan J, McCaughey ES, Stratford RJ, Betts PR, Voss LD (1996) Psychological response to growth hormone treatment in short normal children. Arch Dis Child 75:32–35

Erling A, Wiklund I, Albertsson-Wikland K. (1994) Prepubertal children with short stature have a different perception of their well-being and stature than their parents. Qual Life Res 3:425–429

Gilmour J, Skuse D (1996) Short stature – the role of intelligence in psychosocial adjustment. Arch Dis Child 75:25–31

Gordon M, Crouthamel C, Post EM, Richard RA (1992) Psychosocial aspects of constitutional short stature: Social competence, behaviour problems, self-esteem, and family functioning. J Pediatr 10:477–480

Haverkamp F, Noeker M (1998) Short stature in children – A questionnaire for parents. Life Qual Res 7:447–455

Haverkamp F, Eiholzer U und Noeker M (1999) Perspectives of multidimensional life quality research in pediatric growth disorders. In: Eiholzer U, Haverkamp F, Voss L (eds.) Growth, stature, and psychosocial well-being. Hogrefe und Huber Publishers, Seattle, pp 143–154

Haverkamp F, Eiholzer U, Ranke MB, Noeker M. (2000) Symptomatic versus substitution growth hormone therapy in short children: from auxology towards a comprehensive multidimensional assessment of short stature and related interventions. J Pediatr Endocrinol Metab 13:403–408

Hindmarsh PC, Brook CG (1999) Compliance with growth hormone treatment – is it a problem? Horm Res 51:104–108

Huisman J, Slijper FM, Sinnema G, Akkerhuis GW, Brugman-Boezeman A, Feenstra J, den-Hartog L, Heuvel F (1993) Psychosocial effects of two years of human growth hormone treatment in Turner syndrome. Horm Res 39: 56–59

Hunter AGW (1998) Some psychosocial aspects of nonlethal chondrodysplasias. Am J Med Gen 78:1–29

Lagrou K, Xhrouet-Heinrichs D, Heinrichs C et al. (1998) Age-related perception of stature, acceptance of therapy, and psychosocial functioning in human growth hormone-treated girls with Turner's syndrome. J Clin Endocrinol Metab 83:1494–1501

Leiberman E, Pilpel D, Carel CA, Levi E, Zadik Z (1993) Coping and satisfaction with growth hormone treatment among short-stature children. Horm Res 40:128–135

Mayer EIE, Ranke, MB (1997) Non-Compliance bei Therapie mit Wachstumshormonen. Monatsschr Kinderheilkd 145:502–505

Noeker M, Dörholt D, Gohlke B, Brack C, Haverkamp F (1994) Achondroplasia (ACH): Physical restrictions as a major source of psychosocial stress in contrast to other growth disorders. Horm Res 41:74

Noeker M, Haverkamp F (2000) Adjustment in conditions with short stature: a conceptual framework. J Pediatr Endocrinol Metab 13:1585–1594

Oyarzabal M, Aliaga M, Chueca M et al (1998) Multicentre survey on compliance with growth hormone therapy – what can be improved? Acta Paediatr 87:387–91

Petermann F (1997) Patientenschulung und Patientenberatung – Ziele, Grundlagen und Perspektiven. In: Petermann F (Hrsg.) Patientenschulung und Patientenberatung. Hogrefe Verlag Göttingen, S. 3–22

Pilpel D, Leiberman E, Zadik Z, Carel CA (1995) Effect of growth hormone treatment on quality of life of short-stature children. Horm Res 44:1–5

Rekers-Mombarg LTM, Buschbach JJV, Massa GG et al. (1998) Quality of life of young adults with idiopathic short stature: effect of growth hormone treatment. Acta Paediatr 87: 865–70

Rieser PA (1992) Educational, psychologic, and social aspects of short stature. J Pediatr Health Care 6:325–332

Rotnem D, Genel M, Hintz RI, Cohen DJ (1979) Psychological sequelae of relative „treatment failure" for children receiving human growth hormone replacement. J Am Acad Child Psychiatry 18:505–20

Rovet J, Holland J (1993) Psychological aspects of the Canadian randomized controlled trial of human growth hormone and low-dose ethinyl oestradiol in children with Turner syndrome. Horm Res 39:60–64

Sandberg DE, Brook AE, Campos SP (1994) Short stature: Psychosocial burden requiring growth hormone therapy? Pediatrics 94:832–840

Sandberg DE, MacGillivray MH, Clopper RR et al. (1998) Quality of life among formerly treated childhood-onset growth hormone-deficient adults: a comparison with unaffected siblings. J Clin Endocrinol Metab 83:1134–1142

Sandberg DE, Mac Gillivray MH (2000) Growth hormone therapy in childhood-onset growth hormone deficiency: adult anthropometric and psychological outcome. Endocrine 12:173–182

Siegel PT, Hopwood N (1986) The relationship of academic achievement and the intellectual functioning and affective conditions of hypopituitary children. In: Stabler B, Underwood LE (eds.) Slow Grows the Child. Hillside. Lawrence Erlbaum Assoc., NJ, pp 57–72

Skuse D, Gilmour J, Tian CS, Hindmarsh P (1994) Psychosocial assessment of children with short stature: A preliminary report. Acta Paediatr 406:11–16

Smith SL, Hindmarsh PC, Brook CG (1993) Compliance with growth hormone treatment – are they getting it? Arch Dis Child 68:91–93

Stabler B, Clopper RR, Siegel PT, Stoppani C, Compton PG, Underwood LE (1994) Academic achievement and psychological adjustment in short children. Dev Behav Pediatr 14:1–6.

Stabler B, Clopper RR, Siegel PT et al. (1996) Links between growth hormone deficiency, adaptation and phobia. Horm Res 45:30–33

Stabler B, Siegel PT, Clopper RR et al. (1998) Behavior change after growth hormone treatment of children with short stature. J Pediatr 133:366–373

Stanhope R, Moyle L, MacSwiney M (1993) Patient knowledge and comliance with growth hormone treatment. Arch Dis Child 68:525

Vance M (1994) Short stature in a nonclinical sample: Not a big problem. In: Stabler B, Underwood LE (eds.) Growth, Stature and Adaptation. Behavioral, Social, and Cognitive Aspects of Growth Delay. Chapel Hill, NC: University of North Carolina, pp 35–46

Voss LD, Mulligan J, Betts, PR (1998) Short stature at school entry – an index of social deprivation? (The Wessex Growth Study). Child: Care, Health and Development 24:145–56

Voss LD (2001) Short normal stature and psychosocial disadvantage: A critical review of the evidence. J Pediatr Endocrinol Metab 14:701–711

3 Idiopathischer Wachstumshormonmangel im Kindesalter

MICHAEL B. RANKE, C. PHILIPP SCHWARZE, ROLAND SCHWEIZER und GERHARD BINDER

1 Einführung

Die Behandlung mit menschlichem Wachstumshormon (GH) aus einem Hypophysenextrakt wurde erstmals bei einem Patienten mit GH-Mangel von Raben durchgeführt (Raben 1958). Da das Prinzip des Radioimmunoassays zu dieser Zeit noch nicht entdeckt war, konnte die Diagnose der verminderten GH-Sekretion zwar noch nicht direkt erfolgen, die meisten metabolischen Effekte von GH waren aber schon in den 50er Jahren bekannt. Die Verfügbarkeit von GH aus Hypophysen für eine größere Zahl von Kindern mit GH-Mangel wurde durch nationale Projekte (USA, UK, Frankreich) und durch die kommerzielle Reinigung in den 60er Jahren deutlich verbessert. In den 80er Jahren wurde die Produktion vom GH-Monomer gentechnisch möglich. Dadurch steht nunmehr ein reines Produkt in praktisch uneingeschränkter Menge für die Behandlung zur Verfügung. Trotz der fast 50-jährigen Entwicklung gibt es aber neben den Linien gesicherter Erkenntnis grundlegende Fragen zur richtigen Diagnostik und GH-Therapie bei Kindern mit GH-Mangel. Beides soll in diesem Kapitel erörtert werden.

2 Ätiologie und Pathogenese des GH-Mangels

Der GH-Mangel stellt ein Spektrum von klinisch ähnlichen, jedoch ätiologisch und pathogenetisch unterschiedlichen Störungen dar, die teils angeboren, teils erworben sind (Tabelle 1). Aus funktioneller Sicht ist zudem zwischen solchen Störungen zu unterscheiden, bei denen die GH-Sekretion komplett fehlt (growth hormone deficiency, GHD), und jenen, bei denen die GH-Sekretion lediglich vermindert ist (growth hormone insufficiency, GHI). Im Kindesalter stellt der sogenannte idiopathische GH-Mangel, der isoliert oder in Kombination mit anderen hypophysären Ausfällen auftritt (multiple pituitary hormone deficiency, MPHD), mit einer Inzidenz von 1 : 4000–10 000 die häufigste Form dar. Das männliche Geschlecht überwiegt im Verhältnis 2 : 1. Die Ätiologie des idiopathischen GH-Mangels ist bisher unklar. Da der Anteil der aus Beckenendlagen (BEL) geborenen Kinder in dieser Gruppe sehr hoch ist, wurde die Ansicht vertreten, dass die Ursache in einer geburtstraumatischen Schädigung der Hypophyse läge. Moderne bildgebende Verfahren wie Kernspinresonanz-Tomographie (MRI) zeigen bei Kindern mit schwerem isolierten GH-Mangel oder bei MPHD häufig Strukturabweichungen der Hypophyse, in typischer Weise mit Unterbrechung des Hypophysenstiels, einer ektopen Neurohypophyse und einer hypoplastischen Adenohypophyse. Da diese Veränderungen auch bei Kindern mit GH-Mangel ohne Geburt aus BEL vorkommen, muss in dieser Situation auch eine primäre, eventuell genetisch bedingte Anlagestörung der Hypophyse angenommen werden (Nagel et al. 1997). Zerebrale Strukturabweichungen auch ohne erkennbare anatomische hypophysäre Veränderungen sind beim GH-Mangel gehäuft.

2.1 Genetisch bedingte GH-Defekte

Inzwischen wurden eine Reihe von Gendefekten beschrieben, die für die Entwicklung des Hypophysenvorderlappens bedeutsam sind und mit einem charakteristischen Muster von hypophysären Hormondefiziten einhergehen (Pfäffle und Blum 2000). So ist z. B. beim Defekt des Gens für den hypophysen-spezifischen Transkriptionsfaktor Pit-1 der angeborene GH-Mangel mit einem Mangel an Thyreotropin (TSH) und Prolaktin (PrL) kombiniert. Beim Defekt des *PROP1*-Gens besteht neben dem GH-Mangel ein Defizit von PrL, luteinisierendem Hormon (LH), Follitropin (FSH) und TSH. Bei einer Reihe von angeborenen Malformationen wie septo-optische Dysplasie, Empty-Sella-Syndrom, Syndrom des isolierten mittleren Schneidezahns und anderen Entwicklungsstörungen der Mittellinie tritt ein GH-Mangel auf. Auch pränatale Infektionen wie Röteln wurden als Ursachen beschrieben.

In seltenen Fällen liegt dem isolierten GH-Mangel eine genetische Ursache zugrunde. Traditionell wurden diese Formen nach dem Mendelschen Vererbungsmodus eingeteilt. Bei der autosomal-rezessiv vererbten Form (Typ IA) liegt meist eine komplette Deletion des *GH-1*-Gens vor. Diese Patienten haben überhaupt kein GH und entwickeln unter der Therapie mit humanem Wachstumshormon (hGH) rasch hochtitrige anti-GH-Antikörper. Bei der autosomal-rezessiven Form (Typ IB), bei der die genetischen Grundlagen noch weitestgehend unbekannt sind, ist GH vermindert oder in einer veränderten Struktur vorhanden. Bei der autosomal-dominant vererbten Form (Typ II) sind die Mechanismen der Mutationen nicht völlig geklärt. Bei der seltenen X-chromosomal vererbten Form, die mit ei-

Tabelle 1. Ursachen des GH-Mangels

Angeborener GH-Mangel

Idiopathisch
Fehlanlage der Hypophyse
    Hypophysenaplasie
    Hypophysenhypoplasie
    Mittelliniendefekte des Gehirns

Genetisch bedingt
    Typ IA (autosomal-rezessiv,
        GH-1-Gendefekt)
    Typ IB (autosomal-rezessiv)
    Typ II (autosomal-dominant)
    Typ III (X-chromosomal mit Hypogamma-
        globulinämie)
    GHRH-Rezeptordefekt
    Pit-1-Gendefekt u.a.

Pränatale Infektionen

Erworbener GH-Mangel

Tumoren von Hypothalamus
    und/oder Hypophyse
Sekundär nach
    Trauma
    Infektionen
    ZNS-Bestrahlung

Funktioneller GH-Mangel

Psychosoziale Deprivation

Bio-inaktives GH

GH-Resistenz
    GH-Rezeptordefekt (Laron-Syndrom)
    post-GH-Rezeptordefekt
    genetisch bedingte
        IGF-I-Synthesestörung
    erworbene GH-Resistenz

GH, Wachstumshormon; GHRH, Wachstumshormon-releasing-Hormon; IGF-I, insulinähnlicher Wachstumsfaktor; ZNS, Zentralnervensystem

ner Hypogammaglobulinämie verknüpft ist (Typ III), ist die genetische Ursache unbekannt. Neuere molekulargenetische Ursachen des GH-Mangels mit unterschiedlichem Vererbungsmodus entziehen sich dieser genetischen Einteilung. Beim autosomal-rezessiv vererbten Defekt des GH-releasing-Hormon(GHRH)-Rezeptors besteht das Vollbild des schweren GH-Mangels.

2.2 Erworbener GH-Mangel

Ein GH-Mangel kann bei Tumoren in der Region von Hypothalamus und Hypophyse entstehen, wobei die hormonellen Ausfälle der Hypophyse bei Diagnosenstellung vorhanden sind oder erst durch therapeutische Maßnahmen entstehen. Dies ist bei etwa 20 % der Kinder mit GH-Mangel der Fall. Im Kindesalter sind Kraniopharyngeome und Dysgerminome hierbei die häufigste Ursache, während im Erwachsenenalter hormonell inaktive Hypophysenadenome die häufigste Ursache darstellen. Bei Bestrahlungen des Zentralnervensystems (ZNS) (ca. > 20 Gy) kann die GH-Sekretion auch ohne anatomisch feststellbare Veränderungen von Hypothalamus und Hypophyse vermindert sein und zeigt hier häufig eine progrediente Abnahme. Traumata, Infektionen und granulomatöse Veränderungen sind seltene erworbene Ursachen des GH-Mangels.

2.3 Funktioneller GH-Mangel

Ein funktioneller GH-Mangel liegt vor, wenn GH in seiner Wirkung vermindert ist. Das immunologisch normale, biologisch jedoch inaktive GH stellt eine seltene Störung dar, die mit intaktem GH zu behandeln ist. Antikörper, welche die Wirkung des GH inhibieren, treten heute unter GH-Therapie nur beim GH-Mangel vom Typ IA auf (s. o.). Sie wurden früher bei Verwendung von unreinem, aus Hypophysen extrahiertem GH gelegentlich beobachtet. Angeborene, genetisch bedingte Formen der GH-Resistenz sind durch eine primäre Störung der Synthese bzw. Wirkung von Insulin-ähnlichem Wachstumsfaktor I (IGF-I) bedingt (Laron-Syndrom, Hepatopathien, Urämie).

3 Klinische Diagnose des GH-Mangels

3.1 Diagnose im Kindesalter

Im Kindesalter variiert das klinische Bild bei GH-Mangel in seiner Ausprägung in Abhängigkeit von dem individuellen Ausmaß der GH-Sekretionsstörung und in Abhängigkeit vom Alter (Tabelle 2). Beim Neugeborenen können Hypoglykämie, cholostatischer Ikterus und – bei Knaben – Mikrophallus Zeichen des GH-Mangels sein. Im Kindesalter ist das klinische Bild charakterisiert durch normale Körperproportionen, prominente Stirn mit eingesunkenem Mittelgesicht, Akromikrie, Stammfettsucht, dünne, durchscheinende Haut, helle Stimme und verminderte Schweißbildung. Die Dentition ist ebenso wie die Ossifikation gegenüber die Norm retardiert. Beim isolierten GH-Mangel tritt die Pubertät verzögert ein. Das Leitsymptom des idiopathischen GH-Mangels im Kindesalter ist ein progressiver Kleinwuchs. Die Größe der Kinder liegt in der Regel unter der 3. Perzentile, und die Wachstumsrate liegt

Tabelle 2. Symptome des GH-Mangels beim Kind

Symptome
Ikterus neonatoreum
Hypoglykämie
Mikrophallus
Akromikrie
proportionierter Kleinwuchs
vermehrtes Körperfett
verzögertes Knochenalter

unter der 25. Perzentile für das Alter. Da es insbesondere bei erworbenen Formen und bei großen Eltern einige Zeit (Jahre) dauert, bis die Größe unter die Norm abgesunken ist, muss die Wachstumsgeschwindigkeit als das für die Diagnostik relevante anthropometrische Maß angesehen werden. Unbehandelt erreichen die Patienten im Erwachsenenalter eine erheblich verminderte Körperhöhe (< 150 cm).

3.2 Diagnose beim Erwachsenen

Im Erwachsenenalter ist das Erscheinungsbild der Patienten mit GH-Mangel komplex und geprägt durch die ausbleibenden Wirkungen auf Körperstrukturen und -funktionen. Das klinische Gesamtbild entspricht demjenigen eines prämaturen Alterungsprozesses. Muskelmasse und Exercise-Kapazität sind vermindert; die Fettmasse ist erhöht. Es stellt sich eine Osteopenie ein. Die Patienten sind adynam, zeigen eine verminderte berufliche Leistungsfähigkeit und tendieren zu sozialer Isolierung. Hypercholesterinämie und Arteriosklerose scheinen mit einer erhöhten kardiovaskulären Morbidität verbunden zu sein. Bei Patienten, bei denen der GH-Mangel schon seit der Kindheit bestand – und dann bisher nur bis zum Ende des Wachstums mit GH substituiert wurde – sind die Symptome meist stärker ausgeprägt als bei Patienten, die den GH-Mangel erst im Erwachsenenalter erworben haben. Da es sich bei Patienten mit erworbenem GH-Mangel meist um solche nach Hypophysenoperation handelt, bestehen nicht selten weitere hypophysäre Ausfälle.

Es kann wohl davon ausgegangen werden, dass ein GH-Mangel auf Körperzusammensetzung und Stoffwechsel qualitativ dieselben Wirkungen im Kindesalter hat wie im Erwachsenenalter. Daraus muss sich ableiten, dass die diagnostischen Maßnahmen auch im Kindesalter in Zukunft nicht auf Aspekte des Wachstums fokussiert bleiben dürfen.

4 Biochemische Diagnose des GH-Mangels

Bei einem absoluten GH-Mangel auf einer genetischen oder anatomischen Basis gestaltet sich die Diagnosenstellung meist unproblematisch. Beim isolierten, idiopathischen GH-Mangel ist sie aber häufig schwierig (Growth Hormone Research Society 2000; Ranke et al. 2000a). Das diagnostische Vorgehen hat sich teils aus den historisch gegebenen Möglichkeiten der Hormonbestimmungen, teils aus empirisch gewonnenen Konventionen entwickelt.

4.1 Bestimmung von GH

Da die spontane GH-Sekretion pulsatil ist, sind basale GH-Messungen nicht sinnvoll. Vielmehr ist es erforderlich, GH nach Stimulation zu messen. In der Pädiatrie werden eine große Vielfalt von GH-Stimulationstests mit diversen Agentien (Insulin-induzierte Hypoglykämie, Arginin, Clonidin, L-Dopa u. a. m.) eingesetzt. Die Diagnose des GH-Mangels gilt, sofern andere Ursachen des Kleinwuchses ausgeschlossen sind, dann als gesichert, wenn die in diesen Tests beobachteten GH-Maxima im Serum einen bestimmten Grenzwert (cut-off) nicht überschreiten. Dieser Grenzwert wird heute bei 10 µg/L angenommen. Die empirische Basis für diesen Grenzwert ist jedoch schmal.

Hierfür gibt es mehrere Gründe:
- Die Methoden, mit denen GH gemessen wird, variieren.
- Die Sekretion von GH ist von einer Reihe von Faktoren abhängig wie Alter, Geschlecht, Pubertätsstadium, Ernährungsstatus, Emotionalität und anderen Hormonen (z. B. Schilddrüsenhormonen, Sexualhormonen, Glukokortikoiden).
- Die GH-sezernierende Potenz der verwendeten Pharmaka variiert.
- Normalwerte von Kindern und Jugendlichen liegen nur in begrenztem Umfang vor.

- Die Wiederholungsgenauigkeit der Stimulationstests ist gering.

Es scheint allerdings wahrscheinlich, dass die Gefahr, einen diagnostischen Fehler 1. Ordnung (Verfehlen der Diagnose bei einem betroffenen Patienten) zu begehen, bei einem Grenzwert von 10 µg/L gering ist. Um Fehler 2. Ordnung zu vermeiden, ist allgemein akzeptiert, dass die Diagnose eines GH-Mangels stets auf der Basis von zwei Standardstimulationstests gestellt werden sollte. Der Stimulationstest mit GHRH gilt als wenig geeignet, einen GH-Mangel zu verifizieren, wenngleich er in geeigneter Form dazu dienen kann, zwischen einem primär hypothalamischen und einem primär hypophysären GH-Mangel zu unterscheiden. Standardisierte Verfahren, einen hypothalamischen von einem hypophysären GH-Mangel zu differenzieren, bestehen aber derzeit nicht.

Die Messung von GH in Serum nach körperlicher Belastung (sog. Exercise-Test) kann als Screening-Verfahren im Vorfeld der Diagnostik eingesetzt werden. Die Tatsache, dass es Patienten gibt, die in Stimulationstests eine normale GH-Sekretion (d. h. GH maximal über dem Grenzwert) zeigen, GH jedoch spontan nur unzureichend sezernieren können, erschwert die diagnostische Situation zusätzlich. In dieser Situation, die als neurosekretorische Dysfunktion (NSD) bezeichnet wird, kann die spontane GH-Sekretion durch serielle GH-Messungen im Tagesverlauf untersucht werden. Da zwischen der spontan sezernierten GH-Menge und dem Wachstum eine recht gute und, im Vergleich zu den Ergebnissen von Stimulationstests, bessere Korrelation besteht, kann dieses Verfahren im Prinzip als die beste Methode zur Bestimmung der individuellen GH-Sekretion angesehen werden.

Allerdings gelten auch hier die für die GH-Stimulationstests (s. o.) aufgeführten prinzipiellen Einschränkungen. Zudem besteht kein Konsens über die zu verwendende Methodik der Probengewinnung (diskrete oder integrierte Probengewinnung, Zeitrahmen) und die statistische Analyse der gewonnen Werte. Da das Verfahren zudem aufwändig und kostspielig ist, muss die Indikationsstellung hierfür streng sein.

4.2 Bestimmung von IGF-I und IGF-bindendem-Protein 3

In den letzten Jahren haben Bestimmungen von IGF-I und IGF-bindendem Protein (IGFBP)-3 in der Pädiatrie für die Diagnostik des GH-Mangels an Bedeutung gewonnen. Der rationale Hintergrund hierfür liegt in der Tatsache, dass IGF-I und IGFBP-3 von der GH-Sekretion abhängig sind und die basalen Konzentrationen von IGF-I und IGFBP-3 mit der spontan sezernierten Menge von GH gut korreliert sind. Somit besteht prinzipiell eine ähnliche Situation wie für andere regulierte Hormonsysteme (z. B. TSH und Schilddrüsenhormone). IGF-I und IGFBP-3 fluktuieren im Tagesverlauf nur gering, und es existieren Normalwerte. Die Veröffentlichungen zur diagnostischen Wertigkeit basaler Werte von IGF-I und IGBBP-3 für die Diagnostik des GH-Mangels sind allerdings kontrovers. Dies kann physiologische Gründe (IGF-I und IGFBP-3 sind nicht nur von GH abhängig) oder aber methodische Gründe haben. Spezifität und Sensitivität der IGF-Parameter werden aus Daten von Patienten abgeleitet, bei denen die Diagnose des GH-Mangels durch Stimulationstests a priori gesichert bzw. verworfen wurde. Obwohl dieser methodische Konflikt nicht lösbar erscheint, kann für das Kindesalter gelten, dass völlig normale IGF-I- bzw. IGFBP-3-Werte (ca. > 25. Perzentile der Altersnorm) mit der Diagnose eines GH-Mangels nicht vereinbar sind. Ohne die Bestimmung dieser Parameter, die durch die Messung nach standardisierter exogener GH-Gabe (der sog. IGF-Generationstest: 0,1 IU/kg Körpergewicht [KG] GH s. c. an 3–7 Tagen) ergänzt werden kön-

Tabelle 3. Charakteristika von Patienten mit idiopathischem GH-Mangel in der Internationalen Gentropin-Langzeituntersuchung (IGLU) (Stand: April 2000; n = 1527; männlich, 72 %)

Parameter	Median	Perzentile	
		(10.)	(90.)
Alter (Jahre)	9,9	4,2	14,4
Größe (SDS)	−2,4	−3,7	−1,4
Maximales GH in Test (µg/mL)	5,7	1,5	9,9
Mittlere Elterngröße (SDS)	−0,2	−1,7	1,2
Wachstumsgeschwindigkeit (cm/Jahr)	4,4	2,5	6,4
GH-Dosis (IU/kg KG/Woche)	0,54	0,40	0,77

GH, Wachstumshormon; SDS, standard deviation score

nen, lassen sich komplexe Störungen der GH–IGF-Achse (z. B. NSD, GH-Resistenz, bioinaktives GH) nicht diagnostizieren (Schwarze et al. 1999). Bei der Vielzahl von Kindern, bei denen der GH-Mangel eine Differentialdiagnose darstellt, hat es sich aus Praktikabilitäts- und Kostengründen bewährt, Bestimmungen von IGF-I sowie IGFBP-3 an den Beginn eines Algorithmus für die Diagnose des GH-Mangels und seiner Varianten zu stellen. Die Bestimmung im Serum von IGF-II und acid-labile subunit (ALS) (erniedrigt) sowie IGFBP-2 (erhöht) kann beim GH-Mangel zusätzliche Informationen liefern (Ranke et al. 2000b). Die große Variabilität bei Diagnosestellung wird bei Betrachtung der deutschen Patienten in der Internationalen Genotropin-Langzeituntersuchung (IGLU) bzw. in der Pharmacia International Growth Database (KIGS) veranschaulicht (Tabelle 3).

5 Indikation und Behandlungsziele

Bei Neugeborenen und Säuglingen kann ein GH-Mangel mit Hypoglykämien einhergehen, was zu bleibenden zerebralen Defekten führen kann. Diagnose und Behandlung des GH-Mangels sind in diesem Alter daher unmittelbar erforderlich.

Im Kindesalter ist der Kleinwuchs Leitsymptom des GH-Mangels, der in eine verminderte Erwachsenengröße mündet. Unbehandelt erreichen Kinder mit schwerem GH-Mangel eine Erwachsenengröße von nur 130–140 cm. Gleichzeitig führt ein GH-Mangel im Kindes- und Jugendalter zu denselben Veränderungen der Körperzusammensetzung und des Stoffwechsels wie beim Erwachsenen (Boot et al. 1997; Wetterau und Cohen 2000). Diese mögen aufgrund von entwicklungstypischen Zusammenhängen, die noch nicht näher geklärt sind, nicht so evident sein wie beim älteren Menschen. Allerdings haben auch Kinderärzte bisher ihr Augenmerk fast ausschließlich auf den wachstumsfördernden Effekt von GH gerichtet. Somit war die Normalisierung der Körpergröße im Kindes- und Erwachsenenalter bisher das vorrangige Behandlungsziel. Es ist davon auszugehen, dass sich dies durch Einbeziehung weiterer Erfolgsparameter in den kommenden Jahren ändern wird, da sich gezeigt hat, dass junge Erwachsene mit GH-Mangel auch bei Erzielen einer normalen Erwachsenengröße Defizite aufzeigen, die für den GH-Mangel beim Erwachsenen typisch sind (Attanasio et al. 1997).

6 GH-Gabe

Bis in die 80er Jahre wurde GH intramuskulär verabreicht (Ranke und Bierich 1986). Ein Grund für diese Vorgehensweise war die Vorstellung, dass eine subkutane Injektion zur Bildung von Antikörpern führen könne. Dies hat sich jedoch nicht bestätigt. Auch pharmakokinetische Untersuchungen haben keinen wesentlichen Unterschied zwischen den beiden Injektionsformen nachweisen können (Wilson et al. 1985). Üblicherweise erreicht das GH nach Injektion ein supraphysiologisches Maximum im Blut nach ca. 2–6 Stunden, um nach etwa 12 Stunden wieder ein niedriges Niveau zu erreichen. Heute hat es sich daher eingebürgert, GH subkutan zu verabreichen, da dies gleich effektiv und weniger schmerzhaft ist.

Zudem werden Injektionshilfen verwendet, welche die Verabreichung technisch vereinfachen. Bei den meisten Geräten (Pens) erfolgt die Injektion über eine Kanüle. Das gelöste Hormon kann jedoch auch unter hohem Druck durch die Haut gepresst werden. Der Injektionsort scheint für die Wirkung von untergeordneter Bedeutung zu sein. Injektionen am Abend, die zu einem höheren GH-Spiegel in den frühen Nachtstunden führen, imitieren in gewisser Weise die physiologische GH-Sekretion. Diese ist in der Regel in der Nacht höher als am Tag. Zudem konnte nachgewiesen werden, dass abendliche Injektionen zu besseren physiologischen Profilen von Glukose und Aminosäure-Metaboliten führen als morgendliche (Jørgensen et al. 1990). Auch lassen sich abendliche Injektionen in den Tagesablauf einer Familie meist besser integrieren als morgendliche. In den Anfangsjahren der GH-Substitution wurde GH 2-mal wöchentlich verabreicht. Milner und Mitarbeiter (1979) konnten dann zeigen, dass die Aufteilung der Dosis in 3 Injektionen pro Woche zu einem besseren Wachstum führt. Später wurde festgestellt, dass sich durch tägliche Injektionen ein noch besseres Wachstum pro Dosis erzielen ließ (Kastrup et al. 1983; Albertsson-Wikland et al. 1986; MacGillivray et al. 1996).

Diese Vorgehensweise ist die derzeit geübte Praxis. Allerdings führt die tägliche subkutane Injektion zu keiner Imitation der physiologischen GH-Sekretion, die pulsatil etwa alle 3 Stunden erfolgt. Unter dem Einfluss von Sexualsteroiden (Östradiol) kommt es in der Pubertät zu einer Erhöhung der Pulsamplituden unter Beibehaltung der Pulsfrequenz (Ho et al. 1987; Mauras et al. 1987; Martha et al. 1989, 1992). Im Gegensatz zu den Verhältnissen bei Nagern scheint das Wachstum beim Menschen weniger an das pulsatile Sekretionsmuster gebunden zu sein. Kurzzeituntersuchungen haben gezeigt (Jansson et al. 1982), dass die IGF-Konzentrationen, die sich als Resultat einer pulsatilen und kontinuierlichen GH-Gabe gleicher Gesamtdosis entwickeln, nicht entscheidend unterschiedlich sind (Growth Hormone Research Society 2000). Allerdings ist derzeit unklar, welche Bedeutung die pulsatile Sekretion für das Wachstum und andere Stoffwechselvorgänge hat.

Man kann heute wohl davon ausgehen, dass der Effekt von GH auf die Wachstumszone teils direkt (pulsatil), teils indirekt durch IGF-I (kontinuierlich) vermittelt wird (Green et al. 1985). Diese eher theoretisch erscheinende Erörterung ist insofern von Bedeutung, als nach zunächst wieder vergessenen Versuchen einer Gabe von GH mittels Depotformulierungen (Lippe et al. 1979) jetzt eine Renaissance in Form neuer Depotformen zu erwarten ist. Getrieben wird diese Entwicklung von dem Bedürfnis nach Vereinfachung und reduzierter Invasivität (Convenience), welche möglicherweise auch zu einer verbesserten Compliance führt.

Depotpräparate müssen aber sowohl auf ihre wachstumsfördernde Wirkung als auch auf ihre Wirkung auf andere Aspekte des Stoffwechsels und die Sicherheit evaluiert werden. Zweifelsfrei ist die Flexibilität der Dosierbarkeit bei Depotpräparaten eingeschränkt. Die derzeit übliche Therapieform erscheint als ein Mittelweg zwischen der pulsatilen Sekretion und einem Depot und hat sich als wirksam und außerordentlich sicher erwiesen.

7 GH-Dosis

Während über die genannten Therapiemodalitäten weitgehend Konsens besteht, herrscht Unklarheit über die optimale GH-Dosis während der kindlichen Entwicklung. Messungen der GH-Konzentrationen und der metabolischen Clearance erlauben es, die Sekretionsraten zu bestimmen (Albertsson-Wikland et al. 1989). Untersuchungen haben gezeigt, dass diese nach einer Phase hoher Sekretion bei gleichzeitiger GH-Resistenz in der Neonatalperiode und dem frühen Säuglingsalter in der Präadoleszenz niedriger ist als in der Pubertät. In der Pubertät steigt sie um das 2- bis 4-fache an (Mauras et al. 1987; Martha et al. 1989; Rose et al. 1991), um dann im Erwachsenenalter allmählich abzunehmen. Die mittlere tägliche Sekretionsrate von GH vor der Pubertät beträgt etwa 0,02 mg (0,06 IU)/kg KG. Im Gegensatz zu der ausgeprägten – und durch das Geschlecht und andere individuelle Faktoren modifizierten – Variabilität der GH-Sekretion im Verlauf der Kindheit waren die Empfehlungen zur GH-Dosierung beim GH-Mangel bisher relativ uniform (Drug and Therapeutics Committee, LWPES 1995; Growth Hormone Research Society 2000).

Hinzu kommt, dass der GH-Dosis für das Wachstum lange Zeit keine wesentliche Bedeutung zugemessen wurde. Ein Grund hierfür ist, dass die Wachstumsraten im ersten Jahr auch bei niedrigen GH-Dosen deutlich über denjenigen ohne Therapie liegen. Zudem besteht zwischen der Dosis und der Wachstumsrate keine lineare, sondern eine logarithmische Beziehung (Frasier et al. 1981). Erst in den letzten Jahren wurde eindeutig nachgewiesen, dass zwischen der GH-Dosis und der Wachstumsgeschwindigkeit generell ein positive Beziehung besteht (Ranke et al. 1999a).

In ähnlicher Weise war lange ungeklärt, ob die erhöhte Sekretion von GH während der Pubertät für das Wachstum wirklich eine entscheidende Bedeutung hat. Erst in neueren Untersuchungen konnte gezeigt werden, dass die GH-Dosis während der Pubertät positiv mit dem Wachstum in Beziehung steht (Codner et al. 1997). Da das Wachstum während der Pubertät beim GH-Mangel auch vom Umfang des bereits präpubertär stattgefundenen Wachstums abhängt (je mehr Aufholwachstum vor der Pubertät, desto weniger Aufholwachstum ist während der Pubertät nötig bzw. möglich), hängt die Antwort auf die Frage bei Studien auch von den Gegebenheiten der Studienpopulation ab (Ranke et al. 1997). Wenn die altersspezifische Zielgröße zum Pubertätsbeginn erreicht wurde, ist auch wahrscheinlich, dass eine normale Erwachsenengröße erreicht wird. Da die Pubertät zum Schluss der Epiphysenfugen und somit zum Ende des Wachstums führt, ist sie in jedem Falle – entgegen landläufiger Meinung – eine die Endgrößenentwicklung eher gefährdende Situation. Im Wechselspiel zwischen GH und den Sexualhormonen, die sowohl das Wachstum fördern (Androgene) als auch die Knochenreifung beschleunigen (Östrogene), kommt der GH-Dosis möglicherweise nur eine begrenzte Bedeutung zu. Die Rolle der GH-Dosis in den unterschiedlichen Phasen des pubertären Wachstums beim GH-Mangel bedarf jedenfalls der weiteren Klärung.

8 Individualisierte Therapie

Die Ergebnisse von Langzeittherapien bei Kindern mit GH-Mangel sind bisher nicht optimal, was die Endgrößen betrifft. Ein Teil der Patienten (ca. ein Drittel) erreicht den Normbereich für Erwachsene nicht (Wit et al. 1996; Blethen et al. 1997).

Tabelle 4. Charakteristika von Patienten (Mediane) mit idiopathischem GH-Mangel zum Beginn der Therapie, bei Beginn der Pubertät und zum Ende des Wachstums

Parameter	Männlich		Weiblich	
	spontane Pubertät	induzierte Pubertät	spontane Pubertät	induzierte Pubertät
Patienten (n)	52	52	62	16
Therapiebeginn				
Alter (Jahre)	9,6	9,5	8,5	7,5
Größe (SDS)	−2,7	−3,1	−3,1	−3,5
Bei Pubertätsbeginn				
Alter (Jahre)	13,8	15,5	12,9	14,2
Größe (SDS)	−1,7	−1,4	−1,7	−1,1
Bei Therapieende				
Alter (Jahre)	18,4	19,3	16,9	17,9
Größe (SDS)	−0,9	−1,0	−1,8	−0,9

(Cutfield et al. 1999) SDS, standard deviation score

Die anthropometrischen Charakteristika von Patienten mit idiopathischem GH-Mangel zum Beginn der Therapie, bei Beginn der Pubertät und zum Ende des Wachstums sind in Tabelle 4 dargestellt. Die Ergebnisse variieren etwas: So sind die Ergebnisse bei Kindern mit zusätzlichem Gonadotropinmangel und bei männlichen Patienten in der Regel etwas besser (Burns et al. 1981; Hibi et al. 1989).

8.1 Therapieziele

Da die Erwachsenengröße das Ergebnis einer langjährigen Behandlung ist, während der sich im Prozess der Betreuung erhebliche Veränderungen ergeben können, lassen sich die Ursachen für ein Resultat nicht immer genau feststellen. Sicher ist, dass die Behandlung in den Anfangsjahren der Therapie nach unseren heutigen Vorstellungen nicht angemessen war (z. B. seltene Injektionen, Knappheit von GH). Allerdings muss auch angenommen werden, dass das Grundkonzept der Therapie, das sich an der mittleren Sekretionsrate von präpubertären Kindern orientiert, nicht sachgerecht ist (Ranke et al. 1999). Dies führt dazu, dass die Patienten eine fixierte Dosis von GH erhalten, die bestenfalls dem Gewicht entsprechend angepasst wird, wobei das Ergebnis abgewartet wird. Eine derartige Vorgehensweise berücksichtigt weder die Ziele der Therapie noch die individuellen Unterschiede in der Antwortfähigkeit der Kinder.

Die Ziele der Therapie lassen sich bezüglich des Wachstums einfach definieren:
- Das Aufholwachstum soll initial zu einem raschen Wachstum (2–3 Jahre) in den Normalbereich führen,
- während der Kindheit soll das Wachstum im Normalbereich voranschreiten,
- die Pubertät soll zeitgerecht erfolgen und in ihrem Ausmaß und zeitlichen Ablauf normal sein,
- die Erwachsenengröße soll normal (möglichst im familiärem Zielbereich) sein.

Bezüglich anderer biologisch relevanter Parameter können prinzipiell ähnliche Ziele formuliert werden. Die Dosierung von GH – praktisch die einzige veränderbare Variable – muss entsprechend den Zielen und den beobachteten Ergebnissen während der Behandlung angepasst werden.

8.2 Vorhersagemodelle: ein neuer Ansatz

Ein neuer Ansatz, um eine Optimierung und Individualisierung der Behandlung mit GH zu erreichen, ergibt sich aus der Anwendung von Vorhersagemodellen. Dies sind mathematische Algorithmen, die das Wachstum (z. B. die Wachtumsgeschwindigkeit) im Verlauf der Therapie (z. B. jährlich) als Funktion verschiedener Variablen (Prediktoren) wie Alter, Größe, Gewicht, GH-Dosis u. a. m. beschreiben (Blethen et al. 1993; Ranke et al. 1999b). Die Vorhersagemodelle leiten sich ab von großen Kohorten von Patienten, bei denen die relevanten Prediktoren (anthropometrische und biochemische) zur Verfügung stehen. Diese Modelle können in mehrfacher Weise genutzt werden:

- Bei Patienten lässt sich vorab abschätzen, wie groß das zu erwartende Wachstum bei einer gewählten Therapiemodalität sein wird. Dies stellt die Erwartungen an die Behandlung für alle Beteiligten auf eine realistische Basis und fördert so die Zuversicht und Compliance.
- Am Ende einer Behandlungsperiode kann jeweils das erwartete mit dem real erfolgten Wachstum verglichen werden. Bei Abweichungen muss nach Ursachen gesucht werden.
- Die Dosis kann den Therapiezielen entsprechend (z. B. Tempo des Aufholwachstums) a priori gewählt werden. Gleichzeitig können die Kosten der Therapie bei verschiedenen Ansätzen berechnet und optimiert werden.

Dieser Therapieansatz steht derzeit noch in den Anfängen. Die verwendeten Prediktoren werden sich in Zukunft nicht nur auf anthropometrische Aspekte beschränken, sondern durch biochemische Parameter ergänzt werden. Dies setzt allerdings einen Prozess der Standardisierung von Methoden voraus.

8.3 Dosierung und Begleitmedikation

Die Anfangsdosierung des GH beträgt in der Regel 0,2 (0,15–0,3) mg/kg KG und Woche (1 mg: 3 IU). Ob besser nach der Körperoberfläche dosiert werden sollte, ist unklar.

Bei einem Teil der Kinder und Jugendlichen ist der GH-Mangel mit anderen hypophysären Defiziten vergesellschaftet, die ebenfalls behandelt werden müssen. Bei einer sekundären oder tertiären Hypothyreose wird L-Thyroxin p. o. (ca. 100 µg/m^2 Körperoberfläche [KOF]/Tag) verabreicht. Bei einem Mangel an adrenokortikotropem Hormon (ACTH) wird Hydrocortison p. o. verabreicht. Wir beschränken die Therapie nicht auf Stresssituationen (nota bene: Notfallausweis!), sondern empfehlen sie auch für Alltagssituationen, da die Kinder dadurch bei Schule und Spiel oft alerter und aufmerksamer sind. Eine Dosis von ca. 10 mg/m^2 KOF/Tag (Schwerpunkt morgens) behindert das Wachstum nicht. Die Diskussion der Behandlung eines Gonadotropin- und Adimetia(ADH)-Mangels übersteigt den Rahmen dieses Artikels.

9 Nebenwirkungen der GH-Therapie

Die Substitutionstherapie mit GH wird seit 40 Jahren praktiziert und hat sich insgesamt als außerordentlich nebenwirkungsarm erwiesen (Wilton 1999). Die derzeit im Handel befindlichen, gentechnisch hergestellten Präparationen sind von höchster Reinheit. Antikörperbildungen gegen GH oder Verunreinigungen in Produkten, wie sie in GH aus menschlichen Hypophysen anfänglich beobachtet wurden, kommen heute praktisch nicht mehr vor. Nach Behandlung mit extraktiv gewonnenem GH sind Fälle von Creutzfeld-Jakob-Erkrankungen berichtet worden – eine Gefahr, die bei Verwendung von rekombinantem GH nicht gegeben ist. Lokale Reaktionen an den Einstichstellen

(Infektionen, Schmerzen) sind selten und dann meist durch unsachgemäße Handhabung oder Konservierungsmittel (z. B. m-Cresol) bedingt.

Es gibt keine gesicherten Hinweise dafür, dass GH maligne Erkrankungen verursacht. Das Wiederauftreten (Relaps) einer malignen Erkrankung wird unter GH-Substitution nicht häufiger als im Spontanverlauf beobachtet. Der Glukosestoffwechsel wird durch die GH-Substitution nicht negativ beeinträchtigt (Cutfield et al. 2000). Im Kindesalter tritt eine Epiphysiolysis capitis femoris etwa doppelt so häufig wie in der Normalbevölkerung auf, was als Ausdruck der mechanisch instabilen Epiphysenfuge während beschleunigtem Wachstum anzusehen ist. Die Ursachen der unter Therapie gelegentlich berichteten sog. „Wachstumsschmerzen" in den Beinen sind nicht bekannt. Die gravierendsten Nebenwirkungen sind durch eine vermehrte Flüssigkeitsretention bedingt. Im Kindesalter sind Fälle von Pseudotumor cerebri berichtet worden, was zu einer – vorübergehenden – Unterbrechung der Therapie zwingt. Bei Erwachsenen wird häufig – meist in der Anfangsphase der Therapie – über Ödeme, Gelenkbeschwerden und Karpaltunnelsyndrom berichtet. Die Symptome sind nach einer Dosisreduktion oder Therapiepause reversibel (Abs et al. 1999). Gleiches gilt für eine Hypertonie. Das Risikopotential einer GH-Therapie hängt im Einzelfall nicht nur von der GH-Dosis, sondern auch von der Grunderkrankung ab.

Die relative Häufigkeit von unerwünschten Ereignissen während der Therapie mit GH bei idiopathischem GH-Mangel und anderen Wachstumsstörungen, wie in KIGS dokumentiert, ist in Tabelle 5 dargestellt.

10 Therapiemonitoring

Die Behandlung von Kindern mit GH gehört in die erfahrenen Hände eines pädiatrischen Endokrinologen. Die Verlaufskontrolle nach Behandlungsbeginn wird üblicherweise halbjährlich durchgeführt (im ersten Therapiejahr und während der Pubertät eventuell häufiger). Die Verlaufskontrolle dient dazu, die Wirksamkeit der Behandlung zu dokumentieren und die Sicherheit zu gewährleisten. Schwerpunktmäßig werden bei Kindern und Jugendlichen anthropometrische Untersuchungen durchgeführt, um die Wirksamkeit zu dokumentieren (Größe, Gewicht, Proportionen, Knochenalter). Es ist aber davon auszugehen, dass Untersuchungen, wie sie bei der Substitutionsbehandlung von Erwachsenen mit GH-Mangel gebräuchlich sind, in das Arsenal der Pädiater eingehen. Bei Erwachsenen ist es üblich, während der Behandlung die IGF-I-Konzentrationen im Blut zu verfolgen (de Boer et al. 1996). Dies dient dazu, die individuell angemessene Therapie festzulegen, da es keinen der Wachstumsgeschwindigkeit entsprechenden klinischen Parameter gibt. Zudem sind Nebenwirkungen der Therapie im Erwachsenenalter mit dem IGF-I-Spiegel korreliert (Juul 1999). Die Bestimmung von IGF-I (und IGFBP-3) hat möglicherweise auch Bedeutung für die langfristige Sicherheit der Therapie (Shim und Cohen 1999). In Anlehnung an die Vorstellungen und Erfahrungen, die bei Erwachsenen gewonnen wurden, argumentieren einige Pädiater, dass die Dosierung von GH auch bei Kindern und Jugendlichen am IGF-I-Spiegel orientiert sein sollte (Wetterau und Cohen 2000). Dem muss entgegengehalten werden, dass ein normales Aufholwachstum bei Kindern teilweise nur dann erzielt werden kann, wenn die IGF-I-Spiegel den altersentsprechenden Normbereich (vorübergehend) überschreiten. Die Bestimmung von IGF-I (IGFBP-3) kann während der Behandlung auch zur Überprüfung der Compliance genutzt werden.

Insgesamt muss wohl gesagt werden, dass wir auch bei der Nutzung biochemischer Parameter für das Monitoring von Wirksamkeit und Sicherheit der GH-Thera-

Tabelle 5. Ereignisse: Zahl (n) und Inzidenz unerwünschter Ereignisse (AE/100 000 Behandlungsjahre) bei verschiedenen Diagnosen in KIGS

	Idiopathischer GH-Mangel		Kraniopharyngeom		ZNS-Tumore		IUGR		ISS		Ullrich-Turner-Syndrom	
	(n)	(Inzidenz)	(n)	(Inzidenz)	(n)	(Inzidenz)	(n)	(Inzidenz)	(n)	(Inzidenz)	(n)	(Inzidenz)
Arthralgien	29	96	3	177	2	70	1	63	8	101	10	129
Krämpfe	38	126	8	473	23	804			12	152	12	155
Diabetes Typ I	3	10	1	59	2	70	5	316			3	39
Diabetes Typ II[a]	14	46	2	118	2	70			2	25	8	103
Kopfschmerzen	108	358	28	1654	22	769	5	316	25	317	27	349
IIH	3	10	1	59							6	78
M. Perthes	3	10					1	63			1	13
Skoliose	17	56	2	118	6	210	4	253	2	25	21	272
Epiphysiolysis capitis femoris	4	13	2	118	2	118			2	25	3	39

(Wilton 1999)
IIH, idiopathische intrakranielle Hypertonie; ISS, idiopathic short stature
[a] plus abnormale Glukosetoleranz

pie am Anfang stehen. Die Sicherheit der Substitutionsbehandlung mit GH hat sich jedoch als insgesamt sehr hoch erwiesen (Wilton 1999).

11 Langzeitperspektive

Strittig ist, wann eine nur das Wachstum berücksichtigende Therapie in der Adoleszenz beendet werden soll. Die Antworten divergieren zwischen zwei Extremen: der 3. Größenperzentile für Erwachsene einerseits und der völligen Ausschöpfung des möglichen Wachstumspotentials andererseits. Es ist dies heute allerdings eine eher nachgeordnete Frage, da zwei wichtige Erkenntnisse das Verständnis von der Natur des GH-Mangels entscheidend geprägt haben:
- Nicht alle GH-abhängigen Entwicklungsvorgänge sind zwangsläufig mit Ende des Wachstums abgeschlossen;
- der GH-Mangel führt im Erwachsenenalter zu einem charakteristischen Krankheitssyndrom.

Letzteres zeigt, dass der Terminus „Wachstumshormon" ein Misnomen ist, das die generelle Funktion des GH als somatotropes Hormon – das der Erhaltung von Körperfunktionen und Gewebsstrukturen dient – fälschlicherweise auf die Förderung des Größenwachstums im Kindesalter beschränkt hat.

Somit stellt sich die Frage, welche Konsequenzen sich aus dieser Sicht der GH-Wirkungen für den Kinderarzt ergeben. Da es über konkrete Vorgehensweisen noch keinen allgemeinen Konsens gibt, können die Antworten zu dieser Frage zum jetzigen Zeitpunkt nur allgemein formuliert werden. Der Versuch soll hier summarisch gemacht werden:
- Die Behandlung des GH-Mangels muss schon während der Kindheit und Adoleszenz auf die Normalisierung aller GH-abhängigen Funktionen und Strukturen abzielen und darf sich nicht ausschließlich am Größenwachstum orientieren. Dies bedeutet, dass Parameter, die z.B. die Entwicklung der Körperkompartimente (Flüssigkeit, Fett, Muskulatur und Knochen) dokumentieren, während der Therapie gemessen werden sollten. Gleichzeitig ist aber auch die psychosoziale Gesamtsituation der Kinder zu berücksichtigen.
- Die Entwicklung des Adoleszenten ist erst dann als abgeschlossen anzusehen, wenn die sexuelle Reife und das geschlechtsspezifische Erscheinungsbild voll entwickelt sind. Diese werden, wie wir heute wissen, von GH bzw. dem GH-abhängigen IGF-System beeinflusst. Es erscheint daher folgerichtig, dass eine Substitutionsbehandlung mit GH erst dann beendet oder unterbrochen wird, wenn der Jugendliche einen Entwicklungsstand erreicht hat, der dem normalen Adoleszenten am Ende der Entwicklung entspricht (Mädchen, ca. 16 Jahre; Jungen, ca. 18 Jahre).
- Ist die auf Wachstum und Entwicklung abzielende Substitutionstherapie mit GH erfolgreich abgeschlossen, sollte die Diagnose des GH-Mangels nach einer Therapiepause (3 bis 6 Monate) erneut überprüft werden. (Bei organisch bedingtem GH-Mangel scheint das aber aus rein medizinischer Sicht nicht zwangsläufig.)

Welche Vorgehensweise hier gewählt werden soll, ist derzeit jedoch nicht völlig geklärt. Während Pädiater neben der Messung von IGF-I und IGFBP-3 eine große Anzahl von Stimulationstests und die Spontansekretion des GH zur Diagnostik einsetzen, plädieren Erwachsenenendokrinologen derzeit vordringlich für die Verwendung des Insulintests (Growth Hormone Research Society 1998). Der Clonidintest hat im Erwachsenenalter offenbar keine Aussagekraft. Auch die Bestimmung von IGF-I bzw. IGFBP-3 hat für die Diagnostik des GH-

Mangels im Erwachsenenalter eine geringere Wertigkeit. Ob dies mit der sich wandelnden Physiologie des Erwachsenen zusammenhängt oder aber mit der besonderen Population von Patienten mit GH-Mangel, die im Erwachsenalter auftreten (z. B. Entfernung eines Hypophysenadenoms), ist derzeit nicht geklärt. Es scheint daher in der jetzigen Situation sinnvoll, dass junge Erwachsene, bei denen in der Kindheit ein GH-Mangel diagnostiziert wurde, sowohl mit dem ursprünglichen diagnostischen Arsenal, in jedem Fall aber auch mittels Insulintest nachuntersucht werden. Dabei sollten andere hypophysäre Defizite vor erneuter Testung medikamentös ausgeglichen sein. Um Unterschiede bei der Bestimmung von GH gering zu halten, sollte in Zukunft darauf geachtet werden, dass die Methoden gegen den internationalen Referenzstandard IRP 88/624 (1 mg = 3,0 IU) abgeglichen werden.

Es ist in diesem Zusammenhang bemerkenswert, dass sich die Diagnose des GH-Mangels, die in der Kindheit gestellt wurde, bei einem bemerkenswerten Teil der erwachsenen Patienten (ca. 20 %) – insbesondere bei isoliertem GH-Mangel – nicht bestätigen lässt. Ob es sich in diesen Fällen überwiegend um Fehldiagnosen im Kindesalter, um eine transitorisch verminderte GH-Sekretion, um Unterschiede in den Definitionen oder aber um Fehldiagnosen im Erwachsenenalter handelt, werden weitere Studien ergeben.

Der primär behandelnde Pädiater muss sich überlegen, zu welchem Zeitpunkt und in welche Hände er seine erwachsenen Patienten übergibt. Der Zeitpunkt mag je nach Gegebenheiten variieren, wird aber nicht zuletzt durch die Rahmenbedingungen der Gesundheitsstrukturgesetze bestimmt. Ein Erwachsener kann nicht auf Dauer vom Pädiater betreut werden, selbst wenn dieser die nötigen Fachkenntnisse hätte und der Patient dies aus „lieber Gewohnheit" wünschen mag. Die Frage, in welche fachkundigen Hände der Pädiater seine Patienten mit GH-Mangel übergibt, ist weniger einfach zu beantworten. Sicher haben Internisten, Praktiker und Endokrinologen stets Säuglinge, Kinder und Jugendliche mit hormonellen Störungen betreut (ohne durch ärztliche Vorschriften eingeschränkt zu sein). GH ist aber für diese Gruppe von Kollegen ein noch relativ neues Hormon, mit dem noch keine großen Erfahrungen gesammelt wurden. Die Zahl der Fachleute auf dem Gebiet ist also noch eingeschränkt und wird erst allmählich wachsen.

12 Ausblick

In früheren Zeiten wurde kolportiert, dass es äußerst schwierig sei, einen GH-Mangel zu diagnostizieren, aber sehr leicht, ihn zu behandeln. Die Diagnostik des GH-Mangels stellt auch heute noch ein großes Problem dar, zumal sich unsere Kenntnisse über die Ursachen und die Pathogenese erweitert haben. Aber auch die Therapie des GH-Mangels ist im Kindesalter nicht so trivial wie früher angenommen. Andererseits kann wohl heute davon ausgegangen werden, dass praktisch jedes Kind mit GH-Mangel eine normale Erwachsenengröße erreichen kann.

Literatur

Abs R, Bengtsson BÅ, Hernberg SE, Monson JP, Tauber JP, Wilton P, Wüster C (1999) GH replacement in 1034 growth hormone-deficient hypopituitary adults: demographic and clinical characteristics, dosing and safety. Clin Endocrinol (Oxf) 50:703–713

Albertsson-Wikland K, Westphal O, Westgren U (1986) Daily subcutaneous administration of human growth hormone in growth hormone deficient children. Acta Paediatr Scand 75:89–97

Albertsson-Wikland K, Rosberg S, Libre E, Lundberg LO, Groth T (1989) Growth hormone secretory rates in children as estimated by deconvolution analysis of 24-h plasma concentration profiles. Am J Physiol 257:E809–E814

Attanasio AF, Lamberts SW, Matranga AM, Birkett MA, Bates PC, Valk NK, Hilsted J, Bengtsson BÅ, Strasburger CJ (1997) Adult growth hormone (GH)-deficient patients demonstrate heterogeneity between childhood onset and adult onset before and during human GH treatment: Adult Growth Hormone Deficiency Study Group. J Clin Endocrinol Metab 82:82–88

Blethen SL, Compton P, Lippe BM, Rosenfeld RG, August GP, Johanson A (1993) Factors predicting the response to growth hormone (GH) therapy in prepubertal children with GH deficiency. J Clin Endocrinol Metab 76:574–579

Blethen SL, Baptista J, Kuntze J, Foley T, Lafranchi S, Johanson A (1997) Adult height in growth hormone (GH)-deficient children treated with biosynthetic GH. The Genentech Growth Study Group. J Clin Endocrinol Metab 82:418–420

Boot AM, Engels MAMJ, Boerma GJM, Krenning EP, Keizer-Schrama SMPF (1997) Changes in bone mineral density, body composition, and lipid metabolism during growth hormone (GH) treatment in children with GH deficiency. J Clin Endocrinol Metabol 82:2423–2428

Burns EC, Tanner JM, Preece MA, Cameron N (1981) Final height and pubertal development in 55 children with idiopathic growth hormone deficiency, treated for between 2 and 15 years with human growth hormone. Eur J Pediatr 137:155–164

Codner E, Mericq V, Cassorla F (1997) Optimizing growth hormone therapy during puberty. Horm Res 48[Suppl]5:16–20

Cutfield WS, Lindberg A, Chatelain P, Price DA, Albertsson-Wikland K, Wilton P, Ranke MB on behalf of the KIGS International Board (1999) Final height following growth hormone treatment of idiopathic growth hormone deficiency in KIGS. In: Ranke, MB, Wilton, P (eds): Growth hormone therapy in KIGS: 10 years' experience. Edition J & J, Johann Ambrosius Barth, Heidelberg Leipzig, pp 93–109

Cutfield WS, Wilton P, Bennmarker H, Albertsson-Wikland K, Chatelain P, Ranke MB, Price DA (2000) Incidence of diabetes mellitus and impaired glucose tolerance in children and adolescents receiving growth-hormone treatment. Lancet 355:610–613

de Boer H, Blok GJ, Popp SC, Stuurman L, Baxter RC, van der Veen E (1996) Monitoring of growth hormone replacement therapy in adults, based on measurement of serum markers. J Clin Endocrinol Metab 81:1371–1377

Drug and Therapeutics Committee of the Lawson Wilkins Pediatric Endocrine Society (1995) Guidelines for the use of growth hormone in children with short stature: a report by the Drug and Therapeutics Committee of the Lawson Wilkins Pediatric Endocrine Society. J Pediatr 127:857–867

Frasier SD, Costin G, Lippe BM, Aceto T, Bunger PF (1981) A dose-response curve for human growth hormone. J Clin Endocrinol Metab 53:1213–1217

Growth Hormone Research Society (1998) Consensus guidelines for the diagnosis and treatment of adults with growth hormone deficiency: summary statement of the Growth Hormone Research Society Workshop on Adult Growth Hormone Deficiency. J Clin Endocrinol Metab 83:379–381

Growth Hormone Research Society (2000) Consensus guidelines for the diagnosis and treatment of growth hormone (GH) deficiency in childhood and adolescence: summary statement of the GH Research Society. J Clin Endocrinol Metabol 85:3990–3993

Green H, Morikawa M, Nixon T (1985) A dual effector theory of growth-hormone action. Differentiation 29:195–198

Hibi I, Tanaka T, Tanae A, Kagawa J, Hashimoto N, Yoshizawa A, Shizume K (1989) The influence of gonadal function and the effect of gonadal suppression treatment on final height in growth hormone (GH)-treated GH-deficient children. J Clin Endocrinol Metab 69:221–226

Ho KY, Evans WS, Blizzard RM, Veldhuis JD, Merriam GR, Samojlik E, Furlanetto R, Rogol AD, Kaiser DL, Thorner MO (1987) Effects of sex and age on the 24-hour profile of growth hormone secretion in man: importance of endogenous estradiol concentrations. J Clin Endocrinol Metab 64:51–58

Jansson JO, Albertsson-Wikland K, Edén S, Thorngren KG, Isaksson O (1982) Effect of frequency of growth hormone administration on longitudinal bone growth and body weight in hypophysectomized rats. Acta Physiol Scand 114:261–265

Jørgensen JO, Blum WF, Möller N, Ranke MB, Christiansen JS (1990) Circadian patterns of serum insulin-like growth factor (IGF) II and IGF binding protein 3 in growth hormone-deficient patients and age- and sex-matched normal subjects. Acta Endocrinol (Copenh) 123:257–262

Juul A (1999) Determination of insulin-like growth factor-I in the monitoring of growth hormone treatment with respect to efficacy of treatment and side effects: Should potential risks of cardiovascular disease and cancer be considered. Horm Res 51[Suppl 3]:141–148

Kastrup KW, Christiansen JS, Andersen JK, Ørskov H (1983) Increased growth rate following transfer to daily s. c. administration from three weekly i. m. injections of hGH in growth hormone deficient children. Acta Endocrinol (Copenh) 104:148–152

Lippe B, Frasier SD, Kaplan SA (1979) Use of growth hormone-gel. Arch Dis Child 54:609–613

MacGillivray MH, Baptista J, Johanson A, August GP, Bell JJ, Brown DR, Cara JF, Foley TP, Geffner ME, Gertner JM, Gotlin RW, Hopwood NJ, Lippe BM, Mahoney CP, Moshang T, Saenger P, Underwood LE, Wyatt DT, Rosenfield RL (1996) Outcome of a four-year randomized study of daily versus three times weekly somatropin treatment in prepubertal naive growth hormone-deficient children. J Clin Endocrinol Metabol 81:1806–1809

Martha PMJ, Rogol AD, Veldhuis JD, Kerrigan JR, Goodman DW, Blizzard RM (1989) Alterations in the pulsatile properties of circulating growth hormone concentrations during puberty in boys. J Clin Endocrinol Metab 69:563–570

Martha PMJ, Gorman KM, Blizzard RM, Rogol AD, Veldhuis JD (1992) Endogenous growth hormone secretion and clearance rates in normal boys, as determined by deconvolution analysis: relationship to age, pubertal status, and body mass. J Clin Endocrinol Metab 74:336–344

Mauras N, Blizzard RM, Link K, Johnson ML, Rogol AD, Veldhuis JD (1987) Augmentation of growth hormone secretion during puberty: evidence for a pulse amplitude-modulated phenomenon. J Clin Endocrinol Metab 64:596–601

Milner RD, Russell FT, Brook CG, Cotes PM, Farquhar JW, Parkin JM, Preece MA, Snodgrass GJ, Mason AS, Tanner JM, Vince FP (1979) Experience with human growth hormone in Great Britain: the report of the MRC Working Party. Clin Endocrinol (Oxf) 11:15–38

Nagel BHP, Palmbach M, Petersen D, Ranke MB (1997) Magnetic resonance images of 91 children with different causes of short stature: pituitary size reflects growth hormone secretion. Eur J Pediatr 156:758–763

Pfäffle R, Blum WF (eds) (2000) Understanding the genetics of growth hormone deficiency. Oxfordshire, TMG Healthcare Communications

Raben M (1958) Treatment of a pituitary dwarf with human growth hormone. J Clin Endocrinol Metab 18:901

Ranke MB, Bierich JR (1986) Treatment of growth hormone deficiency. Clin Endocrinol Metab 15:495–510

Ranke MB, Price DA, Albertsson-Wikland KA, Maes M, Lindberg A (1997) Factors determining pubertal growth and final height in growth hormone treatment of idiopathic growth hormone deficiency – analysis of 195 patients of the Kabi Pharmacia International Growth Study. Horm Res 48:62–71

Ranke MB, Schweizer R, Wollmann HA, Schwarze P (1999a) Dosing of growth hormone in growth hormone deficiency. Horm Res 51[Suppl 3]:70–74

Ranke MB, Lindberg A, Chatelain P, Wilton P, Cutfield W, Albertsson-Wikland KA, Price DA (1999b) Derivation and validation of a mathematical model for predicting the response to exogenous recombinant human growth hormone (GH) in prepubertal children with idiopathic GH deficiency. J Clin Endocrinol Metabol 84:1174–1183

Ranke MB, Stahnke N, Mohnike K (2000a) Diagnostik und Therapie des STH-Mangels bei Kindern und Jugendlichen. Endokrinol Inform 24:131–134

Ranke MB, Schweizer R, Elmlinger MW, Weber K, Binder G, Schwarze CP, Wollmann HA (2000b) Significance of basal IGF-1, IGFBP-3 and IGFBP-2 measurements in the diagnostics of short stature in children. Horm Res 54:60–68

Rose SR, Municchi G, Barnes KM, Kamp GA, Uriarte MM, Ross JL, Cassorla F, Cutler GBJ (1991) Spontaneous growth hormone secretion increases during puberty in normal girls and boys. J Clin Endocrinol Metab 73:428–435

Schwarze CP, Wollmann HA, Binder G, Ranke MB (1999) Short-term increments of insulin-like growth factor I (IGF-1) and IGF-binding protein-3 predict the growth response to growth hormone (GH) therapy in GH-sensitive children. Acta Paediatr [Suppl] 88:200–208

Shim M, Cohen P (1999) IGFs and human cancer: implications regarding the risk of growth hormone therapy. Horm Res 51[Suppl 3]:42–51

Wetterau L, Cohen P (2000) New paradigms for growth hormone therapy in children. Horm Res 53[Suppl 3]:31–36

Wilson DM, Baker B, Hintz RL, Rosenfeld RG (1985) Subcutaneous versus intramuscular growth hormone therapy: growth and acute somatomedin response. Pediatrics 76:361–364

Wilton P (1999) Adverse events during GH treatment: 10 years' experience in KIGS, a pharmacoepidemiological survey. In: Ranke MB, Wilton, P (eds): Growth hormone therapy in KIGS: 10 Yyars' experience. Edition J & J, Johann Ambrosius Barth, Heidelberg Leipzig, pp 349–364

Wit JM, Kamp GA, Rikken B (1996) Spontaneous growth and response to growth hormone treatment in children with growth hormone deficiency and idiopathic short stature. Pediatr Res 39:295–302

4 Wachstumshormontherapie in der Pubertät

Markus Bettendorf

1 Einleitung

Der pubertäre Wachstumsschub gehört wie die Thelarche, das Hodenwachstum, die Pubarche und die Menarche zu den Meilensteinen der Pubertätsentwicklung. Ihre Merkmale sind in ihrem zeitlichen Eintritt und in ihrer quantitativen Ausprägung bei gesunden Jugendlichen recht variabel, in ihrem chronologischen Ablauf jedoch relativ konstant (Marshall und Tanner 1970a, b; Largo und Prader 1983a, b). Der Anteil des pubertären Wachstums an der Erwachsenengröße beträgt bei Jungen ungefähr 17 % und bei Mädchen 12 %. Das Maximum des Pubertätswachstumsschubes ist bei Mädchen ein frühpubertäres Ereignis und tritt bei Jungen etwa 2 Jahre nach Pubertätsbeginn auf (Ranke 1997). Je früher die Pubertät einsetzt, um so größer ist das Wachstum während der Pubertät. Ein adäquater Wachstumsspurt in der Pubertät ist die unabdingbare Voraussetzung für das Ausschöpfen des individuellen, genetischen Wachstumspotentials.

2 Das Größenwachstum in der Pubertät

Verschiedene Faktoren beeinflussen und steuern das pubertäre Wachstum beim Gesunden. Die hypophysäre Ausschüttung des Wachstumshormons (GH) nimmt während der Pubertät zu und erreicht ihr Maximum zeitgleich mit dem Auftreten der maximalen Wachstumsgeschwindigkeit (pubertärer Wachstumsspurt). Im Wesentlichen ist die vermehrte GH-Ausschüttung bedingt durch eine Amplitudenzunahme der Maxima der Ausschüttung und nicht durch eine Frequenzerhöhung der Maxima (Albertsson-Wikland et al. 1994). Auch die Konzentrationen der Wachstumsfaktoren insulin-like growth factor I (IGF-I) und dessen Bindungsprotein IGFBP-3 steigen während der Pubertät im Serum deutlich an. Ein abweichendes Reifungstempo beeinflusst die Serumkonzentrationen von IGF-I und IGFBP-3. Bei verfrühter Pubertät werden erhöhte Konzentrationen und bei verzögerter Pubertät erniedrigte Konzentrationen im Vergleich zu altersentsprechenden Kontrollen gemessen; bezogen auf das Knochenalter finden sich hingegen dann altersentsprechende Konzentrationen (Blum 1996).

Auch die endogene Sekretion der Sexualsteroide, Östradiol und Testosteron, steigt nach der Gonadarche dramatisch an. Die Interaktion der einzelnen Hormone und ihre Bedeutung für das Längenwachstum und die Knochenreifung sind sehr komplex. Einen bedeutsamen Einfluss auf das Längenwachstum in der Pubertät haben zweifelsohne die Sexualsteroide. Besondere Bedeutung wird dem Östrogen zugeschrieben (Grumbach und Auchus 1999); so vermindert die Blockade der Östrogenrezeptoren mit Tamoxifen auch bei Jungen

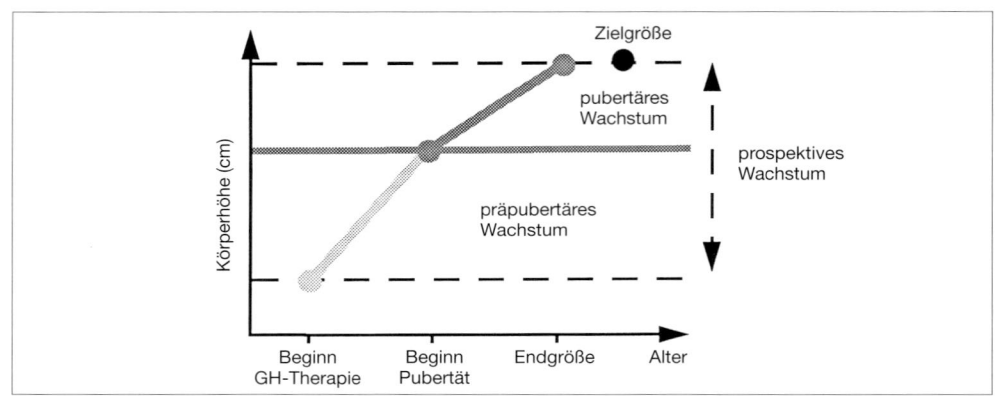

Abb. 1. Schematische Darstellung der Wachstumsphasen während der GH-Therapie (nach Ranke et al. 1997)

in der Pubertät die Ausschüttung von GH (Metzger und Kerrigan 1994).

3 GH-Mangel in der Pubertät

Das synergistische Zusammenwirken der Geschlechtshormone und des GH in der Pubertät und sein Einfluss auf Ausmaß und Begrenzung des Wachstums müssen bei der klinischen Betreuung und GH-Behandlung von kleinwüchsigen Kindern in dieser für das Längenwachstum so entscheidenden Entwicklungsphase berücksichtigt werden. Ein wesentliches Ziel der Behandlung kleinwüchsiger Kinder und Jugendlicher ist das Erreichen der genetischen, von der Elterngröße abhängigen Zielgröße, also das Ausschöpfen des individuellen, genetischen Wachstumspotentials.

Nach dem Beginn einer GH-Therapie setzt sich das prospektive Wachstum, also die Differenz zwischen der aktuellen Körperhöhe und der genetisch determinierten Zielgröße, aus dem präpubertären und pubertären Wachstum zusammen (Abb. 1). Das Wachstum in der Pubertät baut auf dem präpubertären Wachstum auf, ist abhängig vom Eintrittszeitpunkt der Pubertätsentwicklung, von der Progression der Entwicklung und vom Zeitpunkt des Epiphysenfugenschlusses am Ende der Pubertät. Bei Patienten mit GH-Mangel scheint der Pubertätsbeginn unter Berücksichtigung des chronologischen Alters verzögert und die Dauer der Pubertätsentwicklung verkürzt zu sein. Während der Pubertät wird ein relativer Verlust der Körperhöhe beobachtet, der bei Mädchen deutlicher ausgeprägt ist als bei Jungen. Das Pubertätswachstum korreliert negativ mit dem Alter bei Therapiebeginn mit GH und mit dem präpubertären Wachstum, hingegen positiv mit dem Wachstum im ersten Behandlungsjahr, mit der mittleren GH-Dosis während der Pubertät und mit der Zielgröße (Ranke und Lindberg 1995).

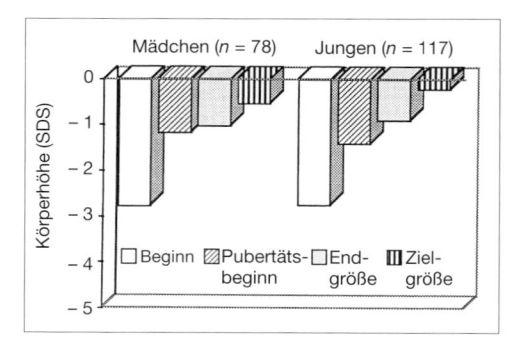

Abb. 2. GH-Therapie bei 195 Kindern mit idiopathischem GH-Mangel: Körperhöhen in SDS bei Behandlungsbeginn, bei Pubertätsbeginn und die erreichte Endgröße und die Zielgröße, ausgedrückt als SDS (nach Ranke et al. 1997)

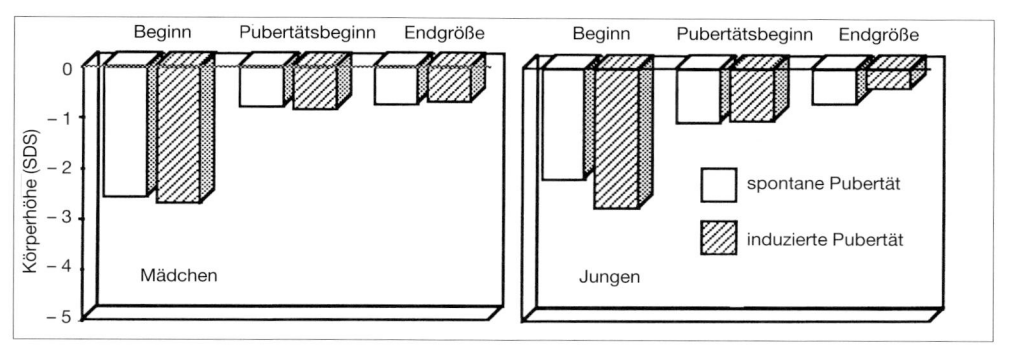

Abb. 3. GH-Therapie bei 195 Kindern mit idiopathischem GH-Mangel: Differenz der Körperhöhen zu verschiedenen Zeitpunkten und der Zielgröße, ausgedrückt als SDS, bei Patienten mit spontaner oder induzierter Pubertät (nach Ranke et al. 1997)

Die Analyse des Längenwachstums von Kindern mit isoliertem GH-Mangel nach GH-Therapie ergibt, dass das genetische Wachstumspotential trotz der Therapie nicht ausgeschöpft wird: Insbesondere ist das pubertäre Wachstum unbefriedigend, da nach dem Beginn der Geschlechtsentwicklung die GH-Therapie die absolute Körperhöhe nicht mehr verbessert. Das bei Pubertätsbeginn noch bestehende Wachstumsdefizit kann im weiteren Pubertätsverlauf nicht mehr aufgeholt werden (Abb. 2 und 3) (Ranke et al. 1997). Die Patienten einer nordamerikanischen Untersuchung (Blethen et al. 1997) erreichten durchschnittlich eine günstigere Endgröße; insbesondere wurde bei diesen Jugendlichen mit GH-Mangel noch nach dem Einsetzen der Pubertätsentwicklung ein weiteres Aufholwachstum beobachtet (Abb. 4). Ein wesentlicher Unterschied zwischen der europäischen Studie (GH-Dosis, 0,2 mg/kg Körpergewicht [KG]/Woche, durchschnittlich drei Injektionen pro Woche) und der nordamerikanischen Studie (GH-Dosis, 0,3 mg/kg KG/Woche, drei oder sieben Injektionen pro Woche) war der Modus der GH-Therapie: Das männliche Geschlecht, die Distanz von der Zielgröße, die GH-Dosierung bei Pubertätsbeginn, das Alter bei Pubertätsende und die Behandlungsdauer während der Pubertät sind in der multivarianten Analyse von Ranke et al. (1997) Variablen, die eine positive Korrelation mit dem Pubertätswachstum von Patienten mit GH-Mangel aufweisen. Bei den Patienten dieser Studie bestand noch bei Pubertätsbeginn ein Wachstumsdefizit (Jungen, –1,55 standard deviation score [SDS]; Mädchen, –1,36 SDS), der Pubertätsbeginn war verzögert (Mädchen, 12,9 Jahre; Jungen, 13,8 Jahre) und die Dauer des Pubertätswachstums war verkürzt (Mädchen, 3 Jahre; Jungen, 3,6 Jahre). Die Endgröße von Patienten nach induzierter Pubertät war größer als die von Patienten nach spontanem Pubertätsbeginn (Jungen, 171,3 cm vs. 166 cm; Mädchen, 157 cm vs. 155 cm) (Ranke et al. 1997).

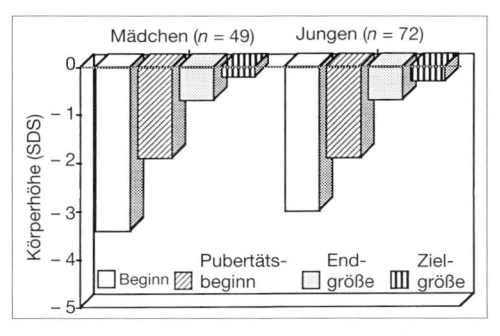

Abb. 4. GH-Therapie bei 121 Kindern mit idiopathischem GH-Mangel: Körperhöhen in SDS bei Behandlungsbeginn, bei Pubertätsbeginn und die erreichte Endgröße und die Zielgröße, ausgedrückt als SDS (nach Blethen et al. 1997)

Diese Untersuchungen belegen, dass die klinische Betreuung und Behandlung von kleinwüchsigen Kindern mit GH in der Pubertät weiterentwickelt und optimiert werden muss. Daher beschäftigt sich der vorliegende Beitrag mit den unterschiedlichen Aspekten der GH-Therapie bei Jugendlichen in der Pubertät. Insbesondere soll diskutiert werden, ob die GH-Therapie Einfluss nimmt auf den Eintrittszeitpunkt und die Progression sowie die Dauer der Pubertät, welches der optimale Modus der GH-Therapie in der Pubertät ist (Dosierung, Injektionsfrequenz) und ob eine Kombinationstherapie von GH mit Pharmaka, die die Progression der Pubertät beeinflussen, z. B. Gonadotropin-Releasing-Hormon-Agonisten (GnRH-A) und Aromatase-Inhibitoren, gerechtfertigt ist.

4 GH-Therapie und Pubertätsverlauf

Der Einfluss von exogenem GH auf den Pubertätsbeginn und das Voranschreiten der Pubertätsentwicklung bei kleinwüchsigen Patienten mit und ohne GH-Mangel wird in der Literatur kontrovers diskutiert (Stanhope et al. 1992; Zachmann 1992; Zadik et al. 1994; Rekers-Momberg et al. 1999). Der verspätete Pubertätsbeginn und die beschleunigte Progression der Pubertät bei Kindern mit GH-Mangel, die einhergeht mit einem früheren Epiphysenfugenschluss, könnten das mangelnde Ausschöpfen des genetischen Wachstumspotential durch die GH-Therapie bei diesen Patienten erklären.

Leschek und Mitarbeiter (2001) haben in einer randomisierten, doppel-blinden, plazebokontrollierten Studie den Einfluss von GH auf die testikuläre Funktion, den zeitlichen Ablauf der Pubertät und die adrenerge Funktion bei kleinwüchsigen Jungen ohne GH-Mangel untersucht. Die Patienten (n = 49) waren bei Behandlungsbeginn präpubertär (Knochenalter, ≤ 13 Jahre; Hodenvolumen, ≤ 4 mL), und ihre Körperhöhe oder die prospektive Endgröße betrug ≤ 2,5 SDS. Die Zielvariablen dieser Untersuchung waren regelmäßige Bestimmungen von Luteinisierungshormon (LH), Follikel-stimulierendem Hormon (FSH), Dehydroepiandrosteron-S (DHEA-S) und Testosteron im Serum und des Hodenvolumens. GH (0,074 mg/kg KG) oder Plazebo wurden 3-mal pro Woche subkutan injiziert. Die Pubertät begann in beiden Patientengruppen zeitgleich mit 13–14 Jahren (Hodenvolumen, > 4 mL; Testosteron, > 1 nmol/L). Auch die Progression und die Dauer der Pubertät waren in den Gruppen vergleichbar. Die testikuläre und adrenerge Funktion wurden ebenfalls nicht durch die GH-Therapie beeinträchtigt und waren nach Therapieende (chronologisches Alter, ca. 19 Jahre) bei GH- und plazebobehandelten Patienten ähnlich. Somit konnte diese Untersuchung nachweisen, dass GH in dem kleinwüchsigen Patientenkollektiv weder den Zeitpunkt des Pubertätsbeginns noch das Voranschreiten oder den Abschluss der Pubertätsentwicklung beeinflusst oder kompromitiert.

5 GH-Dosierung

Da die GH-Ausschüttung in der Pubertät zunimmt, liegt es nahe, die GH-Dosierung in dieser Therapiephase anzuheben. Empfehlungen, die ein solches Vorgehen rechtfertigen, existieren jedoch nicht (MacGillivray et al. 1998; Ranke et al. 1999). Verschiedene Untersuchungen beschäftigen sich mit der Änderung der GH-Dosierung in der Pubertät. Sowohl der Einfluss der Injektionsfrequenz (2-mal 0,035 mg/kg KG/Tag) als auch der Dosiserhöhung (0,03 mg/kg KG/Tag vs. 0,07 mg/kg KG/Tag) auf das Pubertätswachstum wurde bei 92 Patienten mit GH-Mangel analysiert (Albertsson-Wikland et al. 1999). Alle Patienten erreichten eine Endgröße innerhalb ± 2 SDS, bezogen auf die Normalpopulation, und zwischen 0 und 1 SDS, korrigiert auf die individuelle Elterngröße. Das Wachstum in der Pubertät war in der Patientengruppe mit den zweimaligen Injektionen pro Tag besser (+ 1,3 SDS) als in den anderen Patientengruppen (0,7 SDS; 0,7 SDS). Die Varianz der Endgrößen, also das individuelle Ansprechen auf die GH-Therapie, war in den verschiedenen Gruppen allerdings erheblich. Diese Tatsache wird als deutlicher Hinweis gewertet, dass es notwendig ist, die Behandlung mit GH zu individualisieren, um das genetische Wachstumspotential des einzelnen Patienten auszuschöpfen.

Eine Differenz der Endgrößen von 5,7 cm bei Patienten mit GH-Mangel, die in der Pubertät über 4 Jahre entweder unverändert mit 0,3 mg/kg KG/Woche GH oder mit 0,7 mg/kg KG/Woche GH behandelt wurden, wird in einer anderen Untersuchung berichtet (Mauras et al. 2000). Besonders Patienten, die bei Pubertätsbeginn noch ein ausgeprägtes Wachstumsdefizit aufweisen, scheinen von der Dosisanhebung zu profitieren. Die hohe GH-Dosierung wurde von den Patienten ohne zusätzliche Nebenwirkungen gut toleriert, beeinflusste nicht die Akzeleration des Knochenalters oder die Progression der Pubertätsentwicklung und hatte keinen Einfluss auf die Knochendichte und den Körpermassenindex im Vergleich zur unveränderten, niedrigeren Dosierung. Auch die IGF-I- und HbA_{1c}-Plasmakonzentrationen waren in den Gruppen vergleichbar.

6 Kombinationstherapie von GH und GnRH-Agonisten

Während der Pubertät tritt nicht nur der für die individuelle Endgröße so bedeutsame Wachstumsspurt auf, auch die Knochenreifung, die zum Epiphysenfugenschluss und damit zum Ende des Längenwachstums führt, schreitet voran. Patienten mit GH- und Gonadotropinmangel erreichen eine bessere Endgröße als Patienten mit isoliertem GH-Mangel. Daher wurde eine weitere Strategie verfolgt, nämlich die Verzögerung der Knochenreifung durch eine zusätzliche Behandlung mit einem GnRH-Analogon, um die GH-Behandlung bei kleinwüchsigen Kindern mit und ohne GH-Mangel insbesondere in der Pubertät zu optimieren und ihre Endgröße zu verbessern (Tanaka et al. 1999). Die Behandlung mit GH (0,03 mg/kg KG/Tag) und GnRH-A (300 µg/kg KG/Monat) über 3 Jahre, beginnend bei einem Knochenalter von 11,3 ± 1,1 Jahren, verbessert signifikant die Endgröße bei Jungen und Mädchen mit GH-Mangel (Mericq et al. 2000). Bei Studienbeginn waren die Körperhöhen der vorher unbehandelten Kinder in den beiden Patientengruppen ähnlich (GH, –4 ± 0,4 SDS; GH + GnRH-A, –4 ± 0,3 SDS), während bei Therapieende (Fast-Endgröße) die Patienten mit der Kombinationstherapie eine Körperhöhe von –1,3 ± 0,5 SDS (Zielgröße, –1,5 ± 0,4 SDS) und die Patienten mit der GH-Therapie eine Körperhöhe von –2,7 ± 0,3 SDS (Zielgröße, –2,0 ± 0,3 SDS) erreicht hatten. Die Behandlung mit GnRH-A verzögerte die Knochenreifung (1,5 ± 0,2 Jahre vs. 4,2 ± 0,5 Jahre) und verbesserte die prospektive Endgröße um 12,3 ± 1,8 cm (GH, 3,3 ± 2,1 cm).

Sowohl die Gonadotropine LH und FSH als auch die gonadalen Steroidhormone Testosteron und Östradiol waren während der Kombinationstherapie supprimiert. Die Progression der Pubertätsentwicklung stagnierte erwartungsgemäß bei den Patienten, die mit GH und GnRH-A behandelt wurden. Ähnliche Befunde werden bei Mädchen mit idiopathischem Kleinwuchs, bei Mädchen mit Pubertas praecox und Kindern mit idiopathischem Kleinwuchs und intrauteriner Wachstumsverzögerung berichtet (Pasquino et al. 1999, 2000; Kamp et al. 2001). Bei 12 kleinwüchsigen Mädchen ohne GH-Mangel mit einer prospektiven Endgröße von 146,3 ± 5 cm (Zielgröße, 152,7 ± 3,6 cm) verbesserte sich die Endgröße nach dieser kombinierten Behandlung (Therapiedauer, 4,6 ± 1,7 Jahre) auf 156,3 ± 5,9 cm (Pasquino et al. 2000). Dies entspricht einer Verbesserung der erreichten Endgröße gegenüber der berechneten Endgröße bei Therapiebeginn von 10 ± 2,9 cm; bei 10 der 12 Mädchen wurde eine Differenz von mehr als 10 cm beobachtet. Auch bei Mädchen mit zentraler Pubertas praecox ($n = 10$) wird über eine Verbesserung der Endgröße im Vergleich zur prospektiven Endgröße durch die Behandlung mit GnRH-A und GH berichtet (160,6 ± 1,3 cm vs. 152,7 ± 1,7 cm; Zielgröße, 155,6 ± 2 cm). Bei Mädchen mit zentraler Pubertas praecox ($n = 10$), die lediglich mit GnRH-A therapiert wurden, wurde dieser Zugewinn nicht beobachtet (157,1 ± 2,5 cm vs. 155,5 ± 1,9 cm; Zielgröße, 155,5 ± 2,1 cm).

Die Behandlung mit GnRH-A (100 µg/kg KG alle 3 Wochen) und GH (0,3 mg/kg KG/Woche; sechs Injektionen pro Woche) wurde in der Studie über 2–3 Jahre durchgeführt (Pasquino et al. 1999). Die Kombinationsbehandlung mit GH und GnRH-A von kleinwüchsigen Kindern mit idiopathischem Kleinwuchs und Kindern nach intrauteriner Wachstumsverzögerung in einer randomisierten, kontrollierten Studie führte zu einem unveränderten Körperhöhen-SDS bezogen auf das chronologische Alter, aber zu einer Stagnation der Knochenreifung. Der Körperhöhen-SDS bezogen auf das Knochenalter und die prospektive Endgröße nahmen nach 3 Behandlungsjahren signifikant zu. Die prospektive Endgröße veränderte sich im Vergleich zu den Kontrollpatienten um 8 cm bei den Mädchen und 10,4 cm bei den Jungen. Die Verzögerung der Pubertätsentwicklung war mit einer relativen Verlängerung der Beine verbunden (Kamp et al. 2001).

Die Kombinationstherapie bei Patienten mit idiopathischem Kleinwuchs wird in der Literatur aufgrund der noch nicht eindeutig nachgewiesenen Wirksamkeit und nicht zuletzt auch wegen der hohen Kosten kontrovers diskutiert (Kaplowitz 2001). Das subjektive Empfinden der Patienten zur Stagnation der eigenen Pubertätsentwicklung durch die Therapie mit GnRH-A, und damit das Zurückbleiben gegenüber Gleichaltrigen, wurde bisher nicht untersucht.

7 Schlussfolgerungen

Aus den verschiedenen Untersuchungen zur GH-Therapie in der Pubertät lassen sich lediglich nach differenzierter Analyse der unterschiedlichen Behandlungsindikationen Vorgehensweisen oder Empfehlungen für die Behandlungspraxis in der Pubertät ableiten. Zur Zeit ist die GH-Therapie in Deutschland zur Verbesserung des Längenwachstums nur bei Kindern mit GH-Mangel, bei Kindern mit chronischer Niereninsuffizienz, bei Mädchen mit Ullrich-Turner-Syndrom und bei Kindern mit Prader-Labhart-Willi-Syndrom zugelassen.

Die kritische Durchsicht der publizierten Daten zur GH-Therapie in der Pubertät zeigt, dass die erhobenen Befunde unter anderem auf der Untersuchung von kleinen, zum Teil sehr heterogenen Patientenkollektiven beruhen, bei denen keine zugelassene Behandlungsindikation besteht, und die aus nicht randomisierten oder unkontrollierten Studien stammen. Der Behandlungserfolg mit GH wird oft lediglich als Änderung der prospektiven Endgröße, als individueller Unterschied zwischen der prospektiven Endgröße und der erreichten (Fast-)Endgröße oder als (Fast-)Endgröße bezogen auf die Normalpopulation berichtet. Nur einzelne Untersuchungen beziehen die erreichte Endgröße auf die individuelle Zielgröße des Patienten, die das Maß für das genetische Wachstumspotential des einzelnen Kindes darstellt und damit das eigentliche Ziel der GH-Therapie bei kleinwüchsigen Kindern ist. Bei Kindern mit GH-Mangel ist die frühzeitige, valide Diagnosenstellung und der frühzeitige Substitutionsbeginn mit GH eine entscheidende Voraussetzung zum Erreichen dieses Therapieziels.

Das Wachstumsdefizit dieser Patienten sollte vor dem Pubertätsbeginn ausgeglichen werden. Die individuelle Auxologie, Laborparameter (z. B. IGF-I und IGFBP-3 im Serum) und auch Prädiktionsmodelle (Ranke 2000) sollten den individuellen Modus der präpubertären GH-Substitution bestimmen. Die empfohlene GH-Dosierung vor der Pubertät von 0,025–0,035 mg/kg KG/Tag kann nur als Orientierung bei der Behandlung des einzelnen Patienten dienen. Besteht nach dem Eintritt der Pubertätsentwicklung noch ein relatives Wachstumsdefizit (d. h. eine Distanz zur Zielgrößenperzentile), kann es im Einzelfall gerechtfertigt sein, die GH-Dosierung weiter anzuheben (z. B. 0,1 mg/kg KG/Tag) (Mauras et al. 2000).

Neuere Untersuchungen konnten keinen Einfluss der GH-Therapie auf den Pubertätsverlauf nachweisen. Die zusätzliche Behandlung mit GnRH-A in der Pubertät zur Suppression der Sexualsteroide und zur Verlangsamung der Knochenreifung kann bei einzelnen Patienten mit GH-Mangel, die noch bei Pubertätsbeginn ein Wachstumsdefizit aufweisen oder die eine unbefriedigende Endgrößenprognose in der Pubertät haben, zu einer Verbesserung der Endgröße (Zielgröße) führen. Noch fehlen Untersuchungen, die den Einsatz von Inhibitoren der Aromatase oder Antagonisten des Östrogenrezeptors zur Verlangsamung der Knochenreifung und damit Verbesserung der Endgröße bei Patienten mit GH-Mangel sinnvoll oder gerechtfertigt erscheinen lassen (Grumbach und Auchus 1999; Faglia et al. 2000).

Literatur

Albertsson-Wikland K, Rosberg S, Karlberg J, Groth T (1994) Analysis of 24-hour growth hormone profiles in healthy boys and girls of normal stature: relation to puberty. J Clin Endocrinol Metab 78:1195–1201

Albertsson-Wikland K, Alm F, Aronsson S, Gustafsson J, Hagenäs L, Häger A, Ivarsson S, Kriström B, Marcus C, Moell C, Nilsson KO, Ritzén M, Tuvemo T, Westgren U, Westphal O, Aman J (1999) Effect of growth hormone (GH) during puberty in GH-deficient children: preliminary results from an ongoing randomized trial with different dose regimens. Acta Paediatr 88[Suppl 428]:80–84

Blethen SL, Baptista J, Kuntze J, Foley T, LaFranchi S, Johanson A (1997) Adult height in growth hormone (GH)-deficient children treated with biosynthetic GH. J Clin Endocrinol Metab 82:418–420

Blum WF (1996) Insulin-like growth factors and their binding proteins. In: Ranke MB (Hrsg) Diagnostics of endocrine function in children and adolescents. Edition J & J, J. A. Barth, Heidelberg, Leipzig, pp 190–218

Faglia G, Arosia M, Poretti S (2000) Delayed closure of epiphyseal cartilages induced by the aromatase inhibitor anastrozole: would it help short children grow up? J Endocrinol Invest 23:721–723

Grumbach MM, Auchus RJ (1999) Estrogen: consequences and implications of human mutations in synthesis and action. J Clin Endocrinol Metab 84:4677–4694

Kamp GA, Mul D, Waelkens JJJ, Jansen M, Delemarre-Van De Waal HA, Verhoeven-Wind L, Frölich M, Oostdijk W, Witt JM (2001) A randomized controlled trial of three years growth hormone and gonadotropin-releasing hormone agonist treatment in children with idiopathic short stature and intrauterine growth retardation. J Clin Endocrinol Metab 86:2969–2975

Kaplowitz PB (2001) Editorial: If gonadotropin-releasing hormone plus growth hormone (GH) really improves growth outcomes in short non-GH-deficient children, then what? J Clin Endocrinol Metab 86:2965–2968

Largo R, Prader A (1983a) Pubertal development in Swiss boys. Helv Paediatr Acta 38:211–228

Largo R, Prader A (1983b) Pubertal development in Swiss girls. Helv Paediatr Acta 38:229–243

Leschek EW, Troendle JF, Yanovski JA, Rose SR, Bernstein DB, Cutler GB, Baron J (2001) Effect of growth hormone treatment on testicular function, puberty, and adrenarche in boys with non-growth hormone-deficient short stature: a randomized, double-blind, placebo-controlled trial. J Pediatr 138:406–410

MacGillivray MH, Blethen SL, Buchlis JG, Clopper RR, Sandberg DE, Conboy TA (1998) Current dosing of growth hormone in children with growth hormone deficiency: how physiologic? Pediatrics 102:527–530

Marshall WA, Tanner JM (1969a) Variation in the pattern of pubertal changes in girls. Arch Dis Child 44:291–303

Marshall WA, Tanner JM (1969) Variation in the pattern of pubertal changes in boys. Arch Dis Child 45:13–23

Mauras N, Attie KM, Reiter EO, Saenger P, Baptista J (2000) High dose recombinant human growth hormone (GH) treatment of GH-deficient patients in puberty increases near-final height: a randomized, multicenter trial. J Clin Endocrinol Metab 85:3653–3660

Mericq MV, Eggers M, Avila A, Cutler GB, Cassorla F (2000) Near final height in pubertal growth hormone (GH)-deficient patients treated with GH alone or in combination with luteinizing hormone-releasing hormone analog: results of a prospective, randomized trial. J Clin Endocrinol Metab 85:569–573

Metzger DL, Kerrigan JR (1994) Estrogen receptor blockade with tamoxifen diminishes GH secretion in boys: evidence of a stimulatory role of endogenous estrogens during male adolescence. J Clin Endocrinol Metab 79:513–518

Pasquino AM, Pucarelli I, Segni M, Matrunola M, Cerrone F (1999) Adult height in girls with central precocious puberty treated with gonadotropin-releasing hormone analogues and growth hormone. J Clin Endocrinol Metab 84:449–452

Pasquino AM, Pucarelli I, Roggini M, Segni M (2000) Adult height in short normal girls treated with gonadotropin-releasing hormone analogs and growth hormone. J Clin Endocrinol Metab 85:619–622

Ranke MB (1997) Pubertät und Pubertätswachstum bei Wachstumshormonmangel. In: Ranke MB, Stolecke H (Hrsg) Pubertätsentwicklung. Verlag Dokument und Bild, Ankum-Kettenberg, S 61–75

Ranke MB (2000) New paradigms for growth hormone treatment in the 21st century: prediction models. J Pediatr Endocrinol Metab 13[Suppl 6]:1365–1369

Ranke MB, Lindberg A (1995) Pubertal growth in patients with idiopathic growth hormone deficiency. Kabi International Growth Study (KIGS). Biannual Report 14:27–36

Ranke MB, Price DA, Albertsson-Wikland K, Maes M, Lindberg A (1997) Factors determining pubertal growth and final height in growth hormone treatment of idiopathic growth hormone deficiency. Horm Res 48:62–71

Ranke MB, Schweizer R, Wollmann HA, Schwarze P (1999) Dosing of growth hormone in growth hormone deficiency. Horm Res 51[Suppl 3]:70–74

Rekers-Momborg LTM, Kamp GA, Massa GG, Wit JM, Group DGHW (1999) Influence of growth hormone treatment on pubertal timing and pubertal growth in children with idiopathic short stature. J Pediatr Endocrinol Metab 12:611–622

Stanhope R, Albanese A, Hindmarsh P, Brook CGD (1992) The effects of growth hormone therapy on spontaneous sexual development. Horm Res 38[Suppl 1]:9–13

Tanaka T, Satoh M, Yasunaga T, Horikawa R, Tanae A, Katsumata N, Tachibana K, Nose O (1999) When and how to combine growth hormone with luteinizing hormone-releasing hormone analogue. Acta Paediatr 88[Suppl 428]:85–88

Zachmann M (1992) Interrelations between growth hormone and sex hormones: physiology and therapeutic consequences. Horm Res 38[Suppl 1]:1–8

Zadik Z, Chalew S, Zung A, Landau H, Leiberman E, Koren R, Voet H, Hochberg Z, Kowarski AA (1994) Effect of long-term growth hormone therapy on bone age and pubertal maturation in boys with and without classic growth hormone deficiency. J Pediatr 125:189–195

5 Wachstumshormontherapie bei Hirntumoren

HELMUTH-GÜNTHER DÖRR

1 Einführung

Hirntumoren stellen mit etwa 18 % der malignen Erkrankungen im Kindesalter in der Bundesrepublik Deutschland die größte Gruppe unter den soliden Tumoren dar und führen jährlich zu ca. 250 Neuerkrankungen. Die Therapie dieser Tumoren besteht in erster Linie aus neurochirurgischen Operationsverfahren, wobei je nach Art und Lokalisation des Tumors auch die zusätzliche oder alleinige kraniale oder kraniospinale Bestrahlung, in manchen Fällen auch eine Kombination mit einer Chemotherapie in Frage kommen. So muss z. B. bei einem Medulloblastom, einem der bösartigsten Tumoren im Kindesalter, nach Exstirpation immer eine lokale und spinale Bestrahlung durchgeführt werden, da eine hohe lokale Rezidivrate und die Neigung zu Abtropfmetastasen bestehen.

Die Prognose von Krebserkrankungen im Kindesalter hat sich in den letzten Jahrzehnten durch Fortschritte in den Behandlungsmethoden deutlich verbessert (Birch et al. 1988). Mit steigender Zahl überlebender Krebspatienten – in Deutschland leben über 20 000 Kinder und junge Erwachsene nach geheilter Tumorerkrankung – gewinnen die Spätfolgen der notgedrungen intensiven Tumortherapie zunehmend an Bedeutung (Bielack et al. 1995). Neben der Verbesserung der Überlebensraten treten deshalb Fragen nach den Auswirkungen der Strahlen- und Chemotherapie auf die Lebensqualität der überlebenden Patienten mehr und mehr ins Zentrum des Interesses – ebenso wie Fragen, wie die Spätschäden minimiert werden können.

2 Endokrine Spätfolgen

Zu den wichtigsten Spätfolgen nach Behandlung eines malignen Hirntumors gehören endokrine Störungen. An erster Stelle steht der Wachstumshormon(GH)-Mangel. Grundsätzlich können aber alle hypothalamisch-hypophysär kontrollierten Regelkreise betroffen sein (Livesey et al. 1990; Ogilvy-Stuart et al. 1991; Costine et al. 1993; Oberfield et al. 1997). Daher ist nach kraniospinaler Bestrahlung auch mit Störungen der Schilddrüsenfunktion und der Achse Hypothalamus–Hypophyse–Nebennierenrinde zu rechnen.

Studien mit Erwachsenen haben gezeigt, dass die Wahrscheinlichkeit einer normalen GH-Sekretion 4 Jahre nach Radiotherapie bei 0 % liegt (Littley et al. 1989). Nach kranialer Radiotherapie mit einer Strahlendosis von mehr als 30 Gy auf die hypothalamohypophysäre Region, wie sie bei der Behandlung von malignen Hirntumoren im Kindesalter üblicherweise erreicht werden, entwickeln 85–100 % der bestrahlten Kinder innerhalb von 2 bis 5 Jahren einen GH-Mangel (Shalet et al. 1988; Clayton und

Shalet 1991a). Eigene Untersuchungen bei Patienten mit Medulloblastom ergaben eine ähnliche Häufigkeit (Koch et al. 1994).

Strahleninduzierte neuroendokrine Schäden sind vor allem dosisabhängig. Je höher die applizierte Strahlendosis, desto früher ist mit dem Auftreten eines GH-Mangels nach Therapieende zu rechnen (Clayton und Shalet 1991a). Zusätzlich scheinen die Auswirkungen der Strahlentherapie bei älteren Kindern weniger stark ausgeprägt zu sein als bei jüngeren. Daraus folgt: Je jünger die Kinder sind, desto früher ist mit dem Auftreten eines GH-Mangels nach Therapieende zu rechnen.

3 Diagnostik des GH-Mangels

Um einen GH-Mangel nach Therapie eines Hirntumors festzustellen, werden die GH-Konzentrationen nach verschiedenen Stimulationstests und kontinuierlich über 12 oder 24 Stunden gemessen (spontanes Sekretionsprofil). Es bleibt aber oft schwierig, einen GH-Mangel eindeutig nachzuweisen, da es widersprüchliche Ergebnisse gibt: So kann es im Provokationstest mit Arginin zu einem GH-Anstieg kommen, während dieser im Insulintoleranztest (ITT) nur subnormal ist. Im Gegensatz dazu ist oft die spontane GH-Sekretion über 12 oder 24 Stunden pathologisch, während die GH-Antwort auf pharmakologische Stimuli wie Arginin, L-Dopa und ITT normal ausfällt.

Da der Hypothalamus strahlenempfindlicher ist als der Hypophysenvorderlappen, führt eine verminderte Sekretion von GH-Releasing-Hormon über einen längeren Zeitraum zu einer pathologischen GH-Sekretion (Lustig et al. 1985). Normalerweise zeigt die spontane GH-Sekretion über 24 Stunden bei Kindern einen pulsatilen Verlauf, mit höheren Werten während der Nacht und einen deutlichen Anstieg der Werte während der Pubertät. Bei Hirntumorpatienten ist diese Pulsatilität oftmals reduziert oder sogar ganz verschwunden, und auch der puberale Anstieg ist nicht vorhanden (Spoudeas et al. 1996). Man bezeichnet dies als strahleninduzierte GH-neurosekretorische Dysfunktion.

Eine verzögerte Knochenreifung ist für den GH-Mangel charakteristisch. Das Knochenalter ist als Maß für die biologische Reife des Organismus sowohl bei auffälligem Wachstumsverlauf als auch bei verzögerter bzw. akzelerierter Pubertätsentwicklung für die Interpretation von auxologischen und hormonellen Daten unverzichtbar.

4 Störungen des Längenwachstums

Störungen des Längenwachstums und eine verminderte Endgröße im Erwachsenenalter gehören zu den häufigsten Spätfolgen nach intensiver Therapie eines malignen Hirntumors im Kindesalter. So kommt es bei den Patienten nicht nur während der Therapie, sondern auch nach Beendigung der Hirntumortherapie zu einem weiteren Verlust an Körperhöhe, während es bei Patienten mit anderen schweren chronischen Erkrankungen in der Regel am Ende der Therapie zu einem Aufholwachstum kommt (Signorile et al. 1992). Eigene Untersuchungen können dies ebenfalls belegen (Abb. 1). Das Längenwachstum von 25 Kindern (Alter bei Tumordiagnose im Mittel 6 Jahre; Altersbereich, 0,9–12 Jahre) wurde nach Ende der Hirntumortherapie (Medulloblastom, $n = 19$; Ependymom, $n = 3$; Germinom, $n = 3$) longitudinal über 5 Jahre verfolgt. Alle Kinder (15 Jungen, 9 Mädchen) hatten eine kraniospinale Strahlentherapie (Dosen, 30–60 Gy) und waren im Beobachtungszeitraum infantil. Wie man in Abb. 1 sieht, kommt es zu einem kontinuierlichen Verlust an Körperhöhe (Referenzwerte nach Reinken und van Oost, 1992).

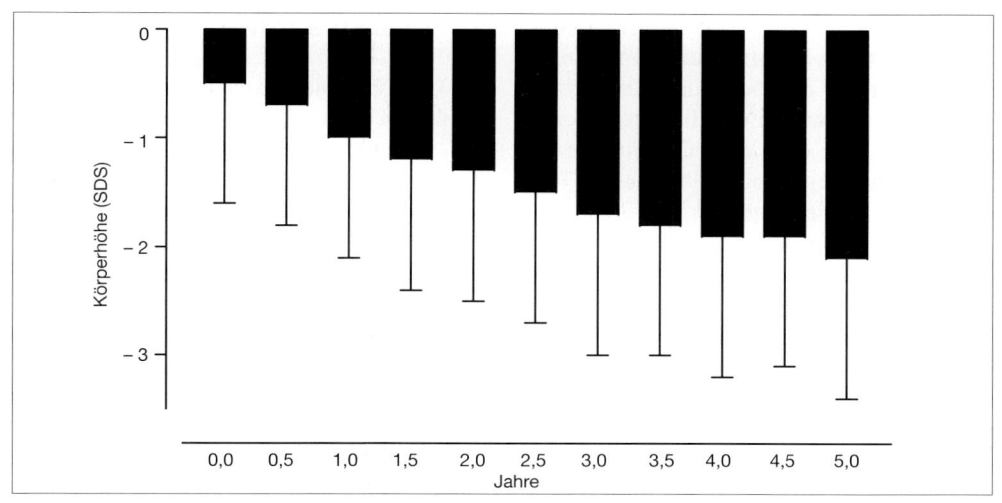

Abb. 1. Abnahme der Körperhöhe in SDS (Mittelwert ± SD) bei 25 Kindern (Stadium Tanner 1) nach Ende der Hirntumortherapie

Am häufigsten wird das verminderte Längenwachstum durch einen strahleninduzierten GH-Mangel verursacht (Shalet 1982, 1983; Ahmed et al. 1986; Oberfield et al. 1997). Das Wachstum und die erreichbare Endgröße werden bei Kindern mit Hirntumoren aber nicht nur durch den GH-Mangel, sondern auch durch weitere unterschiedliche Faktoren wie z. B. vermindertes spinales Wachstum, frühe Pubertät, mangelhafte Ernährung und/oder Tumorrezidiv sowie Steroidapplikation beeinträchtigt. Vor allem im ersten Jahr der Tumortherapie scheint auch eine ausreichende Ernährung eine große Rolle zu spielen.

Erfolgt neben der kranialen auch eine spinale Bestrahlung, so kommt der direkten Strahlenwirkung auf die Wachstumsfugen der Wirbelsäule eine zusätzliche wichtige Rolle zu. Das spinale Wachstum ist deshalb ein besonders empfindlicher Parameter für ein gestörtes Wachstum nach Radiotherapie. Die in der Literatur berichteten Abweichungen der Sitzhöhe von der Norm – ausgedrückt in SDS-Werten – liegen bei diesen Patienten häufig deutlich unter den SDS-Werten der Körperhöhe (Shalet et al. 1987; Darendeliler et al. 1990; Clayton und Shalet 1991b).

Daneben wurde auch ein vermindertes Kopfwachstum festgestellt (Clayton et al. 1987a). Die GH-Therapie hatte dabei keinen Einfluss auf das Kopfwachstum. Die Beziehung zwischen Intelligenzdefiziten und vermindertem Kopfwachstum nach Radiatio ist noch nicht entgültig geklärt (Duffner et al. 1985). Nachgewiesen ist eine signifikant größere Abnahme des Intelligenzquotienten nach Chemo- und Radiotherapie, verglichen mit alleiniger Chemotherapie. Weiterhin erwartet man, dass schwerwiegendere Langzeitfolgen in Bezug auf die Intelligenz dosisabhängig entstehen. Auch die Chemotherapie kann das Körperlängenwachstum negativ beeinflussen. In-vitro-Untersuchungen ergaben für bestimmte Zytostatika sowohl eine verminderte hepatische Produktion von insulinähnlichem Wachstumsfaktor I (IGF-I) als auch eine eingeschränkte Wirkung von IGF-I auf Knorpelzellen (Morris 1981).

Bei einigen Patienten kommt es zu einer überproportionalen Gewichtszunahme (Müller et al. 1998). Als Erklärung hierfür könnte eine über den notwendigen Bedarf hinausreichende Kalorienzufuhr in Betracht kommen, wobei eine besonders fürsorgliche Haltung der Eltern eine Rolle spielen kann. Aber auch eine direkte strahleninduzierte Schädigung des hypothalamischen Esszentrums kann in Frage kommen.

5 Wachstum und Pubertät

Nach Strahlentherapie kann es zu sowohl zu einer Pubertas tarda aufgrund eines Gonadotropinmangels als auch paradoxerweise zu einer früh- oder vorzeitigen Pubertätsentwicklung kommen (Brauner und Rappaport 1985; Ogilvy et al. 1994; Ogilvy und Shalet 1995). Die frühe Pubertät scheint häufiger zu sein, wobei Mädchen stärker betroffen sind als Jungen (Leiper et al. 1987). Man nimmt an, dass die Ursache für die frühe Pubertät die strahleninduzierte Schädigung von Neuronen ist, die eine hemmende Wirkung auf den Gonadostaten ausüben (Marshall und Kelch 1986; Quigley et al. 1989).

Die klinischen Zeichen eines GH-Mangels können durch ein scheinbar normales Längenwachstum aufgrund der frühen Pubertät maskiert sein. Nur durch eine sorgfältige Diagnostik lässt sich der GH-Mangel entdecken. Eine frühnormale oder vorzeitige Pubertät bedeutet, dass die Zeit, die für die GH-Therapie zur Verfügung steht, limitiert ist. Aber nicht nur die frühe Pubertät, sondern auch das Tempo der Pubertätsentwicklung scheint eine Rolle zu spielen. So kann das Tempo der Pubertät, z. B. die Zeit vom Stadium Tanner B2 bis zum Eintritt der Menarche bei einzelnen Patienten nach Strahlentherapie gesteigert sein (Marx et al. 1999). Hier muss versucht werden, die frühe Pubertät durch eine entsprechende Therapie mit Gonadotropin-Releasing-Hormon(GnRH)-Analoga zu unterbrechen (Adan et al. 2000).

6 Therapie mit GH

Die GH-Therapie und die damit erreichbaren Erfolge werden, wie schon zum Teil beschrieben, durch zahlreiche Faktoren beeinflusst: Ausmaß des GH-Mangels, Alter, Reifestatus und Körpergröße zu Beginn der GH-Therapie, Alter bei Bestrahlung, Höhe, Art und Verabreichung der Strahlendosis, spinale Bestrahlung, Ernährungszustand, Chemotherapie, zusätzliche Hormonausfälle und Tumorrezidiv oder Zweittumor.

Betrachtet man die publizierten Daten über den Erfolg der GH-Therapie, dann finden sich oft widersprüchliche Angaben, da Patienten mit verschiedenen Hirntumoren und Therapien gemeinsam analysiert wurden (Corrias et al. 1997). In einer Studie von Arslanian et al. (1985a) wurden 71 % der Kinder mit GH substituiert. Allerdings befanden sich bei der Hälfte dieser Kinder die Tumoren im hypothalamo-hypophysären Bereich. Trotz GH-Therapie lagen die Endgrößen unterhalb der zu erwartenden Zielgröße. Bei Herber et al. (1985) erreichten nur 12 von 27 Patienten eine Endgröße oberhalb der 3. Perzentile. Der Mittelwert der Endgrößen lag in dieser Studie mit –2,16 SDS unter der Norm.

Das Wachstum bei einer GH-Therapie ist bei Hirntumorpatienten, insbesondere wenn der Tumor nicht im hypothalamo-hypo-

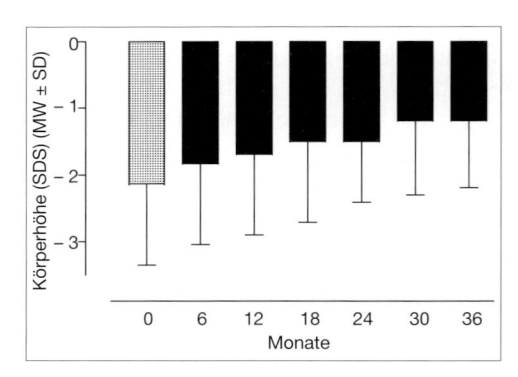

Abb. 2. Zunahme der Körperhöhe in SDS (Mittelwert ± SD) von Kindern nach Ende der Hirntumortherapie vor und nach Beginn der GH-Therapie (Startdosis hGH: 0,53 IU/kg KG/Woche)

physären Bereich liegt, nicht so eindrucksvoll wie bei Kindern mit idiopathischem GH-Mangel (Winter und Green 1985; Clayton et al. 1988; Sulmont et al. 1990). Initial kommt es bei den meisten Patienten nach Hirntumortherapie zu einem signifikanten Anstieg der Wachstumsgeschwindigkeit (Ogilvy und Shalet 1995; Vassilopoulou-Sellin et al. 1995). Auch unsere eigenen Daten (Abb. 2) zeigen, dass es nach Beginn der GH-Therapie (hGH, tgl. s.c. Dosen, 0,53 IU/kg Körpergewicht [KG]/ Woche) innerhalb von 36 Monaten zu einem deutlichen Aufholwachstum kommt und sich die Abweichung der Körperhöhe von der Norm bis auf –1,2 SDS verbessert.

Daten aus der Literatur zeigen, dass ein weiteres signifikantes Aufholwachstum durch die GH-Therapie nicht erreicht, letzthin aber doch ein weiterer Wachstumsverlust verhindert werden kann (Clayton et al. 1988; Lannering und Albertsson-Wikland 1989). Zumindest werden die einmal erreichten Perzentilen beibehalten. Dies zeigen auch die Analysen aus der Pharmacia International Growth Database (KIGS). So

Tabelle 1. Klinische und auxologische Daten von 350 Kindern mit Medulloblastom (231 Jungen; 119 Mädchen) aus KIGS

	Median	Perzentile (10.)	(90.)
Chronologisches Alter bei Tumordiagnose (Jahre)	5,4	1,9	10,5
Mittlere Elterngröße (MPH) (SDS)	0,1	–1,4	1,6
Zeit zwischen Tumordiagnose und Start der GH-Therapie (Jahre)	3,5	1,8	6,8
Start GH-Therapie			
Chronologisches Alter (Jahre)	10,0	6,0	13,7
Knochenalter (Jahre)	9,3	3,9	13,0
Körperhöhe (SDS)	–1,4	–2,8	0,0
Körperhöhe – MPH (SDS)	–1,5	–3,2	–0,2
Gewichts- zu Größen-Index (%)	105	91	128
Mittlere GH-Dosis (IU/kg KG/Woche)	0,56	0,36	0,76
Letzte Vorstellung			
Chronologisches Alter (Jahre)	14,4	9,9	17,5
Körperhöhe (SDS)	–1,2	–3,0	0,3
Körperhöhe – MPH (SDS)	–1,4	–3,1	0,2
Gewichts- zu Größen-Index (%)	111	91	135
Mittlere GH-Dosis (IU/kg/Woche)	0,58	0,41	0,77
Dauer der Therapie (Jahre)	3,6	0,9	7,7

(Ranke und Price 2000)
MPH, mittlere Elterngröße (mid-parental height)

hatten z. B Patienten mit Medulloblastomen bei Therapiebeginn eine Abweichung der Körperhöhe von der Norm von −1,4 SDS und bei der letzten Vorstellung von −1,2 SDS (Ranke und Price 2000) (Tabelle 1).

Die Erklärung für das unterschiedliche Ansprechen auf die GH-Therapie nach Hirntumortherapie kann an Faktoren liegen, die den Patienten selbst betreffen, wie z. B. die spinale Radiatio oder die frühe Pubertät. Zum anderen können die Variablen der GH-Therapie wie z. B. fortgeschrittenes Alter bei Therapiebeginn oder eine suboptimale GH-Dosis eine wichtige Rolle spielen. Die zitierten Daten aus KIGS zeigen, dass die Patienten bei Therapiebeginn schon relativ alt waren und die verwendete GH-Dosis einer reinen Substitutionsdosis wie bei Patienten mit idiopathischem GH-Mangel entsprach. Auch muss man spekulieren, ob aufgrund einer strahleninduzierten GH-Resistenz die GH-Dosis zu Beginn der Therapie höher sein sollte als die bisher übliche Substitutionsdosis von 0,5–0,7 IU/kg KG/Woche (0,15–0,25 mg/kg KG/Woche).

Der Erfolg der GH-Therapie von kraniell bestrahlten Patienten kann nicht mit dem von kraniospinal bestrahlten Patienten verglichen werden, da die GH-Therapie in der Regel nicht das verminderte Wachstum der Wirbelsäule nach spinaler Bestrahlung ausgleichen kann (Darendeliler et al. 1990; Shalet und O'Halloran 1994; Adan et al. 2000). So waren z. B. in der bereits erwähnten Studie von Darendeliler et al. kraniospinal bestrahlte Kinder zusätzlich um −0,7 SDS kleiner als nur kranial bestrahlte. Die Erwachsenen-Sitzgrößen betrugen nach kraniospinaler Bestrahlung −3,3 SDS, nach kranialer Bestrahlung −1,4 SDS.

7 Sicherheit der GH-Therapie

Eine der wichtigsten Fragen ist bei Hirntumorpatienten die Frage nach der Sicherheit einer GH-Therapie. Bisher gibt es keine Hinweise, dass das Risiko eines Tumorrezidivs unter einer GH-Therapie ansteigt, obwohl dies immer wieder als Argument gegen die GH-Therapie geäußert wurde (Shalet et al. 1997). Vergleiche zeigten, dass Rezidive bei GH-behandelten und GH-unbehandelten Patienten gleich häufig auftreten (Arslanian et al. 1985; Clayton et al. 1987b). In einer kürzlich publizierten Studie über Kinder mit strahleninduziertem GH-Mangel nach Hirntumortherapie wurden die Rezidivraten von 180 Kindern unter GH-Therapie mit 891 Kindern verglichen, die nicht mit GH behandelt wurden. Es zeigt sich, dass das relative Risiko eines Tumorrezidivs in der mit GH-behandelnden Gruppe nicht höher war (Swerdlow et al. 2000).

Wenn mit Erreichen der Endgröße die GH-Therapie beendet wird, treten als Folge bei den Patienten zahlreiche metabolische Auffälligkeiten auf wie z. B. Zunahme der Fettmasse, Abnahme der Magermasse, ein pathologisches Lipidprofil, reduzierte Belastbarkeit, Osteopenie und eine verminderte Lebensqualität. Diese Veränderungen lassen sich mit GH zum Teil wieder normalisieren. Aus endokrinologischer Sicht muss daher eine adäquate Weiterbetreuung der Patienten im Erwachsenenalter gewährleistet sein.

8 Bewertung und Zukunftsperspektiven

Von allen Hypophysenhormonen wird GH nach einer kranialen Bestrahlung als erstes defizitär. Der GH-Mangel führt dazu, dass viele Kinder nicht die normale oder die erwartete Erwachsenengröße erreichen können. Da GH auch einen erheblichen Einfluss auf den Stoffwechsel hat und eine Schlüsselposition bei der Synchronisation des Wachstums und der Entwicklung in der Pubertät einnimmt, kann ein Mangel an diesem Hormon nicht als belanglos angesehen werden.

Aus endokrinologischer Sicht sollte in die Nachsorge der Hirntumorpatienten deshalb frühzeitig ein pädiatrischer Endokrinologe eingeschlossen werden, um durch interdisziplinäre Zusammenarbeit den vielschichtigen Problemen bei der Nachbetreuung dieser Patienten adäquat gerecht zu werden.

Kinder, bei denen eine GH-Insuffizienz festgestellt wurde, profitieren mit hoher Wahrscheinlichkeit von einer Substitutionstherapie mit GH. Die Frage, wann nach einer Bestrahlung mit der GH-Therapie begonnen werden sollte, kann nicht beantwortet werden. Im Idealfall sollte diese zum frühestmöglichen Zeitpunkt nach der Diagnosestellung einsetzen. Oft ist bei Kindern im ersten Jahr nach der Radiotherapie die Wachstumsgeschwindigkeit vermindert und steigt dann spontan wieder an. Da die Rezidivhäufigkeit in den ersten beiden Jahren nach Ende der Therapie sehr hoch ist, sollte mit der GH-Therapie erst nach diesem Zeitpunkt begonnen werden.

Da eine direkte Zusammenarbeit zwischen pädiatrischem Onkologen und Endokrinologen vor Ort nicht immer möglich ist, wurde in Deutschland in die aktuelle Hirntumortherapie-Studie (HIT-2000) der Deutschen Gesellschaft für pädiatrische Hämatologie und Onkologie ein standardisiertes endokrinologisches Nachsorgeprogramm als fester Studienbestandteil integriert und den Studienteilnehmern zur Verfügung gestellt. Das Nachsorgeprotokoll beinhaltet die Evaluation wichtiger auxologischer Basisdaten zu Beginn und während der Therapie, dazu eine halbjährliche Erfassung von auxologischen Parametern nach Therapieende. Zu definierten Zeitpunkten (4 Monate nach Ende der Therapie sowie nach 12 und 18 Monaten) sind ebenfalls standardisierte basale Hormonuntersuchungen (Blutentnahmen im Rahmen der üblichen Routinekontrollen) vorgesehen. Zwei Jahre nach Ende der Tumortherapie ist eine Durchführung standardisierter Stimulationstests aller hypothalamo-hypophysären Funktionsachsen vorgesehen. Die Verantwortung für die Therapie endokriner Störungen gehört selbstverständlich in die Hand des pädiatrischen Endokrinologen. Die Patienten dürfen nach einer Hirntumortherapie nicht als geheilt, sondern müssen als Langzeitüberlebende betrachtet werden. Der pädiatrische Endokrinologe ist daher auch dafür verantworlich, dass die Patienten adäquat an einen Erwachsenenendokrinologen übergeben werden.

Literatur

Adan L, Sainte-Rose C, Souberbielle JC, Zucker JM, Kalifa C, Brauner R (2000) Adult height after growth hormone (GH) treatment for GH deficiency due to cranial irradiation. Med Pediatr Oncol 34:14–19

Ahmed SR, Shalet SM, Beardwell CG (1986) The effects of cranial irradiation on growth hormone secretion. Acta Paediatr Scand 75:255–260

Arslanian SA, Becker DJ, Lee PA, Drash AL, Foley TPJ (1985) Growth hormone therapy and tumor recurrence. Findings in children with brain neoplasms and hypopituitarism. Am J Dis Child 139:347–350

Bielack, SS, Beck JD, Winkler K (1995) Spätfolgen nach Krebsbehandlung im Kindesalter. Monatsschr Kinderheilkd 143:649–657

Birch JM, Marsden HB, Morris Jones PH, Pearson D, Blair V (1988) Improvements in survival from childhood cancer: results of a population based survey over 30 years. BMJ 296:1372–1376

Brauner R, Rappaport R (1985) Precocious puberty secondary to cranial irradiation for tumors distant from the hypothalamo-pituitary area. Horm Res 22:78–82

Clayton PE, Shalet SM (1991a) Dose dependency of time of onset of radiation-induced growth hormone deficiency. J Pediatr 118:226–228

Clayton PE, Shalet SM (1991b) The evolution of spinal growth after irradiation. Clin Oncol R

Clayton PE, Shalet SM, Price DA, Surtees RA, Pearson D (1987a) The role of growth hormone in stunted head growth after cranial irradiation. Pediatr Res 22:402–404

Clayton PE, Shalet SM, Gattamaneni HR, Price DA (1987b) Does growth hormone cause relapse of brain tumours? Lancet 1:711–713

Clayton PE, Shalet SM, Price DA (1988) Growth response to growth hormone therapy following craniospinal irradiation. Eur J Pediatr 147:597–601

Constine LS, Woolf PD, Cann D, Mick G, McCormick K, Raubertas RF, Rubin P (1993) Hypothalamic-pituitary dysfunction after radiation for brain tumors. N Engl J Med 328:87–94

Corrias A, Picco P, Einaudi S, de SL, Besenzon L, Garre ML, Brach-del PA, de SC (1997) Growth hormone treatment in irradiated children with brain tumors. J Pediatr Endocrinol Metab 10:41–49

Darendeliler F, Livesey EA, Hindmarsh PC, Brook CG (1990) Growth and growth hormone secretion in children following treatment of brain tumours with radiotherapy. Acta Paediatr Scand 79:950–956

Duffner PK, Cohen ME, Thomas PR, Lansky SB (1985) The long-term effects of cranial irradiation on the central nervous system. Cancer 56:1841–1846

Herber SM, Dunsmore IR, Milner RD (1985) Final stature in brain tumours other than craniopharyngioma: effect of growth hormone. Horm Res 22:63–67

Koch A, Dörr HG, Beyer R, Ehrhardt J, Fahlbusch R, Dunst J, Beck JD (1994) Wachstum und Wachstumsstörungen von Kindern nach Therapie eines Medulloblastoms. Monatsschr Kinderheilkd 142:884–889

Lannering B, Albertsson-Wikland K (1989) Improved growth response to GH treatment in irradiated children. Acta Paediatr Scand 78:562–567

Leiper AD, Stanhope R, Lau T, Grant DB, Blacklock H, Chessells JM, Plowman PN (1987) The effect of total body irradiation and bone marrow transplantation during childhood and adolescence on growth and endocrine function. Br J Haematol 67:419–426

Littley MD, Shalet SM, Beardwell CG, Ahmed SR, Applegate G, Sutton ML (1989) Hypopituitarism following external radiotherapy for pituitary tumours in adults. Q J Med 70:145–160

Livesey EA, Hindmarsh PC, Brook CG, Whitton AC, Bloom HJ, Tobias JS, Godlee JN, Britton J (1990) Endocrine disorders following treatment of childhood brain tumours. Br J Cancer 61:622–625

Lustig RH, Schriock EA, Kaplan SL, Grumbach MM (1985) Effect of growth hormone-releasing factor on growth hormone release in children with radiation-induced growth hormone deficiency. Pediatrics 76:274–279

Marshall JC, Kelch RP (1986) Gonadotropin-releasing hormone: role of pulsatile secretion in the regulation of reproduction. N Engl J Med 315:1459–1468

Marx M, Schoof E, Grabenbauer GG, Beck JD, Doerr HG (1999) Effects of puberty on bone age maturation in a girl after medulloblastoma therapy. J Pediatr Adolesc Gynecol 12:62–66

Morris MJ (1981) In vitro effects of antileucaemic drugs on cartilage metabolism and their effects on somatomedin by the liver. Manchester University

Müller HL, Klinkhammer-Schalke M, Kühl J (1998) Final height and weight of long-term survivors of childhood malignancies. Exp Clin Endocrinol Diabetes 106:135–139

Oberfield SE, Chin D, Uli N, David R, Sklar C (1997) Endocrine late effects of childhood cancers. J Pediatr 131:S37–S41

Oberfield SE, Nirenberg A, Allen JC, Cohen H, Donahue B, Prasad V, Schiff R, Pang S, Ghavimi F, David R, Chrousos G, Sklar C (1997) Hypothalamic-pituitary-adrenal function following cranial irradiation. Horm Res 47:9–16

Ogilvy-Stuart AL, Shalet SM, Gattamaneni HR (1991) Thyroid function after treatment of brain tumors in children. J Pediatr 119:733–737

Ogilvy Stuart AL, Clayton PE, Shalet SM (1994) Cranial irradiation and early puberty. J Clin Endocrinol Metab 78:1282–1286

Ogilvy SA, Shalet SM (1995) Growth and puberty after growth hormone treatment after irradiation for brain tumours. Arch Dis Child 73:141–146

Quigley C, Cowell Ch, Jimenez M, Burger H, Kirk J, Bergin M, Stevens M, Simpson J, and Silink M (1989) Normal or early development of puberty despite gonadal damage in children treated for acute lymphoblastic leukemia. N Engl J Med 321:143–151

Ranke MB, Price DA (2000) Growth hormone treatment in children with malignant cranial tumours in KIGS. In: Ranke MB, Wilton P (Hrsg) Growth hormone therapy in KIGS – 10 years' experience. Edition J & J, Johann Ambrosius Barth Verlag, Heidelberg, Leipzig, S 159–174

Reinken L, van Oost G (1992) Longitudinale Körperentwicklung gesunder Kinder von 0 bis 18 Jahren Körperlänge/-höhe, Körpergewicht, Wachstumsgeschwindigkeit. Klin Pädiatr 204:129–133

Shalet SM (1982) Growth and hormonal status of children treated for brain tumours. Childs Brain 9:284–293

Shalet SM (1983) Disorders of the endocrine system due to radiation and cytotoxic chemotherapy. Clin Endocrinol (Oxf) 19:637–659

Shalet SM, O'Halloran DJ (1994) Growth and endocrine sequelae following the treatment of childhood cancer. Endocrinol 1:44–55

Shalet SM, Gibson B, Swindell R, Pearson D (1987) Effect of spinal irradiation on growth. Arch Dis Child 62:461–464

Shalet SM, Clayton PE, Price DA (1988) Growth and pituitary function in children treated for brain tumours or acute lymphoblastic leukaemia. Horm Res 30:53–61

Shalet SM, Brennan BM, Reddingius RE (1997) Growth hormone therapy and malignancy. Horm Res 48[Suppl 4]:29–32

Signorile G, Corrias A, Brach Del Prayer A, Chiabotto P, Besenzon L, Lala R, De Sanctis U, Madon E (1992) Auxological and endocrine data of children treated for medulloblastoma and ependymoma. In: Pintor C, Müller EE, New MI (Hrsg) Advances in pediatric endocrinology. Springer, Berlin, Heidelberg, S 119–126

Spoudeas HA, Hindmarsh PC, Matthews DR, Brook CG (1996) Evolution of growth hormone neurosecretory disturbance after cranial irradiation for childhood brain tumours: a prospective study. J Endocrinol 150:329–342

Sulmont V, Brauner R, Fontoura M, Rappaport R (1990) Response to growth hormone treatment and final height after cranial or craniospinal irradiation. Acta Paediatr Scand 79:542–549

Swerdlow AJ, Reddingius RE, Higgins CD, Spoudeas HA, Phipps K, Qiao Z, Ryder WD, Brada M, Hayward RD, Brook CG, Hindmarsh PC, Shalet SM (2000) Growth hormone treatment of children with brain tumors and risk of tumor recurrence. J Clin Endocrinol Metab 85:4444–4449

Vassilopoulou-Sellin R, Klein MJ, Moore BD, Reid HL, Ater J, Zietz HA (1995) Efficacy of growth hormone replacement therapy in children with organic growth hormone deficiency after cranial irradiation. Horm Res 43:188–193

Winter RJ, Green OC (1985) Irradiation-induced growth hormone deficiency: blunted growth response and accelerated skeletal maturation to growth hormone therapy. J Pediatr 106:609–612

6 Hämatologische Erkrankungen

Jürgen H. Brämswig

1 Einführung

Mit der Entwicklung und der praktisch unbegrenzten Verfügbarkeit des biosynthetisch hergestellten Wachstumshormons (GH) haben sich die Indikationen zur GH-Therapie dramatisch erweitert. Neben der klassischen Therapie des GH-Mangels im Kindes- und Jugendalter ist die GH-Therapie heute auch für die Behandlung des Kleinwuchses bei der chronischen Niereninsuffizienz, dem Ullrich-Turner-Syndrom, dem Prader-Willi-Syndrom (siehe Beiträge Mehls et al., Stahnke sowie Hauffa) und dem GH-Mangel des Erwachsenen zugelassen. Weitere Indikationen werden angestrebt, wie z. B. die Behandlung des Kleinwuchses bei der intrauterinen Wachstumsverzögerung.

Eine Vielzahl anderer Erkrankungen wie z. B. Knochendysplasien, aber auch hämatologische Erkrankungen, sind ebenfalls mit einer Wachstumsstörung, in einigen Fällen auch mit einem temporären oder permanenten Kleinwuchs assoziiert. In zahlreichen Publikationen werden erste Behandlungsergebnisse mitgeteilt, längerfristige Nachuntersuchungen oder prospektiv randomisierte Studien fehlen oder sind aufgrund der Seltenheit der Erkrankungen nicht durchführbar.

In diesem Kapitel sollen publizierte Daten zum Wachstum und zur GH-Therapie für einige ausgewählte hämatologische Krankheitsbilder dargestellt werden. Es sind dies chronisch-hämatologische Erkrankungen wie die Thalassämie und Sichelzellanämie als Hämoglobinopathien sowie die Fanconi-Anämie und Diamond-Blackfan-Anämie als aregeneratorische Anämien. Die genannten Erkrankungen können sowohl unbehandelt als auch therapiebedingt zu einem zum Teil ausgeprägten Kleinwuchs führen.

2 Hämoglobinopathien

Die Hämoglobinopathien gehören zu den häufigsten angeborenen genetischen Erkrankungen mit 240 000 betroffenen Neugeborenen pro Jahr und 190 Millionen Genträgern weltweit (Wonke und De Sanctis 1998).

2.1 Thalassämie

Thalassämien sind autosomal-rezessiv vererbte Synthesestörungen der α- und β-Polypeptidketten des Hämoglobins. Es kommt zu einem Mangel an HbA mit einer Unterproduktion der α- und β-Ketten und gleichzeitig sowohl zu einer Vermehrung des fetalen Hämoglobins HbF (α_2, γ_2) als auch des HbA$_2$ (α_2, δ_2).

Als Folge dieser Hämoglobinsynthesestörung entwickelt sich bei der β-Thalassaemia major schon im Säuglingsalter eine schwere hypochrome, hämolytische Anämie. Meist wird nach dem 2. Lebensjahr eine massive Hepatosplenomegalie und ein deutlicher Wachstumsrückstand beobachtet. Dagegen verläuft die heterozygote Form, die β-Thalassaemia minor, in der Regel gutartig. Symptome mit leichter Anämie und Hepatosplenomegalie treten erst mit 3–10 Jahren auf. Eine Wachstumsverzögerung liegt meistens nicht vor.

Patienten mit einer β-Thalassaemia major sind früher unbehandelt meist vor dem 5. Lebensjahr verstorben (Modell und Berdoukas 1984). Heute überleben behandelte Patienten durch regelmäßige Transfusionen bei einem Hämoglobinwert unter 10 g/dL und Desferrioxamin-Behandlung zur Entfernung des Eisens bis in das 4. und 5. Lebensjahrzehnt. In einer Untersuchung von Cao et al. (1996) betrug die Überlebensrate mit 10 Jahren 97 %, mit 20 Jahren 84 %. Fast alle Betroffenen erreichen daher mit den heutigen therapeutischen Maßnahmen das Erwachsenenalter. Sie hoffen, dass sie – wie ihre Altersgenossen – normal wachsen und sich altersgerecht entwickeln.

Mit den modernen therapeutischen Massnahmen der Hypertransfusionstherapie und der Desferrioxamin-Behandlung wachsen viele Kinder heute normal und treten spontan in die Pubertät ein. Dennoch sind etwa 20 % der Behandelten kleinwüchsig, 40 % haben eine verzögerte Pubertätsentwicklung oder einen Hypogonadismus, 5–10 % eine Hypothyreose oder einen Diabetes mellitus (Wonke und De Sanctis 1998).

Die Ätiologie des Kleinwuchses ist multifaktoriell. Als mögliche Ursachen kommen sowohl die chronische Anämie und der Hypersplenismus als auch die chronische Lebererkrankung, die Toxizität des Desferrioxamins und endokrine Funktionsstörungen in Frage. In diesem Zusammenhang werden auch Störungen der GH-Sekretion diskutiert, die auf eine hypothalamisch-hypophysäre Schädigung durch die Hämosiderose oder eine defekte hepatische Synthese des Insulin-ähnlichen Wachstumsfaktors I (IGF-I) bzw. eine GH-Resistenz zurückgeführt werden (Roth et al. 1997; Theodoridis et al. 1998; Chrysis et al. 2001). Eine sichere ätiologische Zuordnung ist bisher aber nicht möglich.

In den letzten Jahren sind die Publikationen zahlreicher geworden, die zur Ätiologie des Kleinwuchses Stellung nehmen. In ersten Arbeiten wird auch über die Ergebnisse einer GH-Therapie berichtet.

Weniger Aufmerksamkeit haben Untersuchungen zum spontanen Wachstumsverlauf dieser jetzt intensiver behandelten Patienten erfahren. In einer Arbeit von Filosa et al. aus dem Jahre 2000 wird darauf aufmerksam gemacht, dass die neuen Hypertransfusionstherapien bei einem Hämoglobinwert über 9,5–10 g/dL vor der nächsten Transfusion und einer intensivierten Chelattherapie das Wachstum der Kinder deutlich verbessert haben. So haben Mädchen eine Erwachsenengröße im Bereich der Zielgröße erreicht. Sie beträgt $154,4 \pm 5,5$ cm bei Mädchen mit spontanem und $153,8 \pm 4,3$ cm bei Mädchen mit induziertem Pubertätseintritt. Die Zielgröße für beide Gruppen wird mit $155,5 \pm 3,6$ cm bzw. $155,9 \pm 5,2$ cm angegeben. Auch Jungen erreichen eine Körperhöhe im Normbereich. Ein wesentlicher Unterschied in der Körperhöhe zwischen Jungen mit spontaner oder induzierter Pubertät (161,8 cm $\pm$ 2,4 cm oder $160,9 \pm 5,5$ cm) besteht nicht. Allerdings ist die Differenz zur Zielgröße mit $7,8 \pm 2,6$ cm bzw. $7,2 \pm 4,7$ cm ausgeprägt (Zielgröße, $169,6 \pm 3,2$ cm und $168,1 \pm 2,4$ cm).

In einer früheren Arbeit von De Luca et al. aus dem Jahre 1987 werden diese Unterschiede nicht beobachtet. Die Erwachsenengröße und Zielgröße sind weder bei Mädchen noch bei Jungen signifikant unterschiedlich ($159,1 \pm 8,4$ cm vs. $156,3 \pm 6,3$ cm bei Mädchen und $167,8 \pm 6,4$ cm vs. $168,1 \pm 5,2$ cm bei Jungen) (De Luca et al. 1987).

Die aufgeführten Ergebnisse zum spontanen Wachstumsverlauf unter intensivierter Behandlung können dazu dienen, Resultate der GH-Therapie bezüglich des Therapieerfolges mit diesen „spontan" erreichten Körperhöhen zu vergleichen. Behandelte Jungen und Mädchen sollten wenigstens die Körperhöhen dieser beiden Gruppen erreichen, sie idealerweise sogar übertreffen.

In den letzten Jahren sind mehrere Untersuchungen vorgestellt worden, die die Auswirkungen der GH-Therapie auf die Wachstumsgeschwindigkeit bei Kindern mit homozygoter β-Thalassämie untersucht haben. Daten zur Erwachsenengröße fehlen oder liegen bisher nur von Patienten vor, bei denen eine Knochenmarkstransplantation durchgeführt wurde (De Simone et al. 2001). Die Beobachtungszeiträume der meisten anderen Studien sind mit einer 1-jährigen GH-Therapie sehr kurz, die Ergebnisse aber trotzdem unterschiedlich bezüglich des Therapieerfolges. Auch wenn über 3-jährige Therapien berichtet wird, stehen positiven Aussagen des einen (Kwan et al. 2000) negative Aussagen eines anderen Autors (Cavallo et al. 2001) gegenüber.

Low et al. (1995), Theodoridis et al. (1998), Soliman et al. (1998) und Katzos et al. (2000) zeigen, dass sich die Endgrößenprognose oder die Wachstumsgeschwindigkeit unter der Behandlung mit GH verbessern. In der Arbeit von Soliman et al. (1998) werden die Therapieergebnisse von Patienten mit einer Thalassämie denen mit einem GH-Mangel oder einem konstitutionellen Kleinwuchs gegenübergestellt. Die Zunahme der Wachstumsgeschwindigkeit ist mit 3,3 cm/Jahr bei Thalassämiepatienten deutlich geringer als bei Kindern mit konstitutionellen Kleinwuchs (5,3 ± 0,4 cm/Jahr) oder bei Kindern mit einem GH-Mangel (6,9 ± 1,2 cm/Jahr). Die Dosierung des GH beträgt für alle Therapiegruppen 18 IU/m^2 Körperoberfläche (KOF)/Woche (~ 0,09 IU/kg Körpergewicht [KG]/Tag), aufgeteilt in sieben Tagesdosen. Low et al. (1995) haben mit 0,14 IU/kg KG/Tag eine etwas höhere GH-Dosis gewählt und eine Zunahme der Wachstumsgeschwindigkeit von 3,6 ± 0,7 cm/Jahr vor Therapiebeginn auf 8,0 ± 1,2 cm/Jahr im 1. Therapiejahr beobachtet.

Über 3-jährige Behandlungszeiträume wird von Kwan et al. (2000) und Cavallo et al. (2001) berichtet. In der Publikation von Kwan et al. (2001) hat das standard deviation score (SDS) der Körperhöhe von −2,15 ± 0,90 SDS auf −1,14 ± 0,78 SDS zugenommen, ohne dass es zu einer wesentlichen Beschleunigung der Skelettreifung gekommen wäre (Verhältnis von Knochenalter zu chronologischem Alter, 0,95 ± 0,78). Davon weichen die Ergebnisse der Arbeit von Cavallo et al. (2001) ab, die gerade wegen der Akzeleration der Skelettreifung keinen positiven Effekt der GH-Therapie nach dem 1. Behandlungsjahr dokumentieren konnten. Das SDS der Körperhöhe für das chronologische Alter verbesserte sich nach 3 Behandlungsjahren zwar von −3,46 SDS auf −2,67 SDS; der Unterschied war jedoch nicht signifikant. Auch das SDS der Körperhöhe für das Knochenalter zeigte keinen signifikanten Unterschied mit −1,86 SDS vor Therapiebeginn zu −2,02 SDS am Ende der 3-jährigen Behandlungsphase.

Ausführlichere Ergebnisse zur Erwachsenengröße von Thalassämiepatienten nach Knochenmarkstransplantation werden von De Simone et al. (2001) berichtet. 26 Patienten, die vor dem 7. Lebensjahr transplantiert wurden, erreichten mit −0,17 ± 0,29 SDS eine Erwachsenengröße im genetischen Zielgrößenbereich von 0,05 ± 0,78 SDS. Im Gegensatz dazu waren Patienten, die nach dem 7. Lebensjahr transplantiert wurden, mit −2,04 ± 0,34 SDS signifkant kleiner, als es der Zielgröße von −0,42 ± 0,74 SDS entsprach. Eine Wachstumshormontherapie wurde nicht durchgeführt.

2.2 Sichelzellanämie

Die Sichelzellanämie ist die weltweit häufigste Hämoglobinopathie; mit einem Anteil von 10–50 % ist sie unter der schwarzen Bevölkerung verbreitet. Bei dieser Krankheit ist die β-Kette des Hämoglobins verändert: das Glutamat in Position 6 der Globinkette ist durch Valin ersetzt (Hämoglobin S). Homozygote Patienten bilden 80–100 % HbS bei einem geringen Anteil HbF und fehlendem HbA. Heterozygote Patienten haben einen HbF-Anteil von etwa 25–45 % und sind in der Regel asymptomatisch.

Patienten mit homozygoter Sichelzellanämie fallen schon im 2. Lebensjahr durch einen Kleinwuchs auf, der in den folgenden, noch präpubertären Jahren an Ausprägung zunimmt, so dass die mittlere Körperhöhe der Jungen und Mädchen im Alter von 9 Jahren mit 127,4 ± 6,2 cm und 126,6 ± 5,6 cm signifikant kleiner ist als die Körperhöhe gesunder Jungen und Mädchen mit 130,5 ± 5,6 cm bzw. 131,6 ± 6,0 cm (Stevens et al. 1986; Thomas et al. 2000).

Wegen einer deutlich verzögerten Pubertätsentwicklung (Singhal et al. 1994) wird dieser Kleinwuchs in den folgenden Jahren noch ausgeprägter, wie dies sehr eindrucksvoll in der Publikation von Thomas et al. (2000) gezeigt worden ist. Abbildung 1 zeigt die Abweichung des Körperhöhe-SDS von dem Mittelwert der Körperhöhe amerikanischer Jungen und Mädchen. Während zum Zeitpunkt der Geburt keine Unterschiede zur Kontrollgruppe bestehen, zeigt sich in den folgenden Jahren ein zunehmender Verlust des Körperhöhe-SDS, den die Mädchen im Alter von 18 Jahren mit +0,2 SDS ausgeglichen haben. Bei Jungen ist der Körperhöhe-SDS zu diesem Zeitpunkt mit –1,2 SDS noch deutlich erniedrigt. Viele von ihnen haben den pubertären Wachstumsschub noch nicht abgeschlossen, so dass sich das SDS der Körperhöhe in den nächsten Jahren wahrscheinlich weiter verbessern wird.

Speziell von diesen Autoren erstellte Referenzkurven zeigen den normalen spontanen Wachstumsverlauf von Jungen und Mädchen mit einer homozygoten Sichelzellanämie. Diese Kurven dürften hilfreich sein, um für diese Patientengruppe das zwar auffällige, aber „normale" Wachstum zu beurteilen. Gleichzeitig kann pathologisches, von diesen Kurven abweichendes

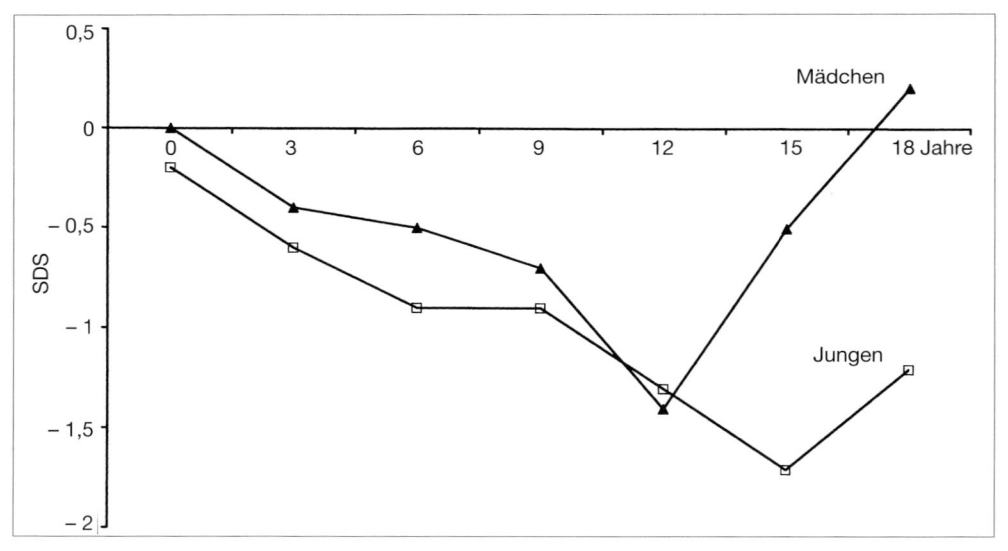

Abb. 1. Abweichung des SDS der Körperhöhe von Jungen und Mädchen mit homozygoter Sichelzellanämie im Vergleich zu den Mittelwerten der Körperhöhen amerikanischer Jungen und Mädchen (NCHS Standards, 1979). Nach Angaben von Thomas et al. (2000)

Wachstum erste Hinweise auf Wachstumsstörungen unterschiedlicher Ätiologie geben.

Die Ursache der Wachstumsstörung und des Kleinwuchses sind unklar. Neben Zinkmangel (Leonard et al. 1998) und Folsäuremangel (Rabb et al. 1983) werden auch nutritive Probleme (Heymann et al. 1985) diskutiert. Entsprechende Substitutionstherapien haben zu unterschiedlichen Ergebnissen geführt, sind aber mit letzter Konsequenz nicht mit größeren Patientenkollektiven durchgeführt worden.

Luporini et al. 2001 haben erst kürzlich Untersuchungen zur GH-Sekretion und IGF-I-Bildung publiziert (Luporini et al. 2001). Patienten mit dem Haplotyp CAR/CAR hatten im Vergleich zu Patienten mit dem Haplotyp Ben/Ben eine signifikant verminderte Wachstumsgeschwindigkeit und signifikant niedrigere IGF-I-Serumspiegel. Die geringeren IGF-I-Konzentrationen bei CAR/CAR-Patienten werden dabei im Zusammenhang mit der Schwere der Erkrankung gesehen.

3 Aregeneratorische Anämien

3.1 Fanconi-Anämie

Die Fanconi-Anämie ist eine seltene, autosomal-rezessiv vererbte Erkrankung mit einer Inzidenz von etwa 1:40 000. Sie wurde erstmals von dem Schweizer Pädiater Fanconi im Jahre 1927 bei zwei Brüdern beschrieben (Fanconi 1927). Auffallend sind charakteristische körperliche Merkmale, eine erhöhte Chromosomenbrüchigkeit und eine deutliche Prädisposition für maligne Erkrankungen, besonders für die akute myeloische Leukämie.

Das klinische Bild zeigt neben einer auffallenden Hyperpigmentation und einer Radiusaplasie auch einen meist ausgeprägten Kleinwuchs mit einer mittleren Körperhöhe von $-2,35 \pm 0,28$ SDS. Mehr als 50 % der Patienten haben demnach eine Körperhöhe unterhalb der 3. Perzentile (Wajnrajch et al. 2001). Neben der Grunderkrankung sind möglicherweise auch Störungen der GH-Sekretion für den Kleinwuchs verant-

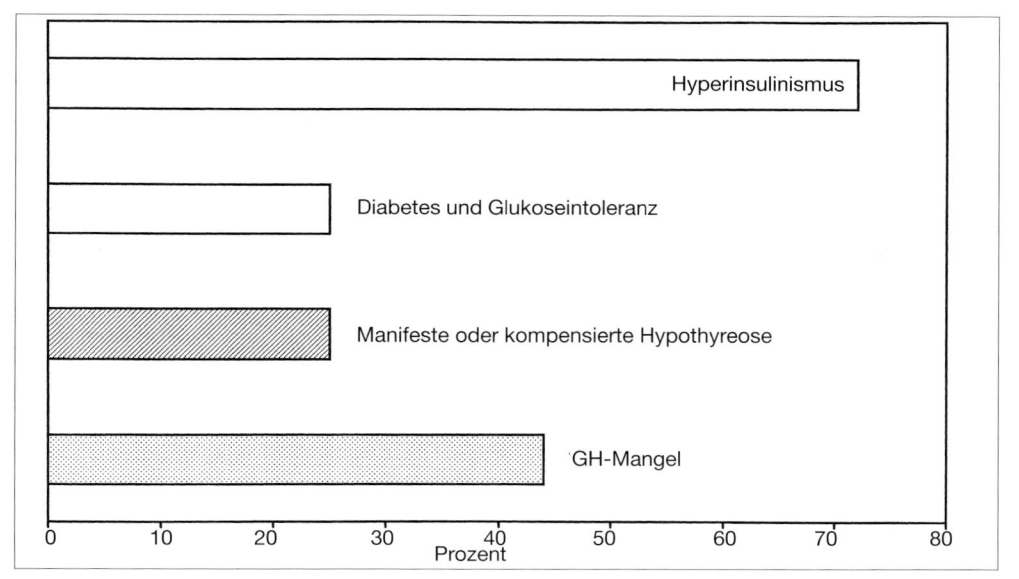

Abb. 2. Prozentuale Häufigkeit untersuchter endokriner Störungen bei Patienten mit einer Fanconi-Anämie. Nach Angaben von Wajnrajch et al. (2001)

wortlich (Stubbe und Prindull 1975; Aynsley-Green et al. 1978; Wajnrajch et al. 2001). In der Studie von Wajnrajch et al. (2001) zeigten 44 % der Patienten pathologische Testergebnisse bei der GH-Stimulation, alle 13 untersuchten Patienten eine pathologische Spontansekretion des GH. Allerdings war die Körperhöhe der Patienten mit einem GH-Mangel nicht signifikant unterschiedlich zu den Patienten, die eine normale GH-Sekretion zeigten (−2,66 ± 0,45 SDS vs. −2,14 ± 0,38 SDS). Es ist daher anzunehmen, dass noch andere Faktoren als die GH-Sekretion für die Entwicklung des Kleinwuchses eine Rolle spielen.

In der Publikation von Wajnrajch et al. (2001) konnte gezeigt werden, dass eine Reihe weiterer Endokrinopathien bei Kindern und Jugendlichen mit einer Fanconi-Anämie vorliegen. Insgesamt hatten 44 von 54 untersuchten Patienten (81 %) wenigstens eine hormonelle Störung (Abb. 2).

Über die Erfahrungen einer GH-Therapie bei 14 Patienten mit einem Fanconi-Syndrom berichtet Dörr (1999). Es handelt sich um eine Zusammenstellung von Patientendaten, die im Rahmen der internationalen KIGS-Beobachtungsstudie der Firma Pharmacia erhoben worden ist. Bei sehr unterschiedlichen individuellen Wachstumsverläufen kann ein wesentlicher positiver Effekt der GH-Therapie nicht dokumentiert werden. Unklar bleibt auch, ob bei dem insgesamt erhöhten Malignitätsrisiko der Fanconi-Anämie ein additiver Effekt der GH-Therapie möglich ist (Butturini et al. 1994).

3.2 Diamond-Blackfan-Anämie

Die Diamond-Blackfan-Anämie ist eine seltene, angeborene, normochrome, makrozytäre Anämie, die durch eine isolierte Aplasie oder Hypoplasie der roten Zellreihe im Knochenmark gekennzeichnet ist. Die weiße Zellreihe und die Thrombozyten sind in der Regel normal.

Ein möglicher Genlocus wurde durch Kopplungsanalysen auf dem Chromosom 19q13 bei 75 % der familiären und 25 % der sporadischen Fälle identifiziert (Gustavsson et al. 1997) und kloniert (Draptchinskaia et al. 1999). Die nachgewiesenen Mutationen betreffen das ribosomale Protein RPS19 (Draptchinskaia et al. 1999; Willig et al. 1999).

Die Mehrheit der Patienten kann erfolgreich mit Prednison behandelt werden. In manchen Fällen sind niedrige Dosen des Prednisons ausreichend, um eine hämatologische Remission zu erzielen. Die übrigen Patienten sind entweder transfusionsabhängig oder können mit Androgenen behandelt werden. Eine weitere therapeutische Option ist die Knochenmarkstransplantation, die in den letzten Jahren häufiger, besonders bei therapierefraktären Fällen durchgeführt wird, wenn ein entsprechender Knochenmarksspender zur Verfügung steht.

Die Erkrankung manifestiert sich in der Regel im 1. Lebensjahr. 80 % der Patienten sind anämisch mit 6 Monaten, 90 % mit 1 Jahr. Etwa 10–15 % der Fälle sind familiär, meist mit autosomal-dominantem Erbgang. Die Diamond-Blackfan-Anämie tritt weltweit mit einer Häufigkeit von etwa 5–7 pro 1 Million Lebendgeborene auf. Ungefähr 40 % der Patienten haben wenigstens eine zusätzliche Fehlbildung, die in abnehmender Häufigkeit von 20,5 % bis 3,5 % den Kopf, die Augen, die Daumen, die Knochen, das Herz, das Urogenitalsystem und den Hals betreffen (Willig et al. 1999). 5 % der männlichen Patienten haben einen Hypogonadismus.

Viele Kinder sind Frühgeborene oder haben eine intrauterine Wachstumsretardierung. Die Prävalenz der Frühgeburtlichkeit und intrauterinen Wachstumsverzögerung bei diesen Patienten beträgt nach einer Untersuchung in Frankreich 19,9 % bzw. 28,4 % verglichen mit einer Prävalenz von 6 % bzw. 10 % anderer Neugeborener (Willig et al. 1999). In einer retrospektiven

Analyse von Ball et al. erreichten nur vier von 11 Neugeborenen später eine normale Körperhöhe (Ball et al. 1996).

Die mittlere Erwachsenengröße liegt unter der 3. Perzentile, ein Befund, der unabhängig von der Behandlung, auch der Glukokortikoidtherapie zu sein scheint (Diamond et al. 1976; Balaban et al. 1985, Ball et al. 1996, Willig et al. 1999). So hatten zwei von Balaban et al. (1985) dokumentierte Patientinnen im Alter von 64 und 25 Jahren ohne therapeutische Intervention nur eine Körperhöhe von 153,2 bzw. 132,1 cm erreicht.

Für die meisten Patienten kann ein zusätzlicher wachstumshemmender Effekt der Glukokortikoidtherapie nicht ausgeschlossen werden. Die Kortisondosierungen sind in den ersten Therapiemonaten oft sehr hoch und werden nicht selten auch für einen langen Zeitraum beibehalten, um eine Remission der Erkrankung zu erzielen. Der wachstumshemmende Einfluss ist möglicherweise besonders ausgeprägt, wenn diese hoch dosierte Behandlung im 1. Lebensjahr erfolgt. Der eingetretene Verlust der Körperhöhe ist oft in den folgenden Jahren nicht mehr auszugleichen. Aus diesem Grunde wird in dem Protokoll der Diamond-Blackfan-Anämie-Studie der GPOH/DGHO vorgeschlagen, schwere anämische Zustände des ersten Lebensjahres mit regelmäßigen Transfusionen zu behandeln und den ersten Steroidversuch erst nach dem 1. Lebensjahr vorzunehmen (Niemeyer et al. 2000). Alternativ ist es sicherlich auch möglich, eine Steroidtherapie in niedriger Dosis und über einen begrenzten Zeitraum im 1. Lebensjahr zu versuchen – in der Hoffnung, dass eine niedrig dosierte Kortisontherapie den gewünschten Therapieerfolg zeigen wird.

Multiple endokrine Ausfälle können bei Patienten dokumentiert werden, die als Spätfolge der multiplen Bluttransfusionen trotz einer Desferrioxamin-Therapie eine Hämochromatose entwickeln (Beck et al. 1980; Lanes et al. 2000). In der Arbeit von Lanes et al. (2000) hatte ein 13,9 Jahre alter Junge eine Hypothyreose, einen Hypoparathyreoidismus, einen Hypogonadismus und einen Kleinwuchs mit normalen GH-Werten, aber IGF-I-Insuffizienz. Eine Substitutionstherapie mit Schilddrüsenhormon, Kalzitriol und oralem Kalzium korrigierte die entsprechenden pathologischen Parameter, führte aber zu keiner Verbesserung der Wachstumsgeschwindigkeit. Eine dann durchgeführte 25-monatige Behandlung mit GH verbesserte die Wachstumsgeschwindigkeit von 1,6 cm/Jahr auf 7,4 cm im 1. und 6,0 cm im 2. Jahr der Therapie. Die Körperhöhe verbesserte sich von 143 cm (–4,1 SDS) auf 157,4 cm im Alter von 18,2 Jahren (–2,6 SDS). Gleichzeitig war der Pubertätsstatus auch mit 18,2 Jahren noch präpubertär, so dass die GH-Therapie beendet und eine Substitutionstherapie mit Testosteronoenanthat eingeleitet wurde.

Der Kleinwuchs bei der Diamond-Blackfan-Anämie kann im Hinblick auf die Frühgeburtlichkeit, die intrauterine Wachstumsretardierung und die zahlreichen anderen körperlichen Merkmale einmal Teil der Erkrankung, aber auch Folge einer intensiven Glukokortikoid- und Transfusionstherapie mit nachfolgender Hämosiderose sein. Die therapeutischen Optionen liegen einerseits in einer Optimierung der Glukokortikoid-, Transfusions- und Eisenchelattherapie, andererseits könnte in einer prospektiven, eventuell sogar randomisierten Studie der Stellenwert der GH-Therapie untersucht werden. Eine nicht randomisierte Studie zu den Effekten der GH-Therapie liegt als Protokoll der GPOH vor (Eber et al. 1999).

4 Zusammenfassung

Hämatologische Erkrankungen sind häufig mit Wachstumsstörungen und Kleinwuchs assoziiert. Erste Behandlungsergebnisse mit

GH liegen nun vor. Noch fehlen langfristige Nachuntersuchungen und prospektiv randomisierte Studien. Verlässliche Daten sind auch aufgrund der Seltenheit der Erkrankungen schwierig zu erhalten.

So kann eine endgültige Aussage zur Wertigkeit einer GH-Therapie bei Kindern mit homozygoter β-Thalassämie noch nicht gemacht werden. Die bisher vorliegenden Therapieergebnisse sind in sich widersprüchlich, so dass eine abschliessende Beurteilung erst dann erfolgen kann, wenn die Patienten die Erwachsenengröße erreicht haben. Auch bei der Sichelzellanämie, die mit veringerten IGF-I-Serumspiegeln und Wachstumsstörungen einhergeht, liegen bislang keine eindeutigen Ergebnisse vor.

Zur GH-Therapie bei der Fanconi-Anämie gibt es bisher nur widersprüchliche Ergebnisse in KIGS. Bei der Diamond-Blackfan-Anämie könnte der Kleinwuchs auch Folge der Therapie (Glukokortikoide und Transfusionen) sein. Neben einer Optimierung dieser Therapien müsste auch hier in einer prospektiven, randomisierten Studie der Wert einer Wachstumshormontherapie untersucht werden.

Literatur

Aynsley-Green A, Zachmann M, Werder EA, Illig R, Prader A (1978) Endocrine studies in Fanconi's anaemia: report of 4 cases. Arch Dis Child 53:126–131

Balaban EP, Buchanan GR, Graham M, Frenkel EP (1985) Diamond-Blackfan syndrome in adult patients. Am J Med 78:533–538

Ball SE, McGuckin CP, Jenkins G, Gordon-Smith EC (1996) Diamond-Blackfan anaemia in the U.K.: analysis of 80 cases from a 20-year birth cohort. Br J Haematol 94:645–653

Butturini A, Bernasconi S, Izzi G, Gertner JM, Gale RP (1994) Short stature, Fanconi's anaemia, and risk of leukaemia after growth hormone therapy. Lancet 343:1576

Beck W, Stubbe P, Tillmann W (1980) Endocrine studies in Blackfan-Diamond anemia: Evidence for hypothalamic-pituitary dysfunction under frequent transfusion therapy. Eur J Pediatr 135:103–105

Cao A, Galanello R, Rosatelli MC et al. (1996) Clinical experience and mangement of thalassaemia: The Sardinia experience. Semin Hematol 33:66–75

Cavallo L, Acquafredda A, Zecchino C, De Sanctis V, Cisternino M, Caruso NM, Galati M, Massolo F (2001) Recombinant growth hormone treatment in short patients with thalassemia major: results after 24 and 36 months. J Pediatr Endocrinol Metab 14:1133–1137

Chrysis DC, Alexandrides TK, Koromantzou E, Georgopoulos N, Vassilakos P, Kiess W, Kratsch J, Beratis NG, Spiliotis BE (2001) Novel application of IGF-I and IGFBP-3 generation tests in the diagnosis of growth hormone axis disturbances in children with beta-thalassaemia. Clin Endocrinol 54:253–259

Diamond LK, Blackfan KD (1938) Hypoplastic anemia. Am J Dis Child 56:464–467

De LucaF, Simone E, Corona G, Pandullo E, Siracusano MF, Arrigo T (1987) Adult height in thalassaemia major without hormonal treatment. Eur J Pediatr 146:494–496

De Simone M, Verrotti A, Lughetti L, Palumbo M, Di Bartolomeo P, Olioso P, Rosato T (2001) Final height of thalassemic patients who underwent bone marrow transplantation during childhood. Bone Marrow Transplant 28:201–205

Dörr H-G (1999) Fanconi anaemia: experience with growth hormone treatment in 14 patients in KIGS. In: Ranke MB, Wilton P (Hrsg) Growth hormone therapy in KIGS – 10 years' experience. Edition J & J, Johann Ambrosius Barth Verlag, Heidelberg, Leipzig, S 217–223

Draptchinskaia N, Gustavsson P, Andersson B, Pettersson M, Willig TN, Dianzani I, Ball S, Tchernia G, Klar J, Matsson H, Tentler D, Mohandas N, Carlsson B, Dahl N (1999) The gene encoding ribosomal protein S19 is mutated in Diamond-Blackfan anaemia. Nat Genet 21:169–175

Eber S, Niemeyer C, Janka-Schaub G, Tchernia G, Tiemann C (1999) Growth hormone therapy in short statured Diamond-Blackfan anaemia patients. Protocol 8.24.1999

Fanconi G (1927) Familiäre, infantile perniciosaähnliche Anämie. Jb Kinderheilk 117:257

Filosa A, Di Maio S, Baron I, Esposito G, Galati MG (2000) Final height and body disproportion in thalassaemic boys and girls with spontaneous or induced puberty. Acta Paediatr 89:1295–1301

Gustavsson P, Wiilig TN, van Haeringen A, Tchernica G, Dianzani I, Donner M, Elinder G, Hentner JI, Nilsson PG, Gordon L, Skepner G, van't Veer-Korthol L, Dahl N (1997) Diamond-Blackfan anaemia: genetic homogeneity for a gene on chromosome 19q13 restricted to 1.8 MB. Nat Genet 16:368–371

Heymann MB, Katz R, Hurst D, Chiu D, Amman AJ, Vichinsky E, Gaffield B, Casttillo R, Klemann K, Thaler MM (1985) Growth retardation in sickle-cell disease treated by nutrional support. Lancet 1:903–906

Katzos G, Papakostantinou-Athanasiadou E, Athanasiou-Metaxa M, Harsoulis F (2000) Growth hormone treatment in short children with beta-thalassemia major. J Pediatr Endocrinol Metab 13:163–170

Kwan EY, Tam SC, Cheung PT, Low LC (2000) The effect of 3 years of recombinant growth hormone therapy on glucose metabolism in short Chinese children with beta-thalassemia major. J Pediatr Endocrinol Metab 13:545–552

Lanes R, Muller A, Palacios A (2000) Multiple endocrine abnormalities in a child with Blackfan-Diamond anemia and hemochromatosis. Significant improvement of growth velocity and predicted adult height following growth hormone treatment despite liver damage. J Pediatr Endocrinol.Metab. 13:325–328

Leonard MB, Zemel BS, Kawchak DA, Ohen-Frempong K, Stallings VA (1998) Plasma zinc status, growth, and maturation in children with sickle cell disease. J Pediatr 132:467–471

Low LCK, Kwan EYW, Lim YJ,Lee ACW, Tam CF, Lam KSL (1995) Growth hormone treatment of short Chinese children with β-thalassaemia major without GH deficiency. Clin Endocrinol 42:359–363

Luporini SM, Bendit I, Manhani R, Bracco OL, Manzella L, Gianella-Neto D (2001) Growth hormone and insulin-like growth factor I axis and growth of children with different sickle cell anemia haplotypes. J Pediatr Hematol Oncol 23:357–363

Modell B, Berdoukas V (1984) The clinical approach to thalasaemia. Grune & Stratton, London

Niemeyer C, Eber S, Tiemann C, Kempff M (2000) DBA 2000: Diagnostik und Therapie bei Patienten mit Diamond-Blackfan-Anämie (DBA). Studienprotokoll der GPOH, DGHO und ESPHI. Studienprotokoll vom 1.12.2000

Rabb LM, Grandison Y Mason K Hayes RJ, Serjeant B, Serjeant GR, (1983) A trial of folate supplementation in childen with homozygous sickle cell disease. Br J Haematol 54:589–594

Roth C, Pekrun A, Bartz A, Jarry H, Eber S, Lakomek M, Schröter W (1997) Short stature and failure of pubertal development in thalassaemia major: evidence for hypothalamic neurosecretory dysfunction and defective gonadotropin secretion. Eur J Pediatr 156:777–783

Singhal A, Thomas P, Cook R et al. (1994) Delayed adolescent growth in sickle cell disease. Arch Dis Child 71:404–408

Soloman AT, El Banna N, Ansari BM (1998) GH response to provocation and circulating IGF-I and IGF-binding protein-3 concentrations, the IGF-I generation test and clinical response to GH therapy in children with β-thalassaemia. Eur J Endocrinol 138:394–400

Stevens MCG, Maude GH, Cupidore L, Jackson H, Hayes RJ, Serjeant GR (1986) Prepubertal growth and skeletal maturation in children with sickle cell disease. Pediatrics 78:124–132

Stubbe P, Prindull G (1975) Fanconi's anemia. II: Are multiple endocrine insufficiencies a substantial part of the disease ? Acta Paediatr Scand 64:790–794

Theodoridis C, Ladis V, Papatheodorou A, Berdousi H, Palamidou F, Evagelopoulou C, Athanassaki K, Konstantoura O, Kattamis C (1998) Growth and management of short stature in thalassaemia major. J Pediatr Endocrinol Metab 11[Suppl 3]:835–844

Thomas PW, Singhal A, Hemmings-Kelly M, Serjeant GR (2000) Height and reference curves for homozygous sickle cell disease. Arch Dis Child 82:204–208

Wajnrajch MP, Gertner JM, Huma Z, Popovic J, Lin K, Verlander PC, Batish SD, Giampietro PF, Davis JG, New MI, Auerbach AD (2001) Evaluation of growth and hormonal status in patients referred to the International Fanconi Anemia Registry. Pediatrics 107:744–754

Willig TN, Niemeyer CM, Leblanc T, Tiemann C, Robert A, Budde J, Lambiliotte A, Kohne E, Souillet G, Eber S, Stephan JL, Girot R, Bordigoni P, Cornu G, Blanche S, Guillard JM, Mohandas N, Tchernia G (1999) Identification of new prognosis factors from the clinical and epidemiologic analysis of a registry of 229 Diamond-Blackfan anemia patients. DBA group of Société d'Hématologie et d'Immunologie Pédiatrique (SHIP), Gesellschaft für Pädiatrische Onkologie und Hämatologie (GPOH), and the European Society for Pediatric Hematology and Immunology (ESPHI). Pediatr Res 46:553–561

Willig TN, Gazda H, Sieff CA (2000) Diamond-Blackfan anemia. Curr Opin Hematol 7:85–94

Wonke B, De Sanctis V (1998) Haemoglobinopathies. In: Kelnar CJH, Savage MO, Stirling HF, Saenger P (Hrsg) Growth disorders: pathophysiology and treatment. Chapman & Hall, London

7 Wachstumshormontherapie beim Ullrich-Turner-Syndrom und beim Noonan-Syndrom

NIKOLAUS STAHNKE

1 Ullrich-Turner-Syndrom

1.1 Einleitung

Charakteristisch für das Ullrich-Turner-Syndrom (UTS) sind ein disproportionierter Kleinwuchs, eine primäre Ovarialinsuffizienz („Streakgonaden") , typische Dysmorphiezeichen (u. a. Pterygium colli, tiefe Nackenhaargrenze, inverser Haarstrich, Ohrdysmorphien, Schildthorax, weit auseinanderstehende Mamillen, Cubitus valgus) und Ödeme im Neugeborenenalter (Stahnke 2001). Weitere Organbeteiligungen können vorliegen (u. a. Fehlbildungen von Herz und Nieren, Schilddrüsenerkrankungen, Ohrfehlbildungen mit rezidivierenden Otitiden) (Saenger 1996; Sas et al. 2001). Die Häufigkeit liegt bei 1 : 1500–2500 weiblicher Neugeborenen (Saenger 1996; Ranke und Saenger 2001). In mehr als 50 % der Fälle liegt ein 45,X0 Karyotyp vor, die restlichen Patientinnen haben ein Mosaik oder strukturelle Abnormitäten des X-Chromosoms (Ranke et al. 1988a, 1999a; Rosenfeld et al. 1998). Meist wurde kein Unterschied im Wachstum zwischen den verschiedenen Karyotypen gesehen (Rochiccioli und Chaussain 1995; Ranke et al. 1999a; Tinklin und Betts 1999). Bei bis zu 32 % der Patientinnen kommt es zu einer gewissen Pubertätsentwicklung; nur ein kleiner Teil davon hat regelmäßige Menstruationen. Eine spontane Schwangerschaft ist sehr selten: In einer Studie mit insgesamt 522 Patientinnen sind von 84 Patientinnen mit spontaner Menarche 3,6 % schwanger geworden (Pasquino et al. 2000).

Ein Hauptproblem bei dem UTS ist die erhebliche Wachstumsstörung, sie beginnt schon pränatal und führt zu einer Endgröße, die etwa 20 cm unterhalb der Norm gesunder Frauen liegt (Ranke und Grauer 1994). Ursächlich spielt eine Haploinsuffizienz des *short-stature-homeobox-containing*(*SHOX*)-Gens auf der pseudoautosomalen Region der Geschlechtschromosomen eine entscheidende Rolle (Rao et al. 1997; Binder et al. 2000).

Die Mehrzahl der Patientinnen bildet ausreichend Wachstumshormon (GH) (Wit et al. 1992; Tinklin und Betts 1999). Es wird jedoch über niedrige spontane GH-Spiegel berichtet (Albertsson-Wikland und Rosberg 1991). Die GH-Sekretion bei UTS korreliert aber nicht mit dem Wachstum (Massarano et al. 1989; Tanaka et al. 1991), sondern wird stark durch das Übergewicht der Patienten beeinflusst (Tanaka et al. 1991). Das höhere Körpergewicht der Patientinnen kann niedrige GH-Spiegel erklären (Ranke et al. 1988a). Die Insulin-ähnlicher Wachstumsfaktor-I(IGF-I)-Werte im Serum sind jedenfalls normal oder niedrig-normal (Ranke et al. 1987; Massarano et al. 1989). Auch entspricht das Wachstum der Patientinnen mit UTS nicht dem Wachstum von Kindern mit verminderter GH-Sekretion (Ranke et

Tabelle 1. Verbesserte Endgröße bei UTS-Patientinnen nach GH-Therapie

Autoren	Patientinnen (n)	Chronologisches Alter (Jahre)	GH (IU/kg KG/Woche)	+ Oxandrolon (cm)	PAH (cm)	FH (cm)	Gewinn
Mittlere GH-Dosen							
Heinrichs et al. (1995)	31	12,2	1,0		144,9	151,3	6,45
Haeusler et al. (1996)	20	11,8	0,4 → 0,6	+	143,7	152,9	9,3
Nilsson et al. (1996)	16	12,1	0,7	+	145,7	154,2	8,5
Rosenfeld et al. (1998)	17	9,1	1,1		142,0	150,4	8,4
	43	9,9	1,1	+	141,8	152,1	10,3
Ranke et al. (1999a)	979	13,1	0,76	±[b]	145,8[a]	148,0[a]	5,8[a]
Schweizer et al. (2000)	33	11,8	0,75		147,4	152,2	4,8
Stahnke et al. (2002)	7	11,5	0,60 → 0,9		148,1	151,7	3,6
	15	11,7	0,60 → 0,9	+	147,2	155,1	7,9
	25	11,8	0,60 → 0,9	(+)[c]	146,4	152,8	6,4
Hohe GH-Dosen							
Carel et al. (1998)	17	11,0	0,9		143,1	148,3	5,2
	14	10,2	0,7 → 2,1		144,6	155,3	10,6
Sas et al. (1999a, b)	10	7,9	0,9		146,2	158,8	12,5
	10	8,6	0,9 → 1,4		146,6	161,0	14,5
	12	8,1	0,9 → 1,9		146,2	162,3	16,0

PAH, projizierte Endgröße; FH, Endgröße
[a] Medianwerte; [b] ±; [c] Oxandrolon wurde nur eine Zeit lang verabreicht. Eine Untergruppe erhielt Oxandrolon;

al. 1988a). Der Kleinwuchs bei UTS ist eindeutig nicht durch einen GH-Mangel verursacht (Wit et. al. 1992; Saenger 1996). Es besteht aber eine gewisse Endorgan-Resistenz gegenüber GH (Massarano et al. 1989; Albertsson-Wikland und Rosberg 1991; Wit et al. 1992; Tinklin and Betts 1999).

1.2 Wachstumsfördernde Therapie: frühe Therapieversuche

Ohne Therapie ist die mittlere Endgröße von Frauen mit UTS sehr niedrig: Sie liegt etwa 20 cm unterhalb der Norm gesunder Frauen (Ranke et al.1999a). Seit langem hat man versucht, das Wachstum dieser Patientinnen zu verbessern. In den 70er Jahre wurde dafür erstmals das anabole Steroid Oxandrolon eingesetzt. In einer Studie mit 14 relativ alten Patientinnen (mittleres Alter bei Beginn, 14 Jahre; mittleres Knochenalter, 11,2 Jahre) wurde damit eine Endgröße von etwa 150 cm erreicht; neun Patientinnen waren schließlich über 150 cm (bis 155,5 cm) groß (Stahnke et al. 1985). Insgesamt waren jedoch die Ergebnisse mit Oxandrolon allein wenig überzeugend.

Wegen des Mangels an hypophysärem Wachstumshormon (GH) konnten nur sehr kleine Gruppen von UTS-Patientinnen damit kurz behandelt werden (Rudman et al.1980; Stahnke 1984).

1.3 Studien vom Ende der 80er bis Anfang der 90 Jahre

Seit rekombinativ hergestelltes biosynthetisches GH zur Verfügung steht, wurden in zahlreichen Studien suprafysiologische Dosen von GH bei UTS-Patientinnen eingesetzt. Der Erfolg war jedoch oft nur sehr gering: Der durchschnittliche Gewinn durch eine solche Behandlung lag lediglich bei 0–3,6 cm. In diesen Studien wurden Östrogene zur Pubertätsinduktion meist relativ früh dazugegeben, und die GH-Dosis war oft niedrig (Rochiccioli und Chaussain 1995; van den Broek et al. 1995; Taback et al. 1996; Chu et al. 1997). Wegen der enttäuschenden Ergebnisse war diese Behandlung zeitweise umstritten (Taback et al. 1996; Carel et al. 1997; Donaldson 1997). In den letzten Jahren wurden jedoch sehr viel günstigere Ergebnisse mitgeteilt (siehe Tabelle 1).

Vorbild für viele Therapieversuche war eine amerikanische Studie mit 70 Turner-Patientinnen (Rosenfeld et al. 1998). Nach Randomisierung erhielten die Patientinnen nach einer ersten Phase entweder GH (0,375 mg/kg Körpergewicht [KG]/Woche bzw. 34 IU/m^2 Körperoberfläche [KOF]/Woche) oder diese GH-Dosis plus Oxandrolon (0,0625 mg/kg KG) täglich. Die Pubertät wurde spät induziert, die Patientinnen waren dann mindestens 14 Jahre alt und befanden sich mindestens 3 Jahre in der Studie. 60 Patientinnen, die bei Therapiebeginn 9,1–9,9 Jahre alt waren, hatten ihre Endgröße erreicht. Die mittlere letzte notierte Größe war bei den Patientinnen der Kombinationsgruppe (Therapie mit GH + Oxandrolon) etwas höher als bei der Gruppe, die nur GH erhalten hatte, obwohl diese länger mit GH behandelt worden waren (152,1 cm gegenüber 150,4 cm). Werden nur die Patienten berücksichtigt, die während der gesamten Therapie die Kombination aus GH + Oxandrolon bekommen hatten, dann liegt die Endgröße mit 154 cm noch deutlich höher. Der Gewinn an Zentimetern gegenüber der vor Therapiebeginn errechneten Endgröße ohne Behandlung war bei den Patientinnen, die z. T. von Anfang an, z. T. erst nach der ersten Therapiephase die Kombination erhalten hatten, signifikant höher trotz einer um 1,5 Jahre kürzeren Therapiedauer (10,3 cm gegenüber 8,4 cm).

In einer ähnlich strukturierten deutschen Studie wurde geprüft, ob durch mittlere Dosen von GH mit Oxandrolon und späte Induktion der Pubertät auch die Endgröße von relativ alten Patientinnen mit UTS verbessert werden kann (Stahnke et al. 2002).

91 Patientinnen mit einem mittleren chronologischen Alter bei 10,2 bzw. 10,5 Jahren und einem mittleren Knochenalter von 8,9 Jahren wurden in zwei Gruppen randomisiert. Während des 1. Jahres erhielt eine Gruppe GH (18 IU/m² KOF/Woche; (0,2 mg/kg KG/Woche) (Gruppe GH), die zweite Gruppe wurde mit derselben Dosis GH behandelt, zusätzlich wurde Oxandrolon (0,1 mg/kg KG /Tag) oral gegeben (Gruppe GH + OX). Im 2. Jahr wurde in der Gruppe GH die GH-Dosis auf 24 IU/m² KOF/Woche (0,27 mg/kg KG/Woche) und später auf 28 IU/m² KOF/Woche (0,31 mg/kg KG/Woche) angehoben; in der Gruppe GH + OX blieb die Dosis von GH unverändert, aber die Oxandrolon-Dosis wurde auf 0,05 mg/kg KG/Tag reduziert. Nach 2 Jahren Therapie bzw. später wurde dann auch in dieser Gruppe die GH-Dosis auf 24–28 IU/m² KOF/Woche (0,27–0,31 mg/kg KG/Woche) gesteigert infolge sinkender Wachstumsgeschwindigkeit.

Östrogene wurden bei ausbleibender spontaner Pubertät erst bei einem mittleren chronologischem Alter von 14,9 Jahren eingesetzt.

GH allein oder zusammen mit Oxandrolon führten zu einer deutlichen Verbesserung des Wachstums. Abbildung 1 zeigt das kumulierte Wachstum über 5 Jahre im Vergleich zum Wachstum ohne Therapie während dieser Zeit bei Verwendung der Normwerte von Ranke et al. (1988a) und Lyon et al. (1985). Am größten war der Effekt der Kombinationstherapie. Es kam zu keiner anhaltenden Akzeleration des Skelettalters.

47 Patientinnen hatten definitiv oder nahezu ihre Endgröße erreicht. Sie waren bei Therapiebeginn schon relativ alt mit einem mittleren Alter zwischen 11,5 und 11,8 Jahren. Die mittlere Endgröße betrug in Gruppe GH 151,7 ± 3,1 cm, in Gruppe GH + OX 155,1 ± 4,5 cm und bei Patieninnen, die eine Zeit lang die Kombinationstherapie erhalten hatten (Gruppe GH + transient OX), 152,8

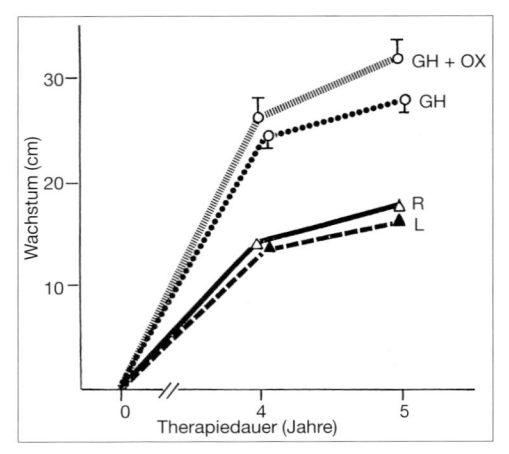

Abb. 1. Kumuliertes Wachstum (Mittelwert ± Standardabweichung) über 5 Jahre unter Therapie mit GH ± Oxandrolon im Vergleich zum Wachstum ohne Therapie nach Ranke et al. (1988a) (R, △——△) bzw. nach Lyon et al. (1985) (L, ▲----▲) (Stahnke et al. 2002)

± 3,8 cm. Der Unterschied zwischen Gruppe GH und Gruppe GH + OX war signifikant ($P < 0,05$). Die Differenz zwischen der „Erwachsenengröße" und der projizierten Endgröße bei Therapiestart (der Gewinn in Zentimetern) betrug 3,6 ± 2,6 cm in Gruppe GH, 7,9 cm ± 3,8 cm in Gruppe GH + OX und 6,4 cm ± 3,5 cm in GH + transient OX (Abb. 2). Der Gewinn war signifikant größer durch die Kombinationstherapie als durch die Behandlung mit GH allein ($P < 0.01$). Die Therapiedauer war nicht unterschiedlich. Abbildung 3 zeigt den individuellen Gewinn der 47 Patientinnen.

Erwartungsgemäß bestand eine signifikante negative Korrelation zwischen dem chronologischen Ausgangsalter und der erreichten „Endgröße" und eine positive Korrelation zwischen der Zielgröße und der „Erwachsenengröße".

Die anfängliche GH-Dosis in Gruppe GH war sicher zu niedrig für einen überzeugenden Effekt. Aber mittlere Dosen von GH (anfangs 18 IU/m² KOF/Woche bzw. 0,2 mg/kg KG/Woche, danach 24–28 IU/m² KOF/Woche bzw. 0,27–0,31 mg/kg KG/Woche) in Kombination mit Oxandrolon

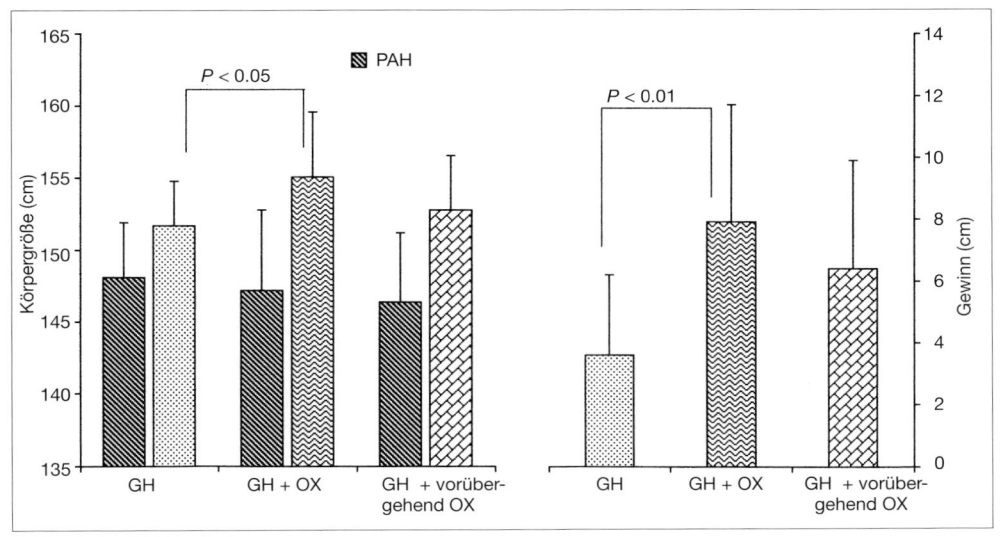

Abb. 2. „Endgröße" („near or at final height") und Gewinn in den drei Therapiegruppen an Körperlänge. *GH*, Wachstumshormon; *OX*, Oxandrolon; *PAH*, projizierte Erwachsenenlänge; *Gewinn*, Differenz zwischen letzter Körperlänge und PAH. (Stahnke et al. 2002)

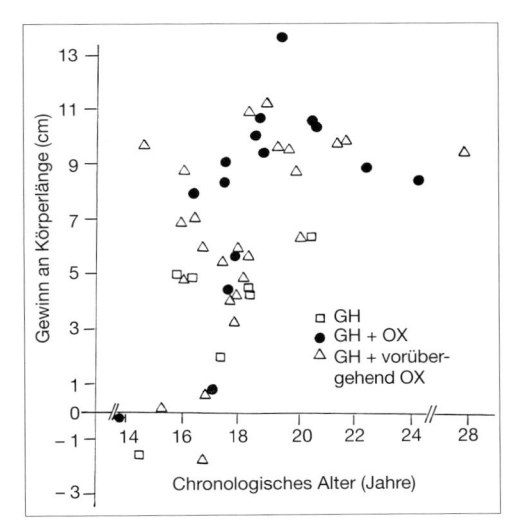

Abb. 3. Individueller Gewinn (net gain = Gewinn) der 47 Patientinnen: letzte Körperlänge – projizierte Erwachsenenlänge (Stahnke et al. 2002)

(0,05 mg/kg KG/Tag) hatten zu einer signifikanten Verbesserung der Endgröße auch bei relativ alten Patientinnen mit UTS geführt. Da einige Patientinnen noch wuchsen und ihre Endgröße noch nicht ganz erreicht hatten, waren die berichteten Ergebnisse eher zu niedrig.

Ähnlich günstige Resultate wurden auch von anderen Untersuchern publiziert; bei mittleren GH-Dosen erzielte man die besten Ergebnisse, wenn Oxandrolon dazugegeben wurde (Haeusler et al. 1996; Nilsson et al. 1996).

1.4 Neue Therapiestudien

Kürzlich wurden Ergebnisse einer Behandlung von UTS Patientinnen mit sehr viel höheren GH-Dosen berichtet. Angepasste Dosen bis zu 63 IU/m^2 KOF/Woche (0,7 mg/kg KG/Woche) führten zu einer Endgröße von 155,3 cm mit einem Gewinn von 10,6 cm (Carel et al. 1998). Dieses Ergebnis ist nur etwas besser als das der oben dargestellten Studien mit sehr viel niedrigeren Dosen (Haeusler et al. 1996; Nilsson et al. 1996; Stahnke et al. 2002). Ein gleicher Gewinn (10,3 cm) wurde in einer anderen Studie mit der niedrigeren GH-Dosis von GH 0,375 mg/kg KG/Woche (34 IU/m^2 KOF/Woche) + Oxandrolon erzielt (Rosenfeld et al. 1998).

In einer weiteren Studie erhielten drei Gruppen von Patienten unterschiedliche Dosen von GH: Die niedrigste Dosis betrug 28 IU/m^2 KOF/Woche (0,31 mg/kg KG/Woche), die höchste 56 IU/m^2 KOF/Woche (0,63 mg/kg KG/Woche) (Sas et al. 1999a). Die Patientinnen mit der höchsten Dosis wurden nur 3,5 cm größer als die mit der niedrigsten Dosis (162,3 cm gegenüber 158,8 cm). Alle Patientinnen waren bei Therapiebeginn sehr jung (mittleres Alter, 7,9, 8,1 und 8,6 Jahre), so dass man sowieso ein sehr gutes Wachstum erwarten musste (s. u.).

1.5 Einflussfaktoren beim Therapieerfolg

Dass die Therapieergebnisse bei UTS so unterschiedlich ausgefallen waren, hat verschiedene Gründe. Die erreichte Endgröße hängt stark von der Zielgröße aufgrund der Elterngröße ab, vom Alter der Patientinnen (jüngere wachsen besser), von der Dauer der Therapie und von der GH-Dosis (Rochiccioli et al. 1995; van den Broek et al. 1995; Carel et al. 1998; Ranke et al. 1999a, b; Tinklin und Betts 1999; Taback und van Vliet 1999; Sas et al. 1999a; Stahnke et al. 2002). Inzwischen ist ein mathematisches Prädiktionsmodell für das Wachstum unter GH-Therapie bei UTS entwickelt worden (Ranke et al. 1999b).

In mehreren Studien hatte sich gezeigt, dass die Kombination mit Oxandrolon die Ergebnisse verbesserte (Haeusler et al. 1996; Nilsson et al. 1996; Rosenfeld et al. 1998; Stahnke et al. 2002), diese Beobachtung ließ sich auch durch multiple lineare Regressionsanalysen nachweisen (Ranke et al. 1999a, b). Die zusätzliche Gabe dieses anabolen Steroids kann möglicherweise aus mehreren Gründen vorteilhaft sein (Saenger 1996; Rosenfeld 1998; Stanhope 2002): Da die Patientinnen in den ersten Jahren besser wachsen, haben sie in der Adoleszenz eine größere Körperlänge. Die Pubertät kann deshalb früher induziert werden (s. u.) und die Gesamtdauer der GH-Therapie ist kürzer. Außerdem können auch niedrigere GH-Dosen zusammen mit Oxandrolon sogar bei relativ alten Patientinnen wirksam sein (Stahnke et al. 2002). Oxandrolon sollte in niedriger Dosis eingesetzt werden, jedoch erst ab einem Knochenalter von 9 Jahren, um eine Akzeleration des Skelettalters zu vermeiden (Bettman et al. 1971; Nilsson et al. 1996; Saenger 1996; Joss et al. 1997; Ranke et al. 1999a, Stanhope 2002).

Es war lange umstritten, wann die Pubertät bei Mädchen mit UTS induziert werden soll (nur 10–32 % [s. o.] entwickeln spontan Pubertätszeichen). Es hat sich inzwischen klar herausgestellt, dass auch niedrige Östrogendosen das Knochenalter akzelerieren und damit die Endgröße verschlechtern können. Beispielsweise wurde in einer Studie mit GH + Oxandrolon (mittleres Alter bei Beginn, 12,1 Jahre) ein Gewinn von 8,5 cm erzielt, bei zusätzlicher Gabe von Östrogenen (100 ng/kg KG) (mittleres Alter bei Beginn der gesamten Therapie, 12,3 Jahre) schrumpfte der Gewinn auf 3,0 cm (Nilsson et al. 1996). Daher wird eine Pubertätsinduktion erst bei einem Alter von 14–15 Jahren empfohlen, falls die bereits erreichte Größe noch unbefriedigend ist (Haeusler et al. 1996; Nilsson et al. 1996; Ranke et al. 1999a; Tinklin und Betts 1999; Chernausek et al. 2000; Schweizer et al. 2000). Man riskiert bei später Pubertät kein erhöhtes Osteoporoserisiko bei Patientinnen mit UTS, da durch die Behandlung mit GH die Knochendichte zunimmt (Stahnke 1998). Jugendliche mit UTS unter GH-Therapie haben eine normale Knochenmineralisation und keine Osteoporose (Neely et al. 1993).

1.6 Risiken

Die Therapie von Patientinnen mit UTS mit GH allein oder in Kombination mit Oxandrolon ist relativ sicher. Bei unbehandelten Patientinnen mit UTS ist die Kohlenhydrattoleranz häufig gestört mit einer Inzidenz von 25–60 %. Ein Diabetes mellitus wird bei 15 % jenseits des 3. Lebensjahrzehnts manifest (Holl und Heinze 1991; Stahnke et al. 1992). Eine Behandlung mit Androgenen oder anabolen Steroiden kann die Insulinempfindlichkeit reduzieren und die Kohlenhydratverwertung verschlechtern (Stahnke et al. 1992).

Unter GH-Therapie kam es zu keiner persistierenden Störung der Kohlenhydratverwertung bei UTS-Patientinnen (Wilson et al. 1988; Takano et al. 1997; Filler et al. 1998; van Teunenbroek et al. 1999; Clayton und Cowell 2000; Stahnke et al. 2002). Die Insulinsekretion wird jedoch dosisabhängig durch GH bei UTS-Patientinnen im Sinne einer Insulinresistenz gesteigert (Weise et al. 1993; Filler et al. 1998; van Teunenbroek et al. 1999; Sas et al. 2000), Oxandrolon in hoher Dosierung (0,125 mg KG/kg täglich) führte zu einem signifikanten Anstieg von Insulin- und Glukosekonzentrationen (Wilson et al. 1988). Nach Beendigung der Therapie mit GH allein oder in Kombination mit niedrig dosiertem Oxandrolon normalisierten sich die Insulinspiegel wieder und fielen in den altersgemäßen Normalbereich ab (Saenger 1996; Joss et al. 2000). Dieses Ergebnis galt auch für die sehr hohen GH-Dosen (Sas 2000). Sehr selten kann eine GH-Behandlung zu einem Typ-2-Diabetes führen, besonders wenn bestimmte Risikofaktoren vorliegen (Cutfield et al. 2000).

Die Behandlung von UTS-Patientinnen mit GH hatte eher günstige Auswirkungen auf die Lipidwerte (van Teunenbroek et al. 1999). Androgene können den Lipidstoffwechsel aber negativ beeinflussen, da anabole Steroide Testosteronderivate sind (Stahnke et al. 1992). Die Kombination von GH mit niedrig dosiertem Oxandrolon führte jedoch zu keiner anhaltenden Verschlechterung der Lipidwerte (Stahnke et al. 2002).

Unter der hohen Oxandrolon-Dosis sah man bei wenigen Patientinnen Zeichen einer Virilisierung, nicht jedoch bei niedrigerer Dosierung (Donaldson 1997; Rosenfeld et al.1998; Tinklin und Betts 1999; Stahnke et al. 2002).

Sehr selten kann unter GH Therapie bei UTS ein Pseudotumor cerebri auftreten (Wilton 1999).

Durch die sehr hohen GH-Dosen (s. o.) wurde das Wachstum teilweise disproportioniert stimuliert: Noch stärker als die Körperlänge nahm die Fußlänge zu (Abb. 4) (Sas et al.1999b). Diese Wirkung spielte eine Rolle bei der Entscheidung der Patientinnen, die Therapie zu beenden.

Herz- und Kreislaufprobleme als Folge der wachstumsfördernden Therapie bei UTS wurden nicht beobachtet (Saenger 1996; Clayton und Cowell 2000).

Die Wirkungen von niedrigen und mittleren GH-Dosen beim UTS sind mittlerweile gut bekannt. Danach gilt eine GH-Therapie als sicher. Zu eventuell sehr spät auftretenden möglichen Folgen ist aber eine abschließende Stellungnahme noch nicht möglich (Sas et al. 2001). Mit den sehr hohen GH-Dosen liegen jedoch noch nicht ausreichend Erfahrungen vor.

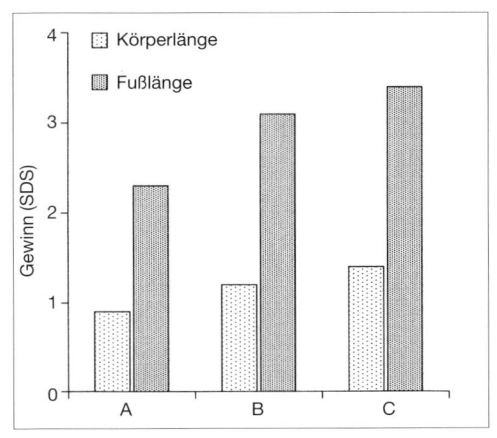

Abb. 4. Zunahme der Körperlänge und Fußlänge bei UTS-Patientinnen unter hochdosierter GH-Therapie. (Sas et al. 1999b)

1.7 Schlussfolgerung

Die GH-Behandlung sollte möglichst früh begonnen werden. Bei jungen UTS-Patientinnen wird durch GH in einer Dosis von etwa 28–30 IU/m² KOF/Woche (0,31–0,33 mg/kg KG/Woche) die Endgröße meist deutlich angehoben. Dass sich eine Verbesserung der Erwachsenengröße positiv auf die psychosozialen Funktionen bei UTS auswirkt, konnte kürzlich gezeigt werden (Juul et al.1999).

Bei unbefriedigendem Ansprechen auf GH allein kann ab einem Knochenalter von 9 Jahren die zusätzliche Gabe von Oxandrolon (0,05 mg/kg KG/Tag) den Therapieerfolg verbessern. Die Pubertät sollte spät (bei einem chronologischen Alter von 14–15 Jahren) induziert werden, falls die erreichte Länge im normalen Pubertätsalter noch nicht befriedigend ist. Höhere Dosen von GH scheinen allgemein nicht nötig zu sein. Bei Erfolglosigkeit sollte die GH-Behandlung abgebrochen werden. Die Behandlung mit GH allein oder in Kombination mit Oxandrolon gilt als sicher.

2 Noonan-Syndrom

2.1 Einleitung

Patienten mit Noonan-Syndrom (NS) ähneln phänotypisch Patientinnen mit UTS, es fehlt jedoch der für UTS charakteristische Chromosomenbefund. Noonan-Patienten haben ein typisches Gesicht mit Hypertelorismus, Ptosis, eng stehenden Augen, Epikanthus, herabgezogenem Mundwinkel, tief stehenden Ohrmuscheln, hohem Gaumen, Mikrognathie, tiefem Haaransatz sowie Schildthorax. Zu diesen Dysmorphiezeichen kommen bei 50–88 % kardiologische Probleme wie Pulmonalstenose bei 62 %, hypertrophe Kardiomyopathie bei 20–30 %, Sehstörungen bei 94 %, Gerinnungsstörungen, verzögerte Pubertät bei nahezu 100 %, Hodenhochstand bei 77 % der Jungen, Kleinwuchs sowie oft eine geistige Retardierung (Ranke et al. 1988b; Romano et al. 1996; Cotteril 1999; Otten und Noordam 1999; Dunger und Mohn 1999; Kelnar 2000).

Die Inzidenz des NS liegt bei 1 : 1000–2500 (Witt et al. 1986; Romano et al. 1996; Otten und Noordam 1999; Dunger und Mohn 1999; Kelnar 2000). Meist tritt das Syndrom sporadisch auf, bei etwa 20 % liegt eine Familiarität mit autosomal dominantem Erbgang vor (Ranke et al. 1988b; Otten und Noordam 1999; Dunger und Mohn 1999). Ein genetischer Defekt ist noch nicht entdeckt worden, aber es spricht einiges für eine chromosomale Störung auf dem langen Arm von Chromosom 12 (Cotteril 1999; Dunger und Mohn 1999; Otten und Noordam 1999; Kelnar 2000).

Solange kein eindeutiger genetischer Marker entdeckt wurde, muss die Diagnose klinisch erfolgen. Dabei kann ein Scoring-System behilflich sein; es muss aber berücksichtigt werden, dass der Phänotyp sich mit dem Alter ändert (Duncan et al. 1981; Ranke et al. 1988b; Cotteril 1999; Dunger und Mohn 1999; Otten und Noordam 1999).

Charakteristisch für dieses Syndrom ist eine Wachstumsstörung: Bei Geburt sind die Patienten normal groß, dann wachsen sie entlang der 3. Perzentile bzw. unterhalb davon. Der puberale Wachstumsspurt ist verzögert und vermindert (Witt et al. 1986; Ranke et al. 1988b; Dunger und Mohn 1999; Otten und Noordam 1999). Die mittlere Endgröße beträgt bei Männern 161,0–162,5 cm und bei Frauen 150,5–152,7 cm (Witt et al. 1986; Ranke et al. 1988b).

Ein GH-Mangel spielt offenbar bei diesem Syndrom keine entscheidende Rolle: Bei 10–45 % der Patienten sind zwar die GH-Spiegel nach Stimulation und spontan im Nachtprofil suboptimal, Insulin-ähnlicher-Wachstumsfaktor-I(IGF-I)- und IGF-bindendes-Protein-3(IGFBP-3)-Spiegel sind oft niedrig und steigen mit GH-Therapie, aber es gab keine Beziehung zwischen den Parametern der GH-Sekretion und den auxologischen Daten vor und unter GH-Therapie. Patienten mit normalen oder niedrigen GH-Spiegeln wuchsen gleich unter GH (Romano et al. 1996; Cotteril 1999; Dunger und Mohn 1999; Otten et al. 1999; Kelnar 2000; Noordam et al. 2001).

2.2 Wachstumsfördernde Therapie

Der Kleinwuchs dieser Patienten, die Ähnlichkeit mit dem UTS und Berichte über niedrige GH-Spiegel führten zu Therapieversuchen mit GH. Die Wertung dieser Studien ist problematisch: Meist wurden nur kleine Gruppen von Patienten über kurze Zeit behandelt (Übersicht bei Cotteril 1999; Dunger und Mohn 1999). Bisher gibt es keine prospektive Studie, die bis zur Endgröße durchgeführt wurde. Die Patienten wurden nicht randomisiert, auch fehlt es an Kontrollgruppen. In diesen Studien sind die Patientengruppen möglicherweise heterogen, da die Diagnose bisher nur klinisch möglich ist. Dadurch können eventuell Patienten mit einem ähnlichen Syndrom, aber keinem NS miterfasst worden sein. Sehr unterschiedlich waren auch die eingesetzten Dosen von GH (Cotteril 1999; Dunger und Mohn 1999; Kelnar 2000).

Die mit kleinen Gruppen über eine kurze Zeit durchgeführten Untersuchungen zeigten eine deutliche Verbesserung der Körperlänge und der Wachstumsgeschwindigkeit ohne wesentliche Nebenwirkungen.

Inzwischen sind auch zwei retrospektive Therapiestudien publiziert worden, in denen eine große Zahl von Patienten über längere Zeit mit GH behandelt wurden. Romano et al. (1996) berichtete über die Ergebnisse der National Cooperative Growth Study. Insgesamt 150 Patienten erhielten im Durchschnitt GH (0,3 mg/kg KG/Woche bzw. 27 U/m² KOF/Woche); das mittlere chronologische Alter lag vor Therapie bei 10,6 Jahren. Die Wachstumsgeschwindigkeit stieg im 1. Jahr von 4,3 cm auf 8,0 cm/Jahr an und lag dann in den nächsten 3 Jahren bei 6,9, 6,3 und 5,7 cm/Jahr. Die Körperlänge als Standard Deviation Score (SDS, Zahl der Standardabweichungen von dem altersentsprechenden Normwert) verbesserte sich von –3,3 auf –2,8, –2,6, –2,4 und –2,1 SDS. Sechs Patienten erreichten ihre Endgröße, davon überschritten drei ihre bei Therapiebeginn berechnete Wachstumsprognose (nach Bayley und Pinneau 1952). In dieser Untersuchung lagen die Patienten mit NS mit ihrem Wachstum zwischen mit GH behandelten Patientinnen mit UTS und Patienten mit idiopathischem GH-Mangel (Romano et al. 1996).

Über Therapieergebnisse aus der KIGS-Datenbank berichteten Otten und Noordam (1999): 143 Patienten (101 Jungen, 42 Mädchen) mit NS wurden mit GH behandelt. Die mittlere GH-Dosis war relativ niedrig: Sie lag bei Jungen bei 0,21 mg/kg KG/Woche (19 IU/m² KOF/Woche) und bei Mädchen bei 0,24 mg/kg KG/Woche (22 IU/m² KOF/Woche). Das mittlere chronologische Alter bei Therapiebeginn betrug 9,7 Jahre (Jungen) bzw. 9,9 Jahre (Mädchen). Über 5 Jahre wurde die mittlere Wachstumsrate von 3,9 auf 5,5, 5,7, 7,2, 5,0 und 5,1 cm/Jahr (Daten für Jungen) angehoben. Das Längendefizit wurde in diesen 5 Jahren deutlich reduziert: Die mittlere Körperlänge (in SDS-Werten bezogen auf die Standardwerte für normale Kinder von Tanner et al.1966) lag bei Therapiebeginn bei –3,0 SDS, in den folgenden Jahren dann bei –2,7, –2,5, –2,6, –2,3, –2,0 SDS (Abb. 5). Die projizierte Endgröße stieg in 5 Jahren bei Jungen um 12,8 cm, bei Mädchen um 7,2 cm.

18 Patienten erreichten unter der Therapie fast ihre Endgröße (Otten und Noordam 1999). Sie waren bei Therapiebeginn relativ alt (das chronologische Alter betrug schon 14,1 Jahre). Sie wurden durchschnittlich 4,7 Jahre mit GH behandelt. Vor Therapiestart wich ihre Länge um 3,7 SDS

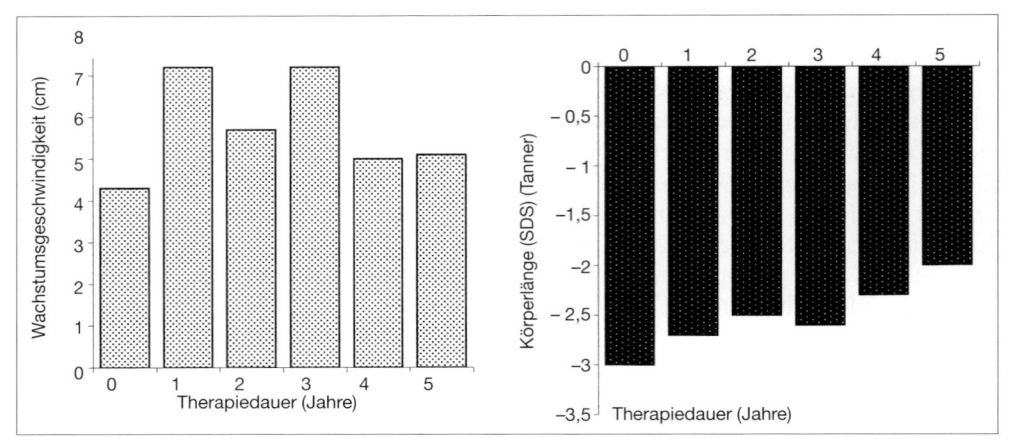

Abb. 5. Änderung von Wachstumsgeschwindigkeit und Körperlänge bei Patienten mit Noonan-Syndrom unter GH-Therapie. Bei Therapiebeginn, $n = 101$ Jungen; mittleres chronologisches Alter, 9,7 Jahre; GH-Dosis, 2,7 IU/m^2 KOF/Tag (KIGS-Datenbank). (Otten und Noordam 1999)

von der Norm ab (Tanner et al. 1966), nach Therapie nur noch um 2,1 SDS. Ihre Körperlänge hatte sich durchschnittlich um 1,5 SDS verbessert (Abb. 6). Dieser Gewinn war höher als bei einer vergleichbaren Gruppe von Patienten mit UTS; möglicherweise spielt hierbei der spontane, um 2 Jahre verspätete puberale Wachstumsschub bei NS-Patienten eine Rolle (Ranke et al. 1988b; Cotteril 1999; Dunger und Mohn 1999).

2.3 Risiken

In keiner Studie kam es zu ernsten Nebenwirkungen (Romano et al. 1996; Cotteril 1999; Dunger und Mohn 1999; Otten und Noordam 1999). Die Skelettentwicklung wurde nicht beschleunigt (Romano et al. 1996; Cotteril 1999; Kelnar 2000). Ein besonderes Problem stellen die kardiologischen Probleme von Patienten mit NS dar

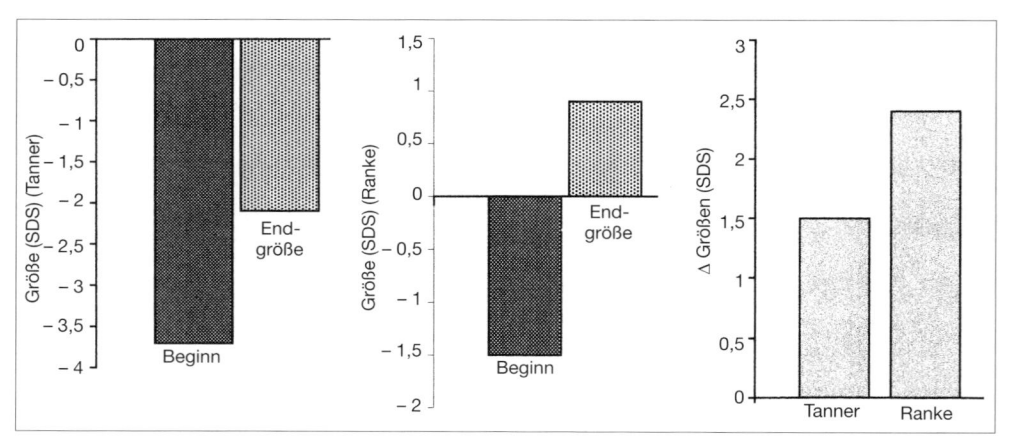

Abb. 6. Auswirkungen der GH-Therapie auf die Endgröße („near final height" von 18 Patienten mit Noonan-Syndrom. Bei Therapiebeginn mittleres chronologisches Alter, 14,1 Jahre; mittlere Therapiedauer, 4,7 Jahre (KIGS-Datenbank). (Otten und Noordam 1999)

(s. o.): Nicht selten haben sie eine hypertrophe Kardiomyopathie, die anfangs klinisch nicht unbedingt auffallen muss. Für diese Patienten könnte eine Behandlung mit GH ein Risiko darstellen. In den bisher publizierten Therapiestudien wurde kein negativer Effekt auf die kardiale Anatomie bei NS beobachtet (Cotteril 1999; Otten und Noordam 1999; Kelnar 2000). Dennoch sollten Patienten mit einer hypertrophen Kardiomyopathie von einer solchen Behandlung ausgeschlossen werden (Cotteril 1999; Dunger und Mohn 1999; Kelnar 2000).

2.4 Zusammenfassung

Bei vielen Patienten mit NS kann durch eine Behandlung mit GH offenbar das Wachstum verbessert werden. Die Therapie sollte möglichst früh begonnen werden, die GH-Dosis sollte wie bei der Therapie des UTS bei 28–30 IU/m² KOF/Woche (0,31–0,33 mg/kg KG/Woche) liegen. Ob durch eine solche Behandlung tatsächlich auch die Endgröße verbessert wird, kann aufgrund der mageren Datenlage derzeit nicht entschieden werden. Es fehlen entsprechende Studien. Das NS ist daher noch nicht als Indikation für eine GH-Therapie anerkannt. Daher bleibt zur Zeit nur die Möglichkeit, mit den Krankenversicherungen einen individuellen Therapieversuch auszuhandeln. Patienten mit einer hypertrophen Kardiomyopathie kommen für eine solche Behandlung nicht in Frage.

Literatur

Albertsson-Wikland K, Rosberg S (1991) Pattern of spontaneous growth hormone secretion in Turner syndrome. In: Ranke MB, Rosenfeld RG (Hrsg) Turner syndrome: growth promoting therapies. Excerpta Medica, Amsterdam, New York, Oxford, S 23–28

Bayley N, Pinneau S (1952) Tables for predicting adult height from skeletal age. J Pediatr 40:423–441

Bettmann HK, Goldman HS, Abramowicz M, Sobel EH (1971) Oxandrolone treatment of short stature: effect on predicted mature height. J Pediatr 79:1018–1023

Binder G, Schwarze CP, Ranke MB (2000) Identification of short stature caused by SHOX defects and therapeutic effect of recombinant human growth hormone. J Clin Endocrinol Metab 85:245–249

Carel J-C, Mathivon L, Gendrel C, Chaussain J-L (1997) Growth hormone therapy for Turner syndrome: evidence for benefit. Horm Res 48[Suppl 5]:31–34

Carel JC, Mativon L, Gendrel C, Ducret JP, Chaussain JL (1998) Near normalization of final height with adapted doses of growth hormone in Turner's syndrome. J Clin Endocrinol Metab 83:1462–1466

Chernausek SD, Attie KM, Car JF, Rosenfeld RG, Frane J (2000) Growth hormone therapy of Turner syndrome: the impact of age of estrogen replacement on final height. Genetech, Inc., Collaborative Study Group. J Clin Endocrinol Metab 85:2439–2445

Chu CE, Paterson WF, Kelnar CJH, Smail PJ, Greene SA, Donaldson MDC (1997) Variable effect of growth hormone on growth and final adult height in Scottish patients with Turner's syndrome. Acta Paediatr Scand 86:160–164

Clayton PE, Cowell CT (2000) Safety issues in children and adolescents during growth hormone therapy: a review. Growth Horm IGF Res 10:306–317

Cotteril AM (1999) Effectiveness of growth hormone therapy in Noonan syndrome. In: Hindmarsh PC (Hrsg) Current indications for growth hormone therapy. Karger, Basel, S 118–127 (Endocrine Development, Bd 1)

Cutfield WS, Wilton P, Bennmarker H, Albertsson-Wikland K, Chatelain P, Ranke MB, Price DA (2000) Incidence of diabetes mellitus and impaired glucose tolerance in children and adolescents receiving growth-hormone treatment. Lancet 355:610–613

Donaldson MDC (1997) Growth hormone therapy in Turner syndrome: current uncertainties and future strategies. Horm Res 48[Suppl 5]:35–44

Duncan WJ, Fowler RS, Farkas LG, Ross RB, Wright AW, Bloom KR, Huot DJ, Sondheimer HM, Rowe RD (1981) A comprehensive scoring system for evaluating Noonan syndrome. Am J Med Genet 10:37–50

Dunger DB, Mohn A (1999) Is there a role for GH therapy in Noonan syndrome? In: Monson JP (Hrsg) Challenges in growth hormone therapy. Blackwell Science, Oxford, S 36–53

Filler G, Amendt P, Kohnert KD, Devaux S, Ehrich JHH (1998) Glucose tolerance and insulin secretion in children before and during recombinant growth hormone treatment. Horm Res 50:32–37

Haeusler G, Schmitt K, Blümel P, Plöchl E, Waldhör Th, Frisch H (1996) Growth hormone in combination with anabolic steroids in patients with Turner syndrome: effect on bone maturation and final height. Acta Paediatr Scand 85:1408–1414

Heinrichs C, De Schepper J, Thomas M, Massa G, Craen M, Malvaux P, Ernould C, Francois I, DuCaju M, Vandeweghe M, Thiry-Counson G, Maes M, Bourguignon JP, and members of the Belgian Study Group for Pediatric Endocrinology (1995). In: Albertsson-Wikland K, Ranke MB (Hrsg) Turner syndrome in a lifespan perspective: research and clinical aspects. Elsevier, Amsterdam, S 137–147

Holl RW, Heinze E (1991) Gestörte Glucosetoleranz und Diabetes mellitus bei Ullrich-Turner-Syndrom. Monatsschr Kinderheilkd 139:676–680

Joss EE, Mullis PE, Werder EA, Partsch CJ, Sippell WG (1997) Growth promotion and Turner-specific bone age after therapy with growth hormone and in combination with oxandrolone: when should therapy be started in Turner syndrome? Horm Res 47:102–109

Joss EE, Zurbrügg RP, Tönz O, Mullis PE (2000) Effect of growth hormone and oxandrolone treatment on glucose metabolism in Turner syndrome. Horm Res 53:1–8

Juul A, Bernasconi S, Chatelain P, Hindmarsh P, Hochberg Z, Hokken-Koelega A, de Muinck Keizer- Schrama SMPF, Kiess W, Oberfield S, Parks J, Strasburger CJ, Volta C, Westphal O, Skakkebaek NE (1999) ESPE report: diagnosis of growth hormone (GH) deficiency and the use of GH in children with growth disorders. Horm Res 51:284–299

Kelnar CJH (2000) Growth hormone therapy in Noonan syndrome. Horm Res 53[Suppl 1]:77–81

Lyon AJ, Preece MA, Grant DB (1985) Growth curve for girls with Turner syndrome. Arch Dis Child 60:932–935

Massarano AA, Brook CGD, Hindmarsh PC, Pringle PJ, Teale JD, Stanhope R, Preece MA (1989) Growth hormone secretion in Turner's syndrome and influence of oxandrolone and ethinyl oestradiol. Arch Dis Child 64:587–592

Neely EK, Marcus R, Rosenfeld RG, Bachrach LK (1993) Turner syndrome adolescents receiving growth hormone are not osteopenic. J Clin Endocrinol Metab 76:861–866

Nilsson KO, Albertsson-Wikland K, Alm J, Aronson S, Gustafsson J, Hagenäs L, Häger A, Ivarsson SA, Karlberg J, Kriström B, Marcus C, Moell C, Ritzén M, Tuvemo T, Wattsgard C, Westgren U, Westphal O, Aman J (1996) Improved final height in girls with Turner's syndrome treated with growth hormone and oxandrolone. J Clin Endocrinol Metab 81:635–640

Noordam C, van der Burgt I, Sweep CGJ, Delemarre-van de Waal HA, Sengers RCA, Otten BJ (2001) Growth hormone (GH) secretion in children with Noonan syndrome: frequently abnormal without consequences for growth or response to GH treatment. Clin Endocrinol 54:53–59

Otten BJ, Noordam K (1999) Short stature in Noonan syndrome: demography and response to growth hormone treatment in KIGS. In: Ranke MB, Wilton P (Hrsg) Growth hormone therapy in KIGS: 10 years' experience. Edition J & J, Johann Ambrosius Barth Verlag, Heidelberg, S 269–280

Pasquino AM, Pucarelli I, Segni M (2000) Spontaneous puberty in Turner syndrome. In: Saenger P, Pasquino AM (Hrsg) Optimizing health care for Turner patients in the 21st century. Elsevier, Amsterdam, London, S 231–238

Ranke MB, Grauer ML (1994) Adult height in Turner syndrome: results of a multinational survey 1993. Horm Res 42:90–94

Ranke MB, Saenger P (2001) Turner's syndrome. Lancet 358:309–314

Ranke MB, Blum WF, Haug F, Rosendahl W, Attanasio A, Enders H, Gupta D, Bierich J (1987) Growth hormone, somatomedin levels and growth regulation in Turner's syndrome. Acta Endocrinol 116:305–313

Ranke MB, Stubbe P, Majewski F, Bierich JR (1988a) Spontaneous growth in Turner's syndrome. Acta Paediatr Scand 343[Suppl]:22–30

Ranke MB, Heidemann P, Knupfer C, Enders H, Schmaltz AA, Bierich JR (1988b) Noonan syndrome: growth and clinical manifestations in 144 cases. Eur J Pediatr 148:220–227

Ranke MB, Lindberg A, Chatelain P, Cutfield W, Albertsson-Wikland K, Wilton P, Price DA (1999a) Turner syndrome: demography, auxology and growth during growth hormone therapy in KIGS. In: Ranke MB, Wilton P (Hrsg) Growth hormone therapy in KIGS: 10 years' experience. Edition J & J, Johann Ambrosius Barth Verlag, Heidelberg, S 245–258

Ranke MB, Lindberg A, Chatelain P, Wilton P, Cutfield W, Albertsson-Wikland K, Price DA (1999b) Predicting the response to recombinant human growth hormone in Turner syndrome: KIGS models. Acta Paediatr Scand [Suppl]433:122–125

Rao E, Weiss B, Fukami M, Rump A, Niesler B, Mertz A, Muroya K, Binder G, Kirsch S, Winkelmann M, Nordsiek G, Heinrich U, Breuning MH, Ranke MB, Rosenthal A, Ogata T, Rappold A (1997) Pseudoautosomal deletion encompassing a novel homeobox gene cause of growth failure in idiopathic short stature and Turner syndrome. Nat Genet 16:54–62

Rochiccioli P, Chaussain JL (1995) Final height in patients with Turner syndrome treated with growth hormone (n = 117). In: Albertsson-Wikland K, Ranke MB (Hrsg) Turner syndrome in a life-span perspective: research and clinical aspects. Elsevier, Amsterdam, London, S 123–128

Romano AA, Blethen SL, Dana K, Noto RA (1996) Growth hormone treatment in Noonan syndrome: The National Cooperative Growth Study experience. J Pediatr 128:S18–S21

Rosenfeld RG, Attie KM, Frane J, Brasel JA, Burstein S, Cara JF, Chernausek S, Gotlin RW, Kuntze J, Lippe BM, Mahoney CP, Moore WV, Saenger P, Johanson AJ (1998) Growth hormone therapy of Turner's syndrome: beneficial effect on adult height. J Pediatr 132:319–324

Rudman D, Goldsmith M, Kutner M, Blackston D (1980) Effect of growth hormone and oxandrolone singly and together on growth rate in girls with X chromosomal abnormalities. J Pediatr 96:132–135

Saenger P (1996) Turner's syndrome. N Engl J Med 355:1749–1754

Sas TCJ, de Muinck Keizer-Schrama SMPF, Stijnen T, Jansen M, Otten BJ, Hoorweg-Nijman JJG, Vulsma T, Massa GG, Rouwé CW, Reeser HM, Gerver WJ, Gosen JJ, Rongen-Westerlaken C, Drop SLS (1999a) Normalization of height in girls with Turner syndrome after long-term growth hormone treatment: results of a randomized dose-response trial. J Clin Endocrinol Metab 84:4607–4612

Sas TCJ, Gerver WJM, de Bruin R, Stijnen T, Muinck Keizer-Schrama SMPF, Cole TJ, van Teunenbroek A, Drop SL (1999b) Body proportions during long-term growth hormone treatment in girls with Turner syndrome participating in a randomized dose-response trial. J Clin Endocrinol Metab 84:4622–4628

Sas TCJ, Muinck Keizer-Schrama SMPF, Stijnen T, Aanstoot HJ, Drop SLS (2000) Carbohydrate metabolism during long-term growth hormone (GH) treatment and after discontinuation of GH treatment in girls with Turner syndrome participating in a randomized dose-response study. J Clin Endocrinol Metab 85:769–775

Sas TCJ, Muinck Keizer-Schrama SMPF, the Dutch Advisory Group on Growth Hormone (2001) Turner's syndrome: a paediatric perspective. Horm Res 56[Suppl 1]:38–43

Schweizer R, Ranke MB, Binder G, Herdach F, Zapadlo M, Grauer ML, Schwarze CP, Wollmann HA (2000) Experience with growth hormone therapy in Turner syndrome in a single centre: low total height gain, no further gains after puberty onset and unchanged body proportions. Horm Res 53:228–238

Stahnke N (1984) Human growth hormone treatment in short children without growth hormone deficiency. N Engl J Med. 310:925–926

Stahnke N (1998) Growth hormone deficiency: growth hormone therapy in the transition from childhood to adult life. In: Ranke MB (Hrsg) Growth hormone over the human life span. Edition J & J, Johann Ambrosius Barth Verlag, Heidelberg, S 45–52

Stahnke N (2001) Wachstumsstörungen. In: Steinhausen HC (Hrsg) Entwicklungsstörungen im Kindes- und Jugendalter. Kohlhammer Verlag, Stuttgart, Berlin, Köln, S 1–21

Stahnke N, Lingstaedt K, Willig RP (1985) Oxandrolone increased final height in Turner's syndrome. Pediatr Res 19:620

Stahnke N, Stubbe P, Keller E (1992) Recombinant human growth hormone and oxandrolone in treatment of short stature in girls with Turner syndrome. Horm Res 37[Suppl 2]:37–46

Stahnke N, Keller E, Landy H and Serono study group (2002) Favourable final height outcome in girls with Ullrich-Turner syndrome treated with low-dose growth hormone together with oxandrolone despite starting treatment after 10 years. J Pediatr Endocrinol Metab 15: 129–138

Stanhope R (2002) Editorial: How should the short stature of girls with Turner syndrome be treated? J Pediatr Endocrinol Metab 15:127–128

Taback SP, Collu R, Deal CL, Guyda HJ, Salisbury S, Dean HJ, Van Vliet G (1996) Does growth-hormone supplementation affect adult height in Turner's syndrome? Lancet 348:25–27

Taback SP, van Vliet G (1999) Managing the short stature of Turner syndrome: an evidence-based approach to the suggestion of growth hormone supplementation. In: Hindmarsh PC (Hrsg) Current indications for growth hormone therapy. Karger, Basel, S 102–117 (Endocrine Development, Bd 1)

Takano K, Ogawa M, Tanaka T, Tachibana K, Fujita K, Hizuka N (1997) Clinical trials of GH treatment in patients with Turner's syndrome in Japan: a consideration of final height. Eur J Endocrinol 137:138–145

Tanaka T, Hibi I, Shizume K (1991) GH secretion capacity in Turner syndrome and its influence on the effect of GH treatment. In: Ranke MB, Rosenfeld RG (Hrsg) Turner syndrome: growth-promoting therapies. Excerpta Medica, Amsterdam, New York, Oxford, S 41–45

Tanner JM, Whitehouse RH, Takaishi M (1966) Standards from birth to maturity for height, weight, height velocity and weight velocity: British children, 1965. Arch Dis Child 41:454–471, 613–635

Tinklin TS, Betts PR (1999) What is the current status of GH therapy in children with Turner syndrome? In: Monson JP (Hrsg) Challenges in growth hormone therapy. Blackwell Science, Oxford, S 19–35

Van den Broek J, Massa GG, Attanasio A, Matranga A, Chaussain JL, Price DA, Aarskog D, Wit JM and the European Study Group (1995) Final height after long-term growth hormone treatment in Turner syndrome. J Pediatr 127:729–735

Van Teunenbroek A, de Muinck Keizer-Schrama SMPF, Aanstoot HJ, Stijen T, Hoogerbrugge N, Drop SLS (1999) Carbohydrate and lipid metabolism during various growth hormone dosing regimens in girls with Turner syndrome. Metabolism 48:7–14

Weise M, James D, Hartmann KH, Reinhardt D, Leitner Ch, Böhles HJ, Attanasio A and the German Lilly Ullrich-Turner-Syndrome Study Group (1993) Dose-dependent effect of growth hormone therapy on glucose metabolism in subjects with Turner syndrome. Horm Res 39[Suppl 2]:25–29

Wilson DM, Frane JW, Sherman B, Johanson AJ, Hintz RL, Rosenfeld RG and the Genentech Turner's Collaborative Group (1988) Carbohydrate and lipid metabolism in Turner syndrome: effect of therapy with growth hormone, oxandrolone, and a combination of both. J Pediatr 112:210–217

Wilton P (1999) Adverse events during GH treatment: 10 years' experience in KIGS, a pharmacoepidemiological survey. In: Ranke MB, Wilton P (Hrsg) Growth hormone therapy in KIGS: 10 years' experience. Edition J & J, Johann Ambrosius Barth Verlag, Heidelberg, S 349–364

Wit JM, Massarano AA, Kamp GA, Hindmarsh PC, Es Av, Brook CGD (1992) Growth hormone secretion in patients with Turner's syndrome as determined by time series analysis. Acta Endocrinol 127:7–12

Witt DR, Keena BA, Hall JR, Allanson JE (1986) Growth curves for height in Noonan syndrome. Clin Genet 30:150–153

8 Das Prader-Willi-Syndrom

BERTHOLD P. HAUFFA

1 Einführung

Bereits im ersten Bericht über das Syndrom, das später den Namen seiner Autoren tragen sollte, stellten Prader et al. (1956) Kleinwuchs und ausgeprägte Adipositas als Hauptsymptome dieser neuen Multisystemerkrankung mit hypothalamischer Beteiligung heraus. Bis 20 Jahre nach der Erstveröffentlichung konnte das Prader-Willi-Syndrom (PWS) nur anhand klinischer Kriterien diagnostiziert werden (Tabelle 1). Die Krankheit verläuft biphasisch mit muskulärer Hypotonie, Trinkschwäche sowie Ge-

Tabelle 1. Diagnostische Kriterien des Prader-Willi-Syndroms (in Anlehnung an Holm et al. 1993 und Cassidy 1997)

Haupt- kriterien	zentrale muskuläre Hypotonie im Säuglingsalter Trinkschwäche, Gedeihstörung (1. Lebensjahr) Beginn einer schnellen Gewichtszunahme ab Ende des 1. Lebensjahrs charakteristische Gesichtszüge Hypogonadismus und hypoplastisches Genitale (Skrotum, Penis, kleine Labien) Entwicklungsverzögerung, geistige Retardierung
Neben- kriterien	verminderte Kindsbewegungen typische Verhaltensauffälligkeiten Schlafstörungen/Schlafapnoen Kleinwuchs am Ende des Pubertätsalters Hypopigmentierung Akromikrie, geradlinige ulnare Begrenzung der Hände Strabismus convergens, Kurzsichtigkeit dickflüssiger, zäher Speichel Sprachstörungen selbst beigebrachte Exkoriationen der Haut („Knibbeln")
Zusatz- kriterien	hohe Schmerzschwelle verminderte Neigung zum Erbrechen Temperaturregulationsstörungen Skoliose, Kyphose prämature Adrenarche Osteoporose ungewöhnliche Geschicklichkeit beim Puzzlelegen

deihstörung in der Säuglingszeit und geht anschließend in einen Zustand der Hyperphagie mit Entwicklung einer massiven Adipositas über. Aufgrund dieses biphasischen Verlaufs und wegen der phänotypischen Variabilität des PWS in Kindheit und Jugendalter wurde die klinische Diagnose nicht selten verpasst oder unangemessen gestellt (Gillessen-Kaesbach et al. 1995a). Deshalb wurde schließlich ein international akzeptierter Konsens über die anzuwendenden diagnostischen Kriterien herbeigeführt (Holm et al. 1993).

Im Jahr 1981 wurde das PWS als erstes Krankheitsbild erkannt, das durch Mikrodeletionen hervorgerufen wurde. Damit hatte die Aufdeckung des genetischen Hintergrunds dieser Erkrankung auf molekularer Ebene begonnen (Ledbetter et al. 1981). Weitere große Aufmersamkeit erregte das PWS, als man es 1989 als erste Krankheit identifizierte, die durch gestörtes Imprinting und uniparentale Disomie verursacht wurde (Nicholls et al. 1989).

Die Ursache des Syndroms liegt im Verlust paternaler chromosomaler Aktivität in der Prader-Willi-Region auf Chromosom 15q11-q13. Dieser Verlust ist bei 70 % aller betroffenen Individuen durch paternale Deletion bedingt. 29 % aller Patienten weisen eine maternale uniparentale Disomie auf. Der Rest der Patienten hat einen Imprinting-Defekt (Horsthemke et al. 1997). Der Mechanismus, über den beteiligte Gene zu den Krankheitserscheinungen führen, ist noch unbekannt. Heute ist eine zweifelsfreie diagnostische Zuordnung zum PWS und eine Bestimmung der vorliegenden molekularen Klasse durch eine Kombination von Methylierungstest, Fluoreszenz-*in situ*-Hybridisierung (FISH) und anderen Techniken möglich (Fridman et al. 2000). Dies bedeutete, dass ein Teil früherer Studien, die auf klinisch diagnostizierten Patienten basierten, mit molekulargenetisch bestätigten und klassifizierten Patienten wiederholt werden mussten (Hauffa et al. 2000). Dies hieß weiterhin, dass man nun nach phänotypischen Unterschieden zwischen den PWS-Genotypen suchen konnte, nicht nur in Bezug auf die klinischen Zeichen, sondern auch in Bezug auf Körperzusammensetzung und Wachstum (Gillessen-Kaesbach et al. 1995b). Nicht zuletzt verbesserte die nun mögliche eindeutige diagnostische Zuordnung eines Patienten zum PWS die Voraussetzungen für die Evaluation therapeutischer Interventionen, z. B. des Einsatzes von Wachstumshormon (GH).

Im Folgenden soll das spontane Wachstum bei Kindern und Jugendlichen mit PWS vor dem Hintergrund der Funktionalität der somatotropen Achse dieser Patienten dargestellt und die Ergebnisse einer GH-Therapie in Bezug auf Wachstum und Körperzusammensetzung diskutiert werden.

2 Wachstum und Gewichtsentwicklung beim Prader-Willi-Syndrom

In den meisten Studien finden sich keine Unterschiede zwischen der Geburtslänge von Kindern beiderlei Geschlechts mit PWS und der Länge von gesunden Neugeborenen (Holm und Nugent 1982; Wollmann et al. 1998; Nagai et al. 2000). In diesen Studien bleibt jedoch unerwähnt, ob die auxologischen Daten gestationsalterkorrigiert wurden. Da die Prävalenz von Frühgeburtlichkeit und Übertragung mit 33 bis 43 % bei Schwangerschaften mit PWS-Kindern gegenüber der nicht betroffenen Bevölkerung signifikant erhöht ist (Hall und Smith 1972; Bray et al. 1983), ist es möglich, dass bestehende geringe Unterschiede in diesen Studien aus methodischen Gründen nicht aufgedeckt wurden. In einer kanadisch-deutschen Gemeinschaftsstudie, bei der nur am Termin geborene Kinder in die Analyse eingingen, lag die Geburtslänge männlicher und weiblicher Neugeborener mit PWS signifikant unter der gesunder Kinder

(Gillessen-Kaesbach et al. 1995b). Unterschiede zwischen den Genotypen gab es in dieser Studie in Bezug auf die Geburtslänge nicht.

Das Geburtsgewicht ist bei Neugeborenen mit PWS deutlich vermindert (Pozzan et al. 1992; Gillessen-Kaesbach et al. 1995b; Mitchell et al. 1996; Holm und Nugent 1982; Nagai et al. 2000). Diese Verminderung fällt mit einem Geburtsgewichts-Standard Deviation Score (SDS) von –0,87 bei männlichen und von –1,17 bei weiblichen Neugeborenen bei beiden Geschlechtern ähnlich aus (Wollmann et al. 1998). In einer Studie hatten Neugeborene mit paternaler Deletion ein geringeres Geburtsgewicht als PWS-Neugeborene ohne Deletion (Gillessen-Kaesbach et al. 1995b).

Bald nach der Geburt verlangsamt sich die Wachstumsgeschwindigkeit der PWS-Kinder deutlich. Im Alter von 12 bis 36 Monaten sinkt die individuelle Wachstumskurve bei über 50 % der betroffenen Kinder auf eine Position unterhalb der 3. Perzentile der Normalpopulation ab (Hall und Smith 1972; Holm und Nugent 1982; Butler und Meaney 1991; Hauffa et al. 2000; Nagai et al. 2000). Jenseits des 3. Lebensjahrs bis zum Erreichen eines pubertätsreifen Alters kann dann die Wachstumsgeschwindigkeit wieder normal sein. In dieser Altersgruppe liegt bereits die Hälfte der PWS-Kinder mit ihrer Körperhöhe zwischen der 3. und 50. Perzentile der Referenzpopulation, die andere Hälfte weist Körperhöhen unterhalb der 3. Perzentile auf. Bei dem Großteil der Patienten bleibt der Pubertätswachstumsschub aus oder ist vom Ausmaß her vermindert. Jenseits des 11. Lebensjahrs bei Mädchen und des 14. Lebensjahrs bei Jungen mit PWS fällt daher die Wachstumskurve weiter ab, bis sich ab einem Alter von 17,5 Jahren die 95. Perzentile der betroffenen Individuen nicht mehr von der 5. Perzentile der Normalpopulation unterscheidet (Butler und Meaney 1991; Wollmann et al. 1998; Hauffa et al. 2000). Das bedeutet, dass die Erwachsenengröße der PWS-Patienten in der Regel im kleinwüchsigen Bereich liegt (Mittelwerte aus Erwachsenenstudien, 154,7–161,6 cm bei PWS-Männern und 145,0–150,2 cm bei PWS-Frauen) (Holm und Nugent 1982; Greenswag 1987; Webb et al. 1995; Wollmann et al. 1998; Hauffa et al. 2000).

Im 1. Lebensjahr liegt das Gewicht der meisten Kinder im Normbereich. Ein nicht unerheblicher Anteil der Patienten leidet sogar an Untergewicht, bedingt durch Trinkschwäche und Fütterungsschwierigkeiten bei muskulärer Hypotonie (Hauffa et al. 2000; Nagai et al. 2000). Mit Beginn der Hyperphagie ab Ende des 1. Lebensjahrs setzt eine schnelle Gewichtszunahme ein, die in eine massive Adipositas übergeht, wenn es nicht gelingt, die Kalorienzufuhr zu kontrollieren. Die PWS-Kinder werden im Vergleich zu ihren gesunden Altersgenossen mit zunehmendem Alter immer schwerer. In einer Gruppe molekulargenetisch bestätigter PWS-Patienten überschnitt sich jenseits eines Alters von 5 Jahren der Bereich für das Gewicht zwischen der 5. und 50. Perzentile mit dem Bereich zwischen der 5. und 95. Perzentile gesunder Gleichaltriger (Hauffa et al. 2000). Die andere Hälfte aller Patienten dieser Altersgruppe weist ein deutlich erhöhtes Körpergewicht und einen massiv erhöhten Körpermassenindex (BMI) auf. Betrachtet man das Gewicht bezogen auf die einfache Körpergröße, liegen fast alle Patienten unter einer Körperlänge von 90 cm (entsprechend etwa einem Alter von 3 Jahren) im Normbereich. Wegen der schnellen Gewichtszunahme haben praktisch alle Patienten mit einer Körperhöhe über 120 cm den Normbereich in Richtung zu hohen Körpergewichts verlassen (Wollmann et al. 1998).

Der Körperfettgehalt bei PWS-Patienten ist gegenüber Gesunden erhöht. In der nicht betroffenen Bevölkerung steigt der mittlere Körperfettgehalt mit dem Alter an und ist beim weiblichen Geschlecht höher als beim männlichen Geschlecht. So lag der Mittelwert für den Körperfettgehalt, gemessen mit *dual energy X-ray absorption* (DEXA), bei gesunden Jungen und jungen Männern zwischen 11 und 15 %, bei Mädchen und jungen Frauen zwischen 15 und 24 % (Boot et al.; 1997, Ogle et al. 1995). Bei jungen Patienten mit PWS lag der Mittelwert für den Körperfettgehalt dagegen in verschiedenen Studien zwischen 42 und 51 % (Brambilla et al. 1997; Davies und Joughin 1992, 1993). Dem erhöhten Körperfettgehalt bei PWS entspricht eine erhöhte Fettfaltendicke sowohl am Stamm als auch an den Extremitäten (Butler und Meaney 1991; Hauffa et al. 2001). Zusätzlich ist die fettfreie Körpermasse bei PWS-Patienten vermindert. Dies ist bereits in den ersten Lebensjahren der Fall (Eiholzer et al. 1999). Später ist bei Kindern mit PWS die fettfreie Körpermasse auf 80–90 % der Norm, bei älteren Patienten auf 60–80 % der Norm reduziert (Brambilla et al. 1997).

Die ausgeprägte stamm- und hüftbetonte Adipositas und die veränderte Körperzusammensetzung mit Reduzierung der fettfreien Körpermasse und Erhöhung der Fettmasse ist mit einer erheblichen Morbidität und Frühmortalität bei jungen Erwachsenen mit PWS verbunden. Das Risiko für das Auftreten kardiovaskulärer Erkrankungen einschließlich Bluthochdruck, Thrombophlebitis, Diabetes Typ 2, chronischen Beinödemen und Schlafapnoe ist erhöht. Morbidität und Frühmortalität können reduziert werden, wenn es gelingt, das Körpergewicht der Patienten unter Kontrolle zu halten (Greenswag 1987; Cassidy et al. 1994).

In den bislang publizierten Untersuchungen, die das postnatale Wachstum und die Gewichtsentwicklung der Patienten in Hinblick auf ihre molekulare Klasse analysiert haben, fanden sich keine Hinweise auf Unterschiede zwischen den Genotypen (Hauffa et al. 2000; Nagai et al. 2000).

3 Die somatotrope Achse beim Prader-Willi-Syndrom

Die Dynamik von Längenwachstum und Gewichtsentwicklung sowie die Körperzusammensetzung beim PWS besitzt viele Ähnlichkeiten mit dem klinischen Bild von Patienten mit angeborenem GH-Mangel hypothalamo-hypophysärer Genese. Eine Beteiligung hypothalamischer Strukturen an der Pathogenese des PWS hatte bereits Prader postuliert. Darauf wiesen die Hyperphagie aufgrund eines gestörten Sättigungsgefühls, eine ausbleibende oder inkomplette Pubertätsentwicklung mit hypogonadotropem Hypogonadismus sowie Störungen der Temperaturregulation und eine erhöhte Schmerzschwelle hin (Prader 1981). Das pathologisch-anatomische Korrelat der hypothalamischen Beteiligung beim PWS besteht in einem deutlich herabgesetzten Volumen des Nucleus paraventricularis und einer herabgesetzten Zellzahl dieses Kerngebiets, mit 42 % vor allem die Oxytocin exprimierenden Neurone betreffend. Außerdem gibt es Hinweise auf eine Verminderung der Wachstumshormon-Releasing-Hormon (GHRH)-produzierenden Neurone des Nucleus arcuatus (Swaab 1997).

Zunächst wurde nur in Einzelfällen die GH-Sekretion bei Kindern mit PWS untersucht und häufig auch ein klassischer GH-Mangel gefunden. Systematische Untersuchungen der somatotropen Achse beim PWS folgten. Unter den gebräuchlichen pharmakologischen Tests der GH-Sekretion fiel der Arginininfusionstest bei 65 % ($n = 26$) (Fesseler und Bierich 1983; Thacker et al. 1998), der Insulinhypoglykämietest bei 78 % ($n = 54$) (Calisti et al. 1991; Angulo et al. 1996; Grosso et al. 1998), der L-Dopa-Test bei 81 % ($n = 64$) (Thacker et al. 1998; Calisti et al. 1991; Angulo et al. 1996) und der Clonidintest bei 94 % ($n = 110$) (Thacker et al. 1998; Angulo et al. 1996; Grosso et al. 1998; Costeff et al. 1990; Carrel et al. 1999) aller Patienten pathologisch aus. In praktisch allen untersuchten Fällen war die Spontansekretion von GH pathologisch vermindert ($n = 35$) (Costeff et al. 1990; Lindgren et al. 1998). Legt man der Diagnose eines GH-Mangels den pathologischen Ausfall von mindestens zwei Stimulationstests oder eines Tests und der Spontansekretion zugrunde, erfüllten 81 % ($n = 86$) aller PWS-Patienten diese Kriterien (Costeff et al. 1990; Calisti et al. 1991; Huw et al. 1992; Angulo et al. 1996; Grosso et al. 1998; Thacker et al. 1998). Allerdings waren nur bei einem Teil der so charakterisierten Patienten die Insulin-ähnlichen Wachstumsfaktor I (IGF-I)-Konzentrationen vermindert; bei anderen lagen sie im unteren Normbereich (Costeff et al. 1990; Huw et al. 1992; Angulo et al. 1996; Thacker et al. 1998). In verschiedenen Studien fanden sich mittlere IGF-I-SDS von –1,9 SDS (Huw et al. 1992) –0,7 SDS (Eiholzer et al. 1998a), –1,5 SDS (Lindgren et al. 1998) und –1,2 SDS (Carrel et al. 1999).

Ausgehend von der Beobachtung, dass auch bei gesunden Adipösen mit normaler Körperhöhe die GH-Freisetzung im Vergleich zu schlanken Individuen vermindert ist (Williams et al. 1984), wurde die verminderte Freisetzung von GH bei PWS zunächst auf die Adipositas der Patienten zurückgeführt und nicht als Ausdruck eines GH-Mangels angesehen. Wurden aber Kollektive von kleinwüchsigen gesunden Kindern und Kollektive gleichaltriger gesunder Kinder mit Adipositas als Vergleichsgruppe herangezogen, war erkennbar, dass die Antwort von GH auf pharmakologische Stimuli bei Kindern mit PWS noch deutlich geringer ausfiel als bei den oben genannten Gruppen (Ritzén et al. 1992; Cappa et al. 1993; Grugni et al. 1998). Außerdem waren die Freisetzung von GH und IGF-I-Konzentrationen bei adipösen und nicht adipösen Patienten mit PWS in gleicher Weise vermindert (Angulo et al. 1996; Corrias et al. 2000). Unter Berücksichtigung aller Befunde geht man heute davon aus, dass bei nahezu allen Kindern und Jugendlichen mit PWS eine Verminderung der GH-Sekretion vorliegt. Diese Verminderung bewegt sich über ein Spektrum vom kompletten GH-Mangel bis zu partiellen Formen eines GH-Mangels im Sinne einer neurosekretorischen Dysfunktion (Eiholzer et al. 2000a).

4 GH-Therapie beim PWS

Mit der Zahl der Untersuchungen, die eine Verminderung der GH-Sekretion als konstitutives Element des PWS bestätigten, wuchs das Interesse an Pilotstudien zur GH-Therapie bei PWS. Durch die weltweite Verfügbarkeit von rekombinantem humanem Wachstumshormon (rhGH) wurden solche Studien in größerem Umfang möglich. Erste Ergebnisse belegten nicht nur eine Zunahme der Wachstumsgeschwindigkeit und Normalisierung erniedrigter IGF-I-Konzentrationen unter GH, sondern auch eine signifikante Verminderung der Gewichtszunahme (Lee et al. 1987; Angulo et al. 1991). Diese Berichte zogen eine Fülle weiterer Untersuchungen nach sich, drei davon in Form randomisierter kontrollierter Studien (Hauffa 1997; Lindgren et al. 1998; Carrel et al. 1999). Zunächst wurden überwiegend PWS-Patienten behandelt, die die Kriterien eines klassischen GH-Mangels oder einer neurosekretorischen Dysfunktion erfüllten, später auch Patienten ohne vorherige Charakterisierung des somatotropen Status.

4.1 Längenwachstum

Die Ergebnisse einer GH-Therapie über das 1. Therapiejahr in Bezug auf das Längenwachstum ist in Tabelle 2 dargestellt. Es fällt auf, dass Studien, die eine Dosis im Bereich der herkömmlichen Substitutionsdosis bei GH-Mangel verwenden (0,02 mg/kg Körpergewicht [KG]/d, früher: 12–14 IU/m^2

Tabelle 2. Einfluss einer GH-Therapie auf das Längenwachstum über das 1. Therapiejahr bei Kindern mit PWS nach Studienart und GH-Dosis (SDS$_{CA}$ = Standardabweichungsscore bezogen auf das chronologische Alter)

Erstautor (Jahr)	GH-Dosis (mg/kg KG/d)	Körperhöhen-SDS$_{CA}$ zu Therapiebeginn	Δ Körperhöhen-SDS$_{CA}$ nach dem 1. Therapiejahr	Patienten (n)	Altersbereich zu Therapiebeginn (Jahre)
Offene, z.T. retrospektive Studien					
Schmidt et al. (2000)	0,02	−3,47	+ 0,7	10	7–16
Tauber et al. (2000)	0,015–0,03	−2,7	+ 1,1	14	3–14,5
Angulo et al. (1996)	0,027–0,04	−2,2	+ 1,0	30	2–16
Sipilä et al. (1998)	0,033	−0,83	+ 1,2	19	–
Eiholzer et al. (1998b)	0,037	−1,9	+ 1,0	12	0,6–14,6
Lee et al. (1993)	0,05	0,14	+ 0,74	5	5–13
kontrollierte, randomisierte Studien					
Carrel et al. (1999)	0,023–0,04	−1,1	+ 0,5	54	4–16
Lindgren et al. (1997)	0,033	−1,6	+ 1,2	15	3–12
Hauffa et al. (1997)	0,05	−2,2	+ 1,1	16	3–12
Lindgren et al. (1997)	0,066	−1,7	+ 1,6	14	3–12

(Lee et al. 1993; Angulo et al. 1996; Hauffa 1997; Lindgren et al. 1997; Eiholzer et al. 1998b; Sipilä et al. 1998; Carrel et al. 1999; Schmidt et al. 2000; Tauber et al. 2000)

Körperoberfläche [KOF]/d), ein geringeres initiales Aufholwachstum erzielen (Carrel et al. 1999; Schmidt et al. 2000). Steigert man die Dosis, steigt zunächst auch die Wachstumsantwort an, erreicht aber im Dosisbereich von 0,03–0,05 mg/kg KG/d mit einem Zuwachs an Körperhöhen-SDS von 1,0–1,2 ein Plateau, das von der Größenordnung her dem Ergebnis bei idiopathischem GH-Mangel vergleichbar ist. Es gibt Hinweise darauf, dass man mit Verwendung noch höherer Dosen (0,066 mg/kg KG/d) das initiale Wachstum weiter steigern kann (Lindgren et al. 1997). In diesem Dosisbereich wurden Nebenwirkungen auf den Glukosestoffwechsel beobachtet, so dass derzeit eine Dosierung von 0,035 mg/kg KG/d empfohlen wird. Das beschleunigte Längenwachstum wird im 2. Therapiejahr fortgesetzt; die Patienten gewinnen weitere 0,4 SD an Körperhöhe hinzu (Angulo et al. 1996; Carrel et al. 1999; Lindgren et al. 1997). In den Jahren 3–5 nach Therapiebeginn gleicht sich das beschleunigte

Wachstum mit Körperhöhenzuwächsen von 0,3–0,1 SD allmählich dem altersentsprechenden Wachstum an (Lindgren und Ritzén 1999). Diese Ergebnisse werden noch akzentuiert, vergleicht man sie mit dem Wachstum gleichaltriger unbehandelter PWS-Patienten (Kontrollgruppen) der randomisierten kontrollierten Studien. Diese Patienten verlieren über einen Zeitraum, der dem 1. Behandlungsjahr entspricht, durchschnittlich 0,1–0,25 SD an Körperhöhe (Carrel et al. 1999; Hauffa 1997; Lindgren et al. 1997). Das beschleunigte Wachstum der behandelten Patienten wird nicht durch einen beschleunigten Epiphysenschluss wieder aufgehoben: Der Zugewinn an Körperhöhe im 1. Jahr bleibt gleich, bezieht man ihn auf das Knochenalter (Hauffa 1997). So ist bei einer Langzeittherapie, die nicht zu spät einsetzt, eine verbesserte Endlänge zu erwarten. Bei den wenigen Patienten, die ihre Endlänge nach Therapie erreicht haben, wurde eine Erwachsenengröße im $\pm$ 2-σ-Bereich um die Zielgröße erreicht (Lindgren und Ritzén 1999). Sechs bis zum Abschluss ihres Längenwachstums behandelte japanische Jungen konnten ihre zu Behandlungsbeginn errechnete prospektive Endlänge um 10,3 cm übertreffen, fünf Mädchen verbesserten sich um 6,5 cm (Nagai et al. 2001). Auch die verkürzte Hand- und Fußlänge der Patienten glich sich im Laufe der Therapie aus (Eiholzer und l'Allemand 2000b).

4.2 Gewichtsentwicklung und Adipositas-Indizes

Für die betroffenen Familien hatte die in den Pilotstudien berichtete Verringerung des Körpergewichts der Patienten mindestens eine ebenso große Bedeutung wie die Beeinflussung des Längenwachstums. Die Effekte der Therapie auf Gewichtsentwicklung und Adipositas-Indizes im 1. Therapiejahr sind in Tabelle 3 dargestellt. Bei isolierter Betrachtung des Körpergewichts fand sich allerdings nur in wenigen Studien eine Annäherung an die Normalbevölkerung (Angulo et al. 1996; Eiholzer et al. 1998b). Dies ist nicht verwunderlich, wird doch eine durch Abnahme der Körperfettmasse bedingte Abnahme des Gesamtkörpergewichts durch eine Gewichtszunahme bei beschleunigtem Längenwachstum zum Teil mehr als ausgeglichen. So macht es mehr Sinn, die Längenentwicklung bezogen auf die Körperhöhe zu betrachten. Eine Verbesserung des Gewichts bezogen auf die Körperhöhe und den BMI war in drei Studien nachweisbar (Lindgren et al. 1998; Eiholzer et al. 1998b; Sipilä et al. 1998). Bei letzterer Studie war diese Verbesserung jedoch auf die jüngeren Kinder unter Therapie beschränkt. In weiteren, darunter auch zwei kontrollierten Studien verringerte sich der BMI oder der BMI-SDS nicht (Carrel et al. 1999; Hauffa 1997; Schmidt et al. 2000). Da sich der BMI-SDS bei unbehandelten PWS-Patienten mit zunehmendem Alter kontinuierlich erhöht (Hauffa et al. 2000), ist bereits ein ausbleibender Anstieg im Rahmen der Therapie als ein Erfolg zu werten. Durchgängig wurde eine Abnahme des Körperfetts und eine Zunahme der fettfreien Körpermasse unter GH-Therapie (bestimmt durch DEXA sowie CT Oberschenkel) gefunden (Tabelle 3). Dies ist in guter Übereinstimmung mit dem Nachweis verbesserter Muskelkraft (auch der Atemmuskulatur) sowie körperlicher Ausdauer der behandelten Patienten (Carrel et al. 1999; Eiholzer et al. 1998b). Da Hinweise auf eine veränderte Funktion der Muskelzellen von PWS-Patienten bisher fehlen, der Grundumsatz im Wesentlichen von der fettfreien Körpermasse abhängt und Muskelmasse und Grundumsatz der PWS-Patienten unter Behandlung signifikant erhöht waren (Sipilä et al. 1998), kann angenommen werden, dass Verbesserungen der Adipositas-Indizes und die Verminderung der fettfreien Körpermasse der Patienten durch erhöhten Energieumsatz in Ruhe sowie vermehrte Bewegung zustandekommen.

Tabelle 3. Einfluss einer GH-Therapie auf Adipositas-Indizes und Körperzusammensetzung über das 1. Therapiejahr bei Kindern mit PWS (alle Änderungen sind signifikant auf einem Niveau von $P = 0{,}05$ oder höher)

Parameter	vor Therapie	nach 12 Monaten Therapie	Wachstums-hormondosis (mg/kg KG/d)	Patienten (n)	Autor (Jahr)	Bemerkungen
Körpergewicht (SDS)	3,4	2,0	0,027–0,04	30	Angulo et al. (1996)	Studiengruppe 1
	1,1	0,4	0,037	6	Eiholzer et al. (1998b)	
Gewicht/Höhe (SDS)	3,8	1,2	0,037	6	Eiholzer et al. (1998b)	Studiengruppe 1
Körpermassenindex (SDS)	3,0	2,0	0,033	15	Lindgren et al. (1998)	Behandlungsgruppe
	3,5	1,1	0,037	6	Eiholzer et al. (1998b)	Studiengruppe 1
fettfreie Körpermasse (kg) (DEXA)	14,9	19,8	0,033	15	Lindgren et al. (1998)	Behandlungsgruppe
	13,2	16,7	0,037	6	Eiholzer et al. (1998b)	Studiengruppe 1
	20,5	25,6	0,023–0,04	35	Carrel et al. (1999)	Behandlungsgruppe
Körperfett (%) (DEXA)	40,0	30,9	0,033	15	Lindgren et al. (1998)	Behandlungsgruppe
	45,2	36,6	0,033	19	Sipilä et al. (1998)	–
	41,5	29,0	0,037	6	Eiholzer et al. (1998b)	Studiengruppe 1
	46,3	38,4	0,023–0,04	35	Carrel et al. (1999)	Behandlungsgruppe
CT Oberschenkel Muskelfläche (cm^2)	43,2	57,7	0,033	15	Lindgren et al. (1998)	Behandlungsgruppe
Fettfläche (cm^2)	96,8	72,8	0,033	15	Lindgren et al. (1998)	Behandlungsgruppe

DEXA, dual-energy X-ray absorptiometry
(Angulo et al. 1996; Lindgren et al. 1998; Eiholzer et al. 1998b; Sipilä et al. 1998; Carrel et al. 1999)

An metabolischen Wirkungen ist der in allen Therapiestudien beobachtete Anstieg der IGF-I-Serumkonzentrationen hervorzuheben. In zwei Studien verminderten sich erhöhte Cholesterin- und Low-density-Lipoproteine (LDL)-Cholesterinkonzentrationen unter Therapie, das High-density-Lipoprotein (HDL)-Cholesterin stieg an (Carrel et al. 1999; l'Allemand et al. 2000). Ob dies das kardiovaskuläre Langzeitrisiko der Patienten verbessert, bleibt abzuwarten.

4.3 Nebenwirkungen der GH-Therapie

Einige der bekannten Nebenwirkungen einer Therapie mit GH haben für Patienten mit PWS eine besondere Relevanz. Hierzu gehören die Entwicklung eines erhöhten intrakraniellen Drucks (Pseudotumor cerebri), das Risiko von Störungen der Glukosehomöostase und die Neuentwicklung oder Verschlimmerung einer bestehenden Skoliose.

Spontanes Auftreten eines „benignen" erhöhten intrakraniellen Drucks kommt bei Adipösen häufiger vor als bei Normalgewichtigen. GH, insbesondere in höheren Dosen, führt möglicherweise über eine Vermehrung von IGF-I im Liquor, vermittelt durch IGF-I-Rezeptoren am Plexus choroideus, zu einer Liquormehrproduktion mit Imbalance zwischen Produktion und Abfluss und nachfolgender Drucksteigerung. Wenn sie auftritt, wird sie meist innerhalb der ersten 12 Wochen einer GH-Therapie beobachtet. Kopfschmerzen, Sehstörungen, Übelkeit, Erbrechen und Irritabilität können erste Zeichen sein. Häufig liegt eine Stauungspapille vor. Bildgebende Verfahren ergeben in diesem Fall keine Hinweise auf einen intrakraniellen Tumor oder eine sonstige obstruktive Liquorabflussstörung (Malozowski et al. 1995). Bei drei Patienten mit PWS kam es in den ersten Wochen einer GH-Therapie zu Symptomen eines erhöhten intrakraniellen Drucks, bei einem Patienten zum Vollbild des Pseudotumor cerebri (Hauffa 1997; Carrel et al. 1999). Alle Symptome verschwanden ohne bleibende Schäden nach Aussetzen der Therapie und traten nach Wiederaufnahme der Therapie nicht mehr auf. Ob man das Auftreten eines Pseudotumor cerebri durch einschleichende Dosierung völlig vermeiden kann, bleibt offen. Bei sehr adipösen Patienten ist die Aufnahme der Therapie mit der Hälfte der errechneten Dosis über die ersten 4 Wochen zu empfehlen.

Extreme Adipositas zählt zu den Risikofaktoren für die Entwicklung eines Diabetes Typ 2. Eine GH-Therapie kann eine Insulinresistenz induzieren und geht mit einem geringfügig erhöhten Risiko der Entwicklung eines Diabetes Typ 2 einher (Cutfield et al. 2000). PWS-Patienten weisen bezüglich ihrer Glukosehomöostase Besonderheiten auf. Ihre β-Zellantwort auf Glukose ist herabgesetzt, die hepatische Insulinextraktion ist, selbst in Vergleich zu einer adipösen Vergleichsgruppe, erhöht. Es liegt eine Dissoziation zwischen dem Grad der Adipositas und der Insulinresistenz vor (Schuster et al. 1996). Die Prävalenz eines Diabetes mellitus bei älteren Patienten mit PWS wird mit 7–19 % angegeben und ist damit gegenüber der Normalpopulation erhöht (Cassidy 1984; Greenswag 1987). Unter Therapie mit GH fiel bei Patienten mit PWS die Glucose-Assimilationsrate ab. In den meisten Studien stellten sich bei den Patienten erhöhte Nüchterninsulinwerte ein. Zwei von 15 Patienten im Hochdosisarm (0,066 mg/kg KG/d) einer Studie (Lindgren und Ritzén 1999) entwickelten einen Diabetes mellitus mit den Charakteristika eines Typ 2, der mit schneller Gewichtszunahme dieser Kinder unter Therapie vergesellschaftet war. Beendigung der GH-Therapie führte in diesen Fällen zu einer Normalisierung des Glukosestoffwechsels. Gute Überwachung einer GH-Therapie bei PWS in Bezug auf den Glukosestoffwechsel ist daher unabdingbar. Bei Patienten mit rascher Gewichtszunahme unter Therapie und Entwicklung einer gestörten Glukosetoleranz sollte die Therapie unterbrochen und zusätzliche Maßnahmen zur Gewichtsreduktion eingeleitet werden.

Die Prävalenz einer Skoliose in der Bevölkerung hängt von ihrer Definition ab. Bei einem Skoliosewinkel von > 10° liegt sie bei 1,5–3 %, bei > 20 % bei 0,3–0,5 %, bei > 30 % bei 0,2—0,3 %. Entwicklung und Fortschreiten einer bestehenden Skoliose sind mit Zeiten beschleunigten Wachstums assoziiert, ein direkter Zusammenhang mit GH-Konzentrationen im Blut ist nicht belegt (Allen 1996). Mit einer Prävalenz von 70 % einer milden Skoliose (< 20°) gehört das PWS zu den Erkrankungen mit einem erhöhten Skolioserisiko (Carrel et al. 1999). Die Entwicklung oder das Fortschreiten einer Skoliose bei Kindern mit PWS unter GH-Therapie wird unterschiedlich angegeben. 7 von 30 behandelten Kindern entwickelten eine oder schritten zu einer Skoliose mit einem Winkel > 20° fort (Angulo et al. 1996). In der schwedischen Studie wurde im 1. Jahr kein schweres Fortschreiten einer Skoliose (> 20°) bei behandelten oder Kontrollpatienten beobachtet (Lindgren et al. 1998). In der amerikanischen Studie lag der mittlere Skoliosewinkel vor Therapie zwischen 9° (Therapiegruppe) und 14° (Kontrollgruppe). Nach einem Jahr der Therapie war der Winkel in der Kontrollgruppe auf 16° und in der Therapiegruppe auf 12° gestiegen. Der Anstieg in beiden Gruppen unterschied sich nicht signifikant (Carrel et al. 1999). Wenn unter GH-Therapie eine schmerzhafte Skoliose auftritt oder eine bestehende Skoliose sehr schnell fortschreitet, ist im Einzelfall nach Konsultation mit dem behandelnden Orthopäden über eine Beendigung der Therapie zu entscheiden.

5 Voraussetzungen für eine Durchführung der GH-Therapie

Nachdem die Ergebnisse der kontrollierten Studien veröffentlicht waren, setzte sich eine internationale Gruppe von Wissenschaftlern und in der Betreuung von PWS-Patienten aktiven Therapeuten in einem Konsensusstatement dafür ein, die Therapie mit GH allen Kindern mit PWS zugänglich zu machen (Lee et al. 2001). In Deutschland ist seit dem Sommer 2000 ein GH-Präparat (Gentropin) zur Behandlung von Kindern mit PWS zugelassen (empfohlene Dosierung 0,035 mg/kg KG, maximale Tagesdosis 2,5 mg). Ziel der Zulassung ist die Verbesserung des Wachstums und der Körperzusammensetzung. Die Anwendung ist nicht an den Nachweis eines GH-Mangels gebunden und kann daher ohne vorherige belastende Tests der somatotropen Achse erfolgen. Die Anwendung soll sich jedoch an Voraussetzungen orientieren, die die Arbeitsgemeinschaft für Pädiatrische Endokrinologie (Sektion Pädiatrische Endokrinologie der Deutschen Gesellschaft für Endokrinologie) in einer Empfehlung veröffentlicht hat (Schönau et al. 2001). Dazu gehört, dass GH nur bei molekulargenetisch gesichertem PWS eingesetzt wird. Derzeit sollte das Mindestalter bei Therapiebeginn 2 Jahre betragen. Die Behandlung darf nicht zu spät beginnen; sie sollte in der Vorpubertät oder spätestens in der frühen Pubertät bei einem Knochenalter von < 12 Jahren bei Mädchen und < 14 Jahren bei Jungen eingeleitet sein.

Es muss ein Kleinwuchs (Körperhöhe < –2 SD) und/oder eine Adipositas (hier definiert als Adipositas-Indizes wie Gewicht/Größe, Trizeps- oder subscapulare Hautfaltendicke oder BMI > 97. Perzentile) vorliegen. Entscheidend ist, dass die GH-Therapie in ein ganzheitliches Therapiekonzept (Ernährungsberatung, Physiotherapie, Familientherapie, Sozialberatung, Eltern-

und Patientenselbsthilfegruppe) eingebunden ist. Die Dauer der Therapie ist auf die Phase des Wachstums beschränkt. Die empfohlene Diagnostik vor Therapiebeginn ist in Tabelle 4 dargestellt.

Die Langzeiterfahrungen mit dieser Therapie sind begrenzt, viele Fragen in Bezug auf die GH-Therapie bei PWS bleiben noch offen. So ist der optimale Zeitpunkt des Therapiebeginns nicht bekannt. Es wäre denkbar, dass bei jüngeren, diätetisch gut geführten Kindern mit PWS durch einen frühen Behandlungsbeginn eine Adipositas ganz vermieden werden könnte. Eine entsprechende Studie wird derzeit in den USA durchgeführt. Obwohl sich eine GH-Dosis von 0,035 mg/kg KG/Tag als Anfangsdosierung bewährt hat, ist unklar, ob und nach welchen Kriterien die Dosierung im weiteren Therapieverlauf angepasst werden sollte, insbesondere auch, welche Bedeutung in dieser Hinsicht erhöhten IGF-I-Werten unter Therapie zukommt.

Einzelbeobachtungen eines schlechteren therapeutischen Ansprechens der Adipositas-Indizes in der Spätpubertät (Eiholzer et al. 1998b) lässt die Frage aufkommen, wie es mit der GH-Therapie nach Abschluss des Längenwachstums weitergehen soll. Ob sich die Körperzusammensetzung und die kardiovaskulären Riskofaktoren über diesen Zeitpunkt hinaus mit GH positiv beeinflussen lassen, muss in Untersuchungen mit erwachsenen PWS-Patienten geklärt werden. Ferner ist eine Dokumentation des Therapieverlaufs und eine Langzeitbeobachtung der in der Kindheit behandelten Patienten über die Kindheit hinaus erforderlich, um mögliche Spätfolgen der Therapie nicht zu übersehen.

Tabelle 4. Empfehlungen zur Diagnostik vor Aufnahme einer Wachstumshormontherapie bei Prader-Willi-Syndrom

Auxologie
Größen- und Gewichtsverlauf mindestens 6 Monate vor Therapiebeginn
aktuelle Messung von Körperhöhe und Gewicht
    (+ Berechnung von Gewicht/Höhe und Körpermassenindex)
Fettfaltenmessung (Triceps und subscapulär), Oberarmumfang
Optional: Messung des Körperfetts und der fettfreien Körpermasse (DEXA),
    Knochendichtemessung, periphere quantitative Computertomographie (pQCT)
    Messung der Muskelkraft
Pubertätsstadien (Tanner)

Labordiagnostik
Blutbild, Elektrolyte, Leber-, Nierenwerte, Gesamteiweiß, Blutgasanalyse, Urinstatus
Cholesterin (mit HDL/LDL), Triglyzeride, Lp(a)
TSH, fT_4, IGF-I, IGFBP 3, DHEA-S, LH, FSH, (E_2/Testosteron)
Insulin/Glukose-Quotient (nüchtern), HbA_{1c}
oraler Glukosetoleranztest (oGTT) mit Insulin/Glukosemessung im Verlauf
    (z.B. 0–30–60–90–120 Min.). Bei Schwierigkeiten, einen stabilen Zugang für die Dauer des Tests zu etablieren: Messung von Glukose kapillär bei 0 und 120 Min.
    Danach Wiederholung des oGTT in jährlichen Abständen.

Sonstige Diagnostik
Essprotokoll
EKG, Echokardiogramm
Röntgen: linke Hand (Knochenalter), Wirbelsäule (nur bei klinischem Verdacht auf Skoliose.
    Cave: Schwierigkeit des Erkennens einer mäßiggradigen Skoliose bei extremer Adipositas!)

(Modifiziert nach Schönau et al. 2001; Eiholzer et al. 2001)

Zusammenfassung

Das PWS geht mit unzureichendem Längenwachstum, Adipositas, vermehrter Körperfettmasse und in den meisten Fällen mit verminderter GH-Sekretion einher und stellt eine neue Indikation für die Behandlung mit Wachstumshormon dar. Die GH-Therapie muss in ein Gesamtkonzept der Behandlung des PWS eingebettet sein. Unter der Therapie kommt es zu einer Verbessserung des Längenwachstums; die Geschwindigkeit der Gewichtszunahme wird bei vielen Kindern gebremst. Die Körperzusammensetzung ändert sich im Sinne einer Verminderung der Fett- und Erhöhung der Muskelmasse. Die Bewegungsfreude der Patienten und ihre Ausdauer nehmen zu. Besonderheiten des PWS, die zu Nebenwirkungen der GH-Therapie prädestinieren, müssen im Therapieverlauf berücksichtigt werden. Über die Langzeitnebenwirkungen der GH-Therapie bei Kindern und Jugendlichen mit PWS ist noch wenig bekannt.

Literatur

Allen DB (1996) Safety of human growth hormone therapy: Current topics. J Pediatr 128 (5 PT 2):S8–S13

Angulo M, Castro-Magana M, Uy J (1991) Pituitary evaluation and growth hormone treatment in Prader-Willi syndrome. J Pediatr Endocrinol 4:167–173

Angulo M, Castro-Magana M, Mazur B, Canas JA, Vitollo PM, Sarrantonio M (1996) Growth hormone secretion and effects of growth hormone therapy on growth velocity and weight gain in children with Prader-Willi syndrome. J Pediatr Endocrinol Metab 9(3):393–400

Boot AM, Bouquet J, De Ridder MAJ, Krenning EP, Keizer-Schrama SMPFD (1997) Determinants of body composition measured by dual-energy X-ray absorptiometry in Dutch children and adolescents. Am J Clin Nutr 66(2):232–238

Brambilla P, Bosio L, Manzoni P, Pietrobelli A, Beccaria L, Chiumello G (1997) Peculiar body composition in patients with Prader-Labhart-Willi syndrome. Am J Clin Nutr 65(5):1369–1374

Bray GA, Dahms WT, Swerdloff RS, Fiser RH, Atkinson RL, Carrell RE (1983) The Prader-Willi syndrome: A study of 40 patients and review of the literature. Medicine (Baltimore) 62:59–80

Butler MG, Meaney FJ (1991) Standards for selected anthropometric measurements in Prader-Willi syndrome. Pediatrics 88:853–860

Calisti L, Giannessi N, Cesaretti G, Saggese G (1991) Endocrine study in the Prader-Willi syndrome. Apropos of 5 cases. Minerva Pediatr 43(9):587–593

Cappa M, Grossi A, Borrelli P, Ghigo E, Bellone J, Benedetti S et al (1993) Growth hormone (GH) response to combined pyridostigmine and GH-releasing hormone administration in patients with Prader-Labhart-Willi syndrome. Horm Res 39:51–55

Carrel AL, Myers SE, Whitman BY, Allen DB (1999) Growth hormone improves body composition, fat utilization, physical strength and agility, and growth in Prader-Willi syndrome: A controlled study. J Pediatr 134(2):215–221

Cassidy SB (1984) Prader-Willi syndrome. Curr Probl Pediatr 14: 1-55

Cassidy SB (1997) Prader-Willi syndrome. J Med Genet 34(11):917–923

Cassidy SB, Devi A, Mukaida C (1994) Aging in Prader-Willi syndrome: 232 patients over age 30 years. Proc Greenwood Genet Center 13:102–103

Corrias A, Bellone J, Beccaria L, Bosio L, Trifiro G, Livieri C et al (2000) GH/IGF-1 axis in Prader-Willi syndrome: evaluation of IGF-1 levels and of the somatotroph responsiveness to various provocative stimuli. Genetic Obesity Study Group of Italian Society of Pediatric Endocrinology and Diabetology. J Endocrinol Invest 23(2):84–89

Costeff H, Holm VA, Ruvalcaba R, Shaver J (1990) Growth hormone secretion in Prader-Willi syndrome. Acta Paediatr Scand 79:1059–1062

Cutfield WS, Wilton P, Bennmarker H, Albertsson-Wikland K, Chatelain P, Ranke MB et al (2000) Incidence of diabetes mellitus and impaired glucose tolerance in children and adolescents receiving growth-hormone treatment. Lancet 355(9204):610–613

Davies PS, Joughin C (1992) Assessment of body composition in the Prader-Willi syndrome using bioelectrical impedance. Am J Med Genet 44(1):75–78

Davies PS, Joughin C (1993) Using stable isotopes to assess reduced physical activity of individuals with Prader-Willi syndrome. Am J Ment Retard 98(3):349–353

Eiholzer U, Stutz K, Weinmann C, Torresani T, Molinari L, Prader A (1998a) Low insulin, IGF-1 and IGFBP-3 levels in children with Prader-Labhart-Willi syndrome. Eur J Pediatr 157(11):890–893

Eiholzer U, Gisin R, Weinmann C, Kriemler S, Steinert H, Torresani T et al (1998b) Treatment with human growth hormone in patients with Prader-Labhart-Willi syndrome reduces body fat and increases muscle mass and physical performance. Eur J Pediatr 157(5):368–377

Eiholzer U, Blum WF, Molinari L (1999) Body fat determined by skinfold measurements is elevated despite underweight in infants with Prader-Labhart-Willi syndrome. J Pediatr 134(2):222–225

Eiholzer U, Bachmann S, l'Allemand D (2000a) Is there growth hormone deficiency in Prader-Willi syndrome? Six arguments to support the presence of hypothalamic growth hormone deficiency in Prader-Willi syndrome. Horm Res 53 Suppl 3:44–52

Eiholzer U, l'Allemand D (2000b) Growth hormone normalises height, prediction of final height and hand length in children with Prader-Willi syndrome after 4 years of therapy. Horm Res 53(4): 185-192

Eiholzer U, l'Allemand D (2001) Appendix III: Recommendations for management of children with Prader-Willi Syndrome under growth hormone treatment. In: Eiholzer U (Hrsg) Prader-Willi Syndrome. effects of human growth hormone treatment. Basel: Karger, S 98–100

Fesseler WH, Bierich JR (1983) Prader-Labhart-Willi syndrome. Monatsschr Kinderheilkd 131(12):844–847

Fridman C, Varela M C, Kok F, Setian N, Koiffmann C P (2000) Prader-Willi syndrome: genetic tests and clinical findings. Genet Test 4(4):387–392

Gillessen-Kaesbach G, Gross S, Kaya-Westerloh S, Passarge E, Horsthemke B (1995a) DNA methylation based testing of 450 patients suspected of having Prader-Willi syndrome. J Med Genet 32:88–92

Gillessen-Kaesbach G, Robinson W, Lohmann D, Kaya-Westerloh S, Passarge E, Horsthemke B (1995b) Genotype-phenotype correlation in a series of 167 deletion and non-deletion patients with Prader-Willi syndrome. Hum Genet 96(6):638–643

Greenswag LR (1987) Adults with Prader-Willi syndrome: a survey of 232 cases. Dev Med Child Neurol 29:145–152

Grosso S, Cioni M, Buoni S, Peruzzi L, Pucci L, Berardi R (1998) Growth hormone secretion in Prader-Willi syndrome. J Endocrinol Invest 21(7):418–422

Grugni G, Guzzaloni G, Moro D, Bettio D, De Medici C, Morabito F (1998) Reduced growth hormone (GH) responsiveness to combined GH-releasing hormone and pyridostigmine administration in the Prader-Willi syndrome. Clin Endocrinol (Oxf) 48(6):769–775

Hall BD, Smith DW (1972) Prader-Willi syndrome. a resumé of 32 cases including an instance of affected first cousins, one of whom is of normal stature and intelligence. J Pediatr 81:286–293

Hauffa BP (1997) One-year results of growth hormone treatment of short stature in Prader-Willi syndrome. Acta Paediatr Suppl 423:63–65

Hauffa BP, Schlippe G, Roos M, Gillessen-Kaesbach G, Gasser T (2000) Spontaneous growth in German children and adolescents with genetically confirmed Prader-Willi syndrome. Acta Paediatr 89(11):1302–1311

Hauffa B P, Schlippe G, Gillessen-Kaesbach G (2001). Adiposity indices in German children and adolescents with genetically confirmed Prader-Willi syndrome (PWS). Int J Obes Relat Metab Disord 25 [Suppl] 1: S22-S25

Holm VA, Nugent JK (1982) Growth in the Prader-Willi syndrome. Birth Defects Orig Artic Ser 18(3B):93–100

Holm V A, Cassidy S B, Butler M G, Hanchett J M, Greenswag L R, Whitman B Y et al. (1993) Prader-Willi syndrome: consensus diagnostic criteria. Pediatrics 91:398–402

Horsthemke B, Dittrich B, Buiting K (1997) Imprinting mutations on human chromosome 15. Hum Mutat 10(5):329–337

Huw K, Klish WJ, Henson H, Brown BT, Bricker JT, LeBlanc AD et al (1992) Endocrine status, growth hormone therapy and body composition in Prader-Willi syndrome. Proc 74th Meeting of The Endocrine Society San Antonio, S. 229

l'Allemand D, Eiholzer U, Schlumpf M, Steinert H, Riesen W (2000) Cardiovascular risk factors improve during 3 years of growth hormone therapy in Prader-Willi syndrome. Eur J Pediatr 159(11):835–842

Ledbetter DH, Riccardi VM, Airhart SD, Strobel RJ, Keenen SB, Crawford JD (1981) Deletion of chromososme 15 as a cause of the Prader-Willi syndrome. N Engl J Med 304:325–329

Lee PDK, Wilson DM, Hintz RL, Rosenfeld RG (1987) Growth hormone treatment of short stature in Prader-Willi syndrome. J Pediatr Endocrinol 2:31–34

Lee PD, Hwu K, Henson H, Brown BT, Bricker JT, LeBlanc AD et al (1993) Body composition studies in Prader-Willi syndrome: effects of growth hormone therapy. Basic Life Sci 60:201–205

Lee PDK, Allen DB, Angulo MA, Cappa M, Carrel AL, Castro-Magana M et al (2001) Consensus statement – Prader-Willi syndrome: growth hormone (GH)/insulin-like growth factor axis deficiency and GH treatment. Endocrinologist 10 [suppl 1]:71S–74S

Lindgren AC, Hagenas L, Muller J, Blichfeldt S, Rosenborg M, Brismar T et al (1997) Effects of growth hormone treatment on growth and body composition in Prader-Willi syndrome: a preliminary report. The Swedish National Growth Hormone Advisory Group. Acta Paediatr [Suppl] 423:60–62

Lindgren A C, Hagenäs L, Müller J, Blichfeldt S, Rosenborg M, Brismar T et al (1998) Growth hormone treatment of children with Prader-Willi syndrome affects linear growth and body composition favourably. Acta Paediatr 87(1):28–31

Lindgren AC, Ritzén EM (1999) Five years of growth hormone treatment in children with Prader-Willi syndrome. Swedish National Growth Hormone Advisory Group. Acta Paediatr [Suppl 88](433):109–111

Malozowski S, Tanner LA, Wysowski DK, Fleming GA, Stadel BV (1995) Benign intracranial hypertension in children with growth hormone deficiency treated with growth hormone. J Pediatr 126(6):996–999

Mitchell J, Schinzel A, Langlois S, Gillessen-Kaesbach G, Schuffenhauer S, Michaelis R et al (1996) Comparison of phenotype in uniparental disomy and deletion Prader-Willi syndrome: Sex specific differences. Am J Med Genet 65(2):133–136

Myers SE, Carrel AL, Whitman BY, Allen DB (2000) Sustained benefit after 2 years of growth hormone on body composition, fat utilization, physical strength and agility, and growth in Prader-Willi syndrome. J Pediatr 137(1):42–49

Nagai T, Matsuo N, Kayanuma Y, Tonoki H, Fukushima Y, Ohashi H et al. (2000) Standard growth curves for Japanese patients with Prader-Willi syndrome. Am J Med Genet 95(2):130–134

Nagai T, Sakazume S, Yoshino A, Obata K, Kim K-C, Murakami N et al (2001) Growth hormone therapy in patients with Prader-Willi syndrome in Japan. J Pediatr Endocrinol Metab 14 [Suppl. 6]:1561

Nicholls RD, Knoll JHM, Butler MG, Karam S, Lalande M (1989) Genetic imprinting suggested by maternal heterodisomy in nondeletion Prader-Willi syndrome. Nature 342:281–285

Ogle GD, Allen JR, Humphries IR, Lu PW, Briody JN, Morley K et al (1995) Body-composition assessment by dual-energy x-ray absorptiometry in subjects aged 4–26 yeras. Am J Clin Nutr 61(4):746–753

Pozzan GB, Cerutti F, Corrias A, Maffeis C, Tonini G, De Simone M et al (1992) A multicenter Italian study on Prader-Willi syndrome. In: Cassidy SB (Hrsg) Prader-Willi syndrome and other chromosome 15q deletion disorders. Springer-Verlag Berlin, Heidelberg, New York:S137-145

Prader A, Labhart A, Willi H (1956) Ein Syndrom von Adipositas, Kleinwuchs, Kryptorchismus und Oligophrenie nach myatonieartigem Zustand im Neugeborenenalter. Schweiz Med Wochenschr 86:1260–1261

Prader A (1981) The Prader-Willi syndrome: an overview. Acta Paediatr Jpn 23:307–311

Ritzén EM, Bolme P, Hall K (1992) Endocrine physiology and therapy in Prader-Willi syndrome. In: Cassidy S B (Hrsg). Prader-Willi syndrome and other chromosome 15q deletion disorders. Springer-Verlag Berlin, Heidelberg, New York: S153-169

Schmidt H, Bechtold S, Schwarz HP (2000) Prader-Labhart-Willi syndrome: auxological response to a conventional dose of growth hormone in patients with classical growth hormone deficiency. Eur J Med Res 5(7):307–310

Schönau E, Wollmann HA, l'Allemand D, Eiholzer U, Hauffa BP, Schmidt H et al (2001) Stellungnahme zur Wachstumshormontherapie bei Kindern mit Prader-Willi-Syndrom durch die Arbeitsgruppe Pädiatrische Endokrinologie (APE) und der Arbeitsgruppe Adipositas (AGA). Monatsschr Kinderheilkd 149:1413

Schuster DP, Osei K, Zipf WB (1996) Characterization of alterations in glucose and insulin metabolism in Prader-Willi subjects. Metabolism 45(12):1514–1520

Sipilä I, Alanne S, Apajasalo M, Hietanen H (1998) Growth hormone therapy in children with Prader-Willi syndrome. a preliminary report of one year treatment in 19 children. Horm Res 50[Suppl. 3]:24

Swaab D F (1997) Prader-Willi syndrome and the hypothalamus. Acta Paediatr [Suppl] 423:50–54

Tauber M, Barbeau C, Jouret B, Pienkowski C, Malzac P, Moncla A et al (2000) Auxological and endocrine evolution of 28 children with Prader-Willi syndrome: Effect of GH therapy in 14 children. Horm Res 53(6):279–287

Thacker MJ, Hainline B, St Dennis-Feezle L, Johnson NB, Pescovitz OH (1998) Growth failure in Prader-Willi syndrome is secondary to growth hormone deficiency. Horm Res 49(5):216–220

Webb T, Clarke D, Hardy CA, Kilpatrick MW, Corbett J, Dahlitz (1995) A clinical, cytogenetic, and molecular study of 40 adults with the Prader-Willi syndrome. J Med Genet 32:181–185

Williams T, Berelowitz M, Joffe SN, Thorner MO, Rivier J, Vale W et al (1984) Impaired growth hormone responses to growth hormone-releasing factor in obesity. A pituitary defect reversed with weight reduction. N Engl J Med 311(22):1403–1407

Wollmann HA, Schultz U, Grauer ML, Ranke MB (1998) Reference values for height and weight in Prader-Willi syndrome based on 315 patients. Eur J Pediatr 157(8):634–642

9 Behandlung des Kleinwuchs bei niereninsuffizienten Kindern

OTTO MEHLS, ELKE WÜHL, BURKHARD TÖNSHOFF und FRANZ SCHAEFER

1 Häufigkeit und Ätiologie der chronischen Niereninsuffizienz im Kindesalter

In Europa erreichen jährlich etwa fünf von 1 000 000 Kindern unter 15 Jahren das Terminalstadium der chronischen Niereninsuffizienz (Broyer et al. 1993). Dies bedeutet, dass jährlich ungefähr 100 Kinder einer Nierenersatztherapie zugeführt werden. Der Anteil behandelter Säuglinge und Kleinkinder hat stark zugenommen. Zwischen 1986 und 1991 waren in Europa 10 % der Kinder bei Beginn der Nierenersatztherapie jünger als 2 Jahre, 14 % waren im Alter zwischen 2 und 5 Jahren (Loirat et al. 1994).

Tabelle 1 gibt einen Überblick über die relative Häufigkeit der einzelnen Nierenerkrankungen als Ursache der terminalen Niereninsuffizienz. Mehr als die Hälfte aller betroffenen Kinder werden niereninsuffizient infolge angeborener Nierenerkrankungen. In prospektiven Studien über die Progression der chronischen Niereninsuffizienz im Kindesalter hatten etwa zwei Drittel aller Patienten eine Nierenhypoplasie mit oder ohne Fehlbildung des Harntraktes als Grundkrankheit (Wingen et al. 1997). Die Mehrzahl dieser Patienten war männlich. Die Grundkrankheiten und die Knabenwendigkeit, die in diesen Studien beobachtet wurde, scheint repräsentativ für das Krankengut niereninsuffizienter Kinder zu sein. Die Zahlen erklären gleichzeitig, wa-

Tabelle 1. Relative Häufigkeit von Nierenerkrankungen als Ursache der terminalen Niereninsuffizienz

Primäre Nierenerkrankungen	Häufigkeit (%)
Obstruktive Uropathie und/oder Nierenhypoplasie/-dysplasie und/oder Pyelonephritis	36,0
Glomerulopathien	26,0
Zystische Nierenerkrankungen	7,8
Andere hereditäre Nephropathien	9,5
Hämolytisch-urämisches Syndrom	4,5
Andere Nierenerkrankungen	7,8
Unbekannt	7,8

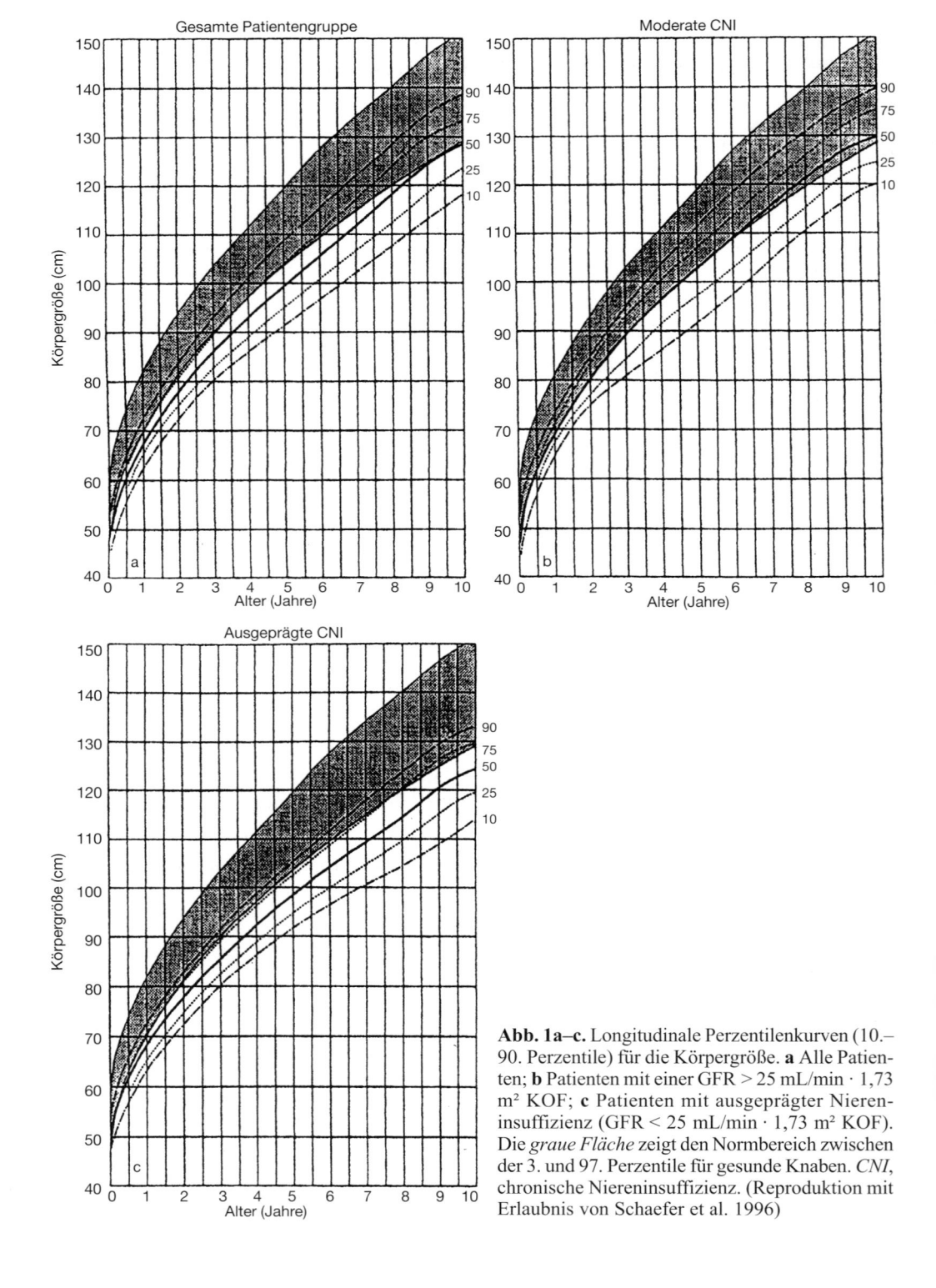

Abb. 1a–c. Longitudinale Perzentilenkurven (10.–90. Perzentile) für die Körpergröße. **a** Alle Patienten; **b** Patienten mit einer GFR > 25 mL/min · 1,73 m² KOF; **c** Patienten mit ausgeprägter Niereninsuffizienz (GFR < 25 mL/min · 1,73 m² KOF). Die *graue Fläche* zeigt den Normbereich zwischen der 3. und 97. Perzentile für gesunde Knaben. *CNI*, chronische Niereninsuffizienz. (Reproduktion mit Erlaubnis von Schaefer et al. 1996)

rum es wesentlich mehr männliche Kinder mit chronischer Niereninsuffizienz und Kleinwuchs gibt als Mädchen.

2 Störungen des spontanen Wachstums

Das Körperwachstum ist oft bereits im Frühstadium der chronischen Niereninsuffizienz gestört (Karlberg et al. 1996), insbesondere dann, wenn die Grundkrankheit komplex ist und sich auf mehrere Organsysteme erstreckt. Deutlicher wird die Wachstumsstörung, sobald die glomeruläre Filtrationsrate (GFR) auf Werte unter 25 mL/min/1,73 m² abgesunken ist (Abb.1). Sie ist am stärksten ausgeprägt im Terminalstadium der Niereninsuffizienz, d. h. bei Dialysepatienten. Patienten mit angeborenen Nierenerkrankungen werden häufig mit einer verminderten Körperlänge geboren (Karlberg et al. 1996). Die Ursache hierfür ist nicht endgültig geklärt, auch wenn bei einem Teil der Patienten eine Frühgeburtlichkeit zu verzeichnen ist. Niereninsuffiziente Säuglinge mit angeborener Nephropathie haben vor allem während des 1. Lebensjahres einen Verlust ihrer relativen Körpergröße zu verzeichnen. Am Ende des 3. Lebensjahres liegt der standard deviation score (SDS) für die Länge durchschnittlich bei –3 SD. Nach dem 3. Lebensjahr verläuft das Wachstum häufig unterhalb der 3. Perzentile der Altersnorm, jedoch in etwa parallel zu dieser. Eine stärkere Abweichung tritt dann auf, wenn die Niereninsuffizienz weit vorangeschritten ist. Ein weiterer erheblicher Verlust der relativen Körpergröße ist dann während der Pubertätszeit zu sehen.

Die endgültige Erwachsenen-Körpergröße liegt bei einem Drittel bis der Hälfte der niereninsuffizienten Kinder und Jugendlichen unterhalb der 3. Perzentile der Altersnorm bzw. unterhalb –2 SD. Entsprechend der Dauer der chronischen Niereninsuffizienz ist die endgültige Körpergröße bei Patienten mit angeborenen Nierenerkrankungen geringer als bei Patienten mit erworbenen Nierenerkrankungen. Betrachtet man die Schnelligkeit des Verlustes der relativen Körpergröße, so sinkt diese bei erworbenen Nephropathien (z.B. Glomerulopathien) genauso rasch ab wie bei angeborenen Nephropathien. Allein die relativ geringe Dauer vom Beginn der Niereninsuffizienz bis zum Ende des Wachstums kann solche Patienten vor einem Absinken der Körpergröße unterhalb die Norm bewahren.

3 Ursachen des Kleinwuchses bei chronischer Niereninsuffizienz

Die Ursachen der Wachstumsverzögerung bei chronischer Niereninsuffizienz sind mannigfaltig (Schaefer and Mehls 1999). Neben Azidose, Salzmangel, Insulinresistenz, renaler Osteopathie, Anämie, Infektionen und Toxinen sind zwei Hauptursachen für die Wachstumsretardierung hervorzuheben: Malnutrition und Dysregulation der somatotropen Hormonachse. Eine mangelhafte Kalorien- und Eiweißaufnahme spielt besonders in den ersten 2 Lebensjahren eine Rolle, in denen das Skelettwachstum entsprechend dem *infancy–childhood–puberty–model* weniger von hormonellen als von Ernährungsfaktoren beeinflusst wird (Karlberg et al. 1996). Bei älteren Kindern steht die Störung der somatotropen Hormonachse im Vordergrund. Zwar sind die Serumspiegel des hypophysären Wachstumshormons (GH) bei eingeschränkter glomerulärer Filtrationsrate (GFR) erhöht, dennoch kommt es zu keiner verstärkten Aktion des GH, da der urämische Organismus eine Resistenz gegenüber dem Hormon entwickelt. Die hormonellen Störungen während der Pubertät sind die Ursachen für den bereits erwähnten Verlust der Wachstumspotenz in dieser Entwicklungsphase.

3.1 Protein-Kalorien-Malnutrition (Säuglingszeit)

Eines der Kardinalsymptome chronischer Niereninsuffizienz ist der Appetitverlust. Eine Anorexie kann sich sehr früh im Verlaufe der Erkrankung manifestieren. Die spontane Einschränkung der Nahrungsaufnahme steigt gewöhnlich mit dem Fortschreiten der Niereninsuffizienz an. Die spontane Nahrungsaufnahme ist üblicherweise niedrig, wenn man sie auf das Alter der Patienten bezieht; sie ist jedoch häufig normal, wenn man sie auf den Körpermassenindex (*body mass index*, BMI) bezieht (Foreman et al. 1996). Somit ist es oft schwierig zu unterscheiden, ob die verminderte Nahrungsaufnahme Folge oder Ursache der Wachstumsstörung darstellt. In Experimenten mit urämischen Ratten und paargefütterten Kontrolltieren fand man, dass einerseits die Proteinsynthese reduziert und andererseits der Proteinabbau gesteigert ist. Bei jeder gegebenen Menge der Proteinzufuhr war die Konversion der aufgenommenen Proteinmenge in Körpereiweiß vermindert (Mehls et al. 1980). Die ausreichende Kalorienzufuhr ist bei chronischer Niereninsuffizienz sicherlich der entscheidende Faktor zur Verhinderung der Malnutrition, insbesondere bei geringer Proteinzufuhr. Die Annahme, dass der Kalorienbedarf bei gegebener Proteinzufuhr in der Urämie erhöht sei, ist formal jedoch nicht bestätigt. Für Säuglinge und Kleinkinder konnte gezeigt werden, dass eine Kalorienzufuhr unter 80 % der *recommended daily allowances* (RDA) das Risiko einer Malnutrition beinhaltet, während eine Steigerung der Kalorienzufuhr über diesen Wert hinaus nicht mehr mit der Wachstumsgeschwindigkeit korreliert war (Arnold et al. 1983).

Säuglinge mit angeborener Niereninsuffizienz zeigen eine verminderte spontane Nahrungsaufnahme; überdies neigen sie zu häufigem Erbrechen. Gleichzeitig besteht in den meisten Fällen eine metabolische Azidose. In dieser Entwicklungsphase lässt sich die Entwicklung eines Kleinwuchses durch konsequente Nahrungszufuhr mittels naso-oesophagealer Ernährungssonde oder mittels perkutaner Gastrostomie (PEG) weitgehend vermeiden. Dies scheint zu bestätigen, dass das Wachstum in dieser Phase auch bei Niereninsuffizienz in erster Linie von der Ernährung abhängt.

3.2 Resistenz gegenüber GH (Kindheit)

Jenseits des Säuglingsalters führt eine forcierte Nahrungsaufnahme nicht mehr zum Aufholwachstum. In dieser Entwicklungsphase (Kindheit) wird das Wachstum in erster Linie durch das GH und die nachfolgenden metabolischen Schritte gesteuert. In der chronischen Niereninsuffizienz liegt jedoch eine Resistenz gegenüber GH vor.

Kinder mit chronischer Niereninsuffizienz haben normale oder leicht erhöhte GH-Plasmaspiegel (El-Bishti et al. 1978). Die Analyse der spontanen pulsatilen GH-Konzentration hat gezeigt, dass die Erhöhung der GH-Plasmaspiegel vornehmlich aus einer verminderten metabolischen Clearancerate resultiert (Haffner et al. 1994), da diese bei Niereninsuffizienz nur ca. 50 % der Norm beträgt. Dagegen ist die GH-Sekretion im Allgemeinen niedrig-normal oder vermindert (Schaefer et al. 1994a; Tönshoff et al. 1995a).

Experimentelle Befunde weisen darauf hin, dass die zentrale hypothalamische Kontrolle der GH-Sekretion in der Urämie gestört ist. Die GH-Antwort auf intravenöses GH-Releasing-Hormon (GHRH) ist erhöht (Bessarione et al. 1987). Stimulationsteste mit Arginin oder Insulin führten zu einer anhaltenden und verstärkten GH-Ausschüttung. Die verstärkte Antwort auf (L)-Dopa weist auf eine erhöhte Sensitivität des hypothalamischen GHRH-Neurons gegenüber katecholaminergen Stimuli in der Urämie hin (Ramirez et al. 1978).

Die offensichtliche Diskrepanz zwischen erhöhten GH-Spiegeln und dem verminderten Wachstum bei chronischer Niereninsuffizienz deutet per se auf eine Insensitivität des urämischen Organismus gegenüber GH hin. Klinische und experimentelle Daten belegen, dass die GH-Resistenz durch vielfältige Störungen der somatotropen Hormonachse bedingt ist.

Die Expression des GH-Rezeptors ist sowohl in Hepatozyten (Tönshoff et al. 1994) als auch in Chondrozyten (Edmondson et al. 2000) vermindert. Weiterhin ist die Konzentration des GH-Bindungsproteins, das den extrazellulären zirkulierenden Anteil des GH-Rezeptors darstellt, vermindert (Tönshoff et al 1997a). Darüber hinaus wurde kürzlich gezeigt, dass die Signaltransduktion des GH-Rezeptors in der Urämie unabhängig von der Rezeptorexpression gestört ist (Schaefer et al. 2001).

Die wachstumsfördernde Wirkung von GH wird zum großen Teil über Neubildung von Insulin-ähnlichem Wachstumsfaktor (IGF) vermittelt. Hier spielt IGF-I, das in Leber und lokalen Zielzellen wie z. B Wachstumsknorpelzellen gebildet wird, die entscheidende Rolle, während die physiologische Rolle von IGF-II weniger klar ist.

Die Serumspiegel von IGF-I sind bei chronischer Niereninsuffizienz normal oder gering erniedrigt, während die Spiegel von IGF-II leicht erhöht sind (Tönshoff et al. 1995b). Theoretisch sollten niedrig-normale IGF-I- und leicht erhöhte IGF-II-Spiegel zu einer normalen Somatomedinbioaktivität führen. Die Bioaktivität ist jedoch vermindert (Tönshoff et al. 1990), wahrscheinlich als Konsequenz der exzessiv erhöhten Spiegel von IGF-I-Bindungsproteinen (IGBPs). Diese Erhöhung betrifft alle fünf bekannten Bindungsproteine (IGFBP-1 bis IGFBP-5) (Tönshoff et al. 1990; Kiepe et al 2001). Die Erhöhung der Bindungsproteinspiegel wird zum großen Teil hervorgerufen durch eine renal verminderte metabolische Clearance (vor allem der niedrigmolekularen IGFBP-3-Fragmente), aber auch einer erhöhten Produktion vor allem von IGFBP-1 und IGFBP-2 (Tönshoff et al. 1997b). Die Bindungsproteine 1–3 sind invers mit der GFR korreliert (Abb. 2). Während die Konzentration von IGFBP-1 bis IGFBP-5 negativ mit der Körpergröße bzw. der Wachstumsgeschwindigkeit korreliert ist, besteht für IGFBP-5 eine positive Korrelation (Kiepe et al 2001).

Unter der Annahme, dass der niedermolekulare IGF–IGFBP-Komplex durch die erkrankte Niere nicht genügend geklärt werden kann (Blum et al. 1991), ist davon auszugehen, dass die metabolische Halbwertszeit von IGF signifikant erhöht und die IGF-Produktionsrate trotz erhöhter GH-Spiegel deutlich erniedrigt ist. Diese Ansicht findet ihre Unterstützung durch experimentelle Untersuchungen, bei denen eine erniedrigte IGF-Gentranskription gefunden wurde (Tönshoff et al. 1997b).

Unabhängig von der erhöhten IGF-Bindung an Bindungsproteine scheint die Aktivität von IGF-I im Zielgewebe bzw. an der Zielzelle gestört zu sein, und zwar auf dem Postrezeptorniveau. So wurde über eine verminderte Autophosphorylierung und Aktivität der IGF-I-Rezeptor-Tyrosinkinase berichtet (Ding et al. 1996). In gleicher Weise wurde in klinischen Studien beobachtet, dass die Wirksamkeit von IGF-I bezüglich metabolischer Effekte in der Urämie vermindert ist (Fouque et al. 1995).

Nach einer Nierentransplantation wird die Sekretion und Aktion von GH durch die Immunsuppression (Glukokortikoide) beeinträchtigt, und zwar unabhängig vom Grad der Niereninsuffizienz. Die integrierten 24-h-Plasmaspiegel sind bei den meisten Patienten niedrig. Die Hyposekretion ist erklärt durch eine Reduktion der Pulsamplituden, während die Pulsfrequenz unverändert bleibt (Schaefer et al. 1991). Während der Pubertät kommt es zu einem ungenügenden Anstieg der GH-Ausschüttung. Die Ursache

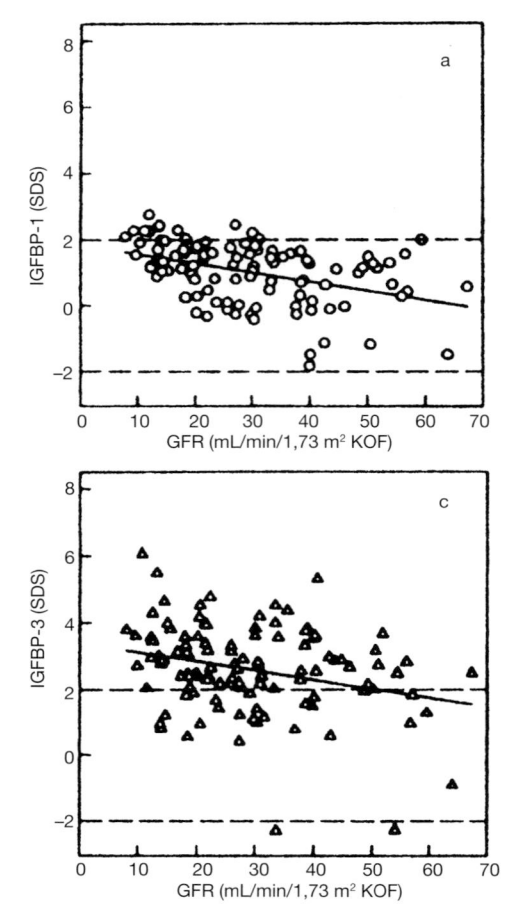

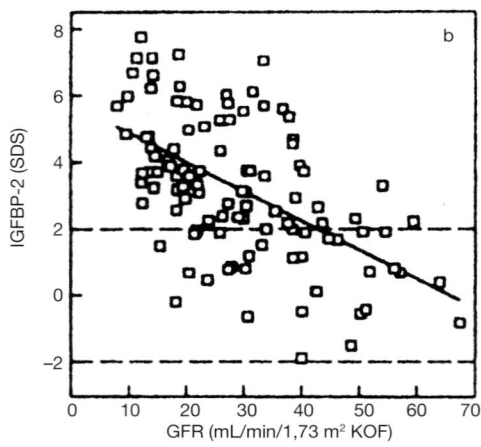

Abb. 2a–c. Beziehung zwischen standardisierter Serum-IGFBP-Konzentration (SDS) und glomerulärer Filtrationsrate bei Kindern mit chronischer Niereninsuffizienz. Mit Abnahme der GFR steigt die Konzentration der IGFBP-Spiegel an. (Reproduktion mit Erlaubnis von Tönshoff et al 1995b)

dieser Veränderungen ist eine Hemmung der hypothalamischen Somatostatinausschüttung durch die Kortikoide (Wehrenberg et al. 1990).

Auf der Zellebene supprimieren Glukokortikoide die Expression des GH-Rezeptors und die IGF-I-Gentranskription (Jux et al. 1998). Im Gegensatz zu diesen experimentellen Befunden sind die IGF-I-Plasmaspiegel unter Kortikosteroidbehandlung nicht vermindert (Tönshoff et 1993). Die Diskrepanz zwischen experimentellen und klinischen Befunden ist nicht restlos geklärt. Möglicherweise spielt der Anstieg der Konzentration von Bindungsproteinen, wie sie zum Beispiel beim Cushing-Syndrom beobachtet wird (Bang et al 1993), eine Rolle. Auf jeden Fall ist die Bioaktivität von IGF-I unter Kortikosteroidtherapie deutlich vermindert (Tönshoff and Mehls 1997c).

3.1 Störung der gonadalen Hormonachse (Pubertät)

Der Beginn der Pubertät ist bei Kindern mit chronischer Niereninsuffizienz im Durchschnitt um etwa 2 Jahre verzögert (Schaefer und Mehls 1999; Schärer 1989). Bei etwa zwei Drittel aller Patienten treten die sekundären Pubertätsmerkmale im Vergleich zu Gesunden verspätet auf. Dies zeigt sich vor allem unter Langzeitdialyse, aber auch nach Nierentransplantation. Der zeitliche Ablauf der Pubertät scheint relativ normal zu sein, bei einzelnen Patienten kann die pubertäre Maturation jedoch über Jahre still stehen.

Im Gegensatz zur Entwicklung der sekundären Geschlechtsmerkmale ist diejenige der Gonaden und dementsprechend die spätere Fertilität bei chronischer Niereninsuffizienz häufig gestört. Bei Jungen unter konservativer Therapie oder Dialysebehandlung ist das Hodenwachstum oft subnormal und die Spermatogenese gestört, was zu einer dauerhaften Einschränkung der reproduktiven Funktion führen kann.

Bei Mädchen mit terminaler chronischer Niereninsuffizienz tritt die Menarche durchschnittlich etwa 2 Jahre verspätet auf. Unter Dialysebehandlung wird häufig über Amenorrhoe und Menorrhagien geklagt (Schärer 1989). Eine Schwangerschaft ist unter Umständen auch bei fortgeschrittener Niereninsuffizienz möglich, wird jedoch selten beobachtet. Nach erfolgreicher Nierentransplantation wird die Chance einer Schwangerschaft deutlich verbessert, jedoch liegt das Geburtsgewicht der Neugeborenen durchschnittlich fast 1 kg unterhalb der Norm.

Während des pubertären Wachstumsschubs ist der Zuwachs an Körpergröße stark reduziert. In einer prospektiven Longitudinalstudie bei 29 Adoleszenten mit unterschiedlichem Grad der Niereninsuffizienz begann der pubertäre Wachstumsschub mit einer durchschnittlichen Verspätung von 2,5 Jahren. Der Grad der Verspätung war korreliert mit der Dauer der chronischen Niereninsuffizienz. Obwohl eine deutliche Akzeleration des Wachstums während der Pubertät auftrat, betrug der kumulative Wachstumsgewinn während der Pubertät nur etwa 50 % des Wachstumsgewinns von gesunden, spät pubertierenden Kindern. Diese Verminderung konnte sowohl auf die stark subnormale Wachstumsgeschwindigkeit zu Beginn des pubertären Wachstumsschubs als auch auf die verminderte Spitzengeschwindigkeit und auf die Dauer des pubertären Wachstumsschubs zurückgeführt werden (Schaefer et al. 1990).

Die Pathogenese der pubertären Entwicklungsstörung bei chronischer Niereninsuffizienz wurde in den letzten Jahren teilweise aufgeklärt (Schaefer und Mehls 1999). Erhöhte Gonadotropinspiegel im Serum sind mit verminderten oder niedrignormalen Konzentrationen von Gonadenhormonen (Testosteron, Dihydrotestosteron, Östradiol) assoziiert. Die erhöhten Spiegel gonadotroper Hormone vermögen offenbar nicht, den Hypogonadismus ausreichend zu kompensieren. Die erhöhten Serumspiegel von luteotropem Hormon (LH) sind zudem nicht das Resultat einer erhöhten Sekretionsrate, sondern einer reduzierten metabolischen Clearance bei Urämie (Schaefer et al. 1994b). Die hypophysäre LH-Sekretion ist bei pubertären Dialysepatienten etwa dreimal geringer als bei Gesunden und nimmt nach Nierentransplantation wieder zu (Talbot et al. 1990).

Experimentelle und klinische Studien deuten darauf hin, dass die verminderte Gonadotropinsekretion primär durch eine ungenügende Freisetzung von Gonadotropin-Releasing-Faktor (GRF) aus dem Hypothalamus zustande kommt. Im Zusammenhang mit der Störung der hypophysär-gonadalen Achse sind auch die Serumspiegel von Prolaktin erhöht.

Die Tatsache, dass Knaben mit chronischer Niereninsuffizienz auf exogen zugeführtes Testosteron mit einer beschleunigten Skelettmaturation reagieren, deutet darauf hin, dass die Sensitivität der Wachstumszonen gegenüber Sexualhormonen erhalten ist. Ob normale Androgenspiegel (Gupta und Bundschu 1972) allerdings normale Wirkungen erzielen, ist formal nicht geklärt. Auf jeden Fall sind die Sexualbindungsproteinspiegel in der Niereninsuffizienz erhöht.

4 Therapie des Kleinwuchses mit GH

GH-Resistenz als Folge der Urämie und der Kortikosteroid-Behandlung bilden die Rationalen für die GH-Behandlung des Kleinwuchses von Patienten mit chronischer Niereninsuffizienz.

4.1 Behandlung von Kindern mit präterminaler Niereninsuffizienz

Eine kürzlich durchgeführte Metaanalyse von randomisierten, kontrollierten Studien hat ergeben, dass 28 IE rekombinantes GH/m² Körperoberfläche (KOF)/Woche zu einem Anstieg der Wachstumsgeschwindigkeit im 1. Behandlungsjahr um 4 cm gegenüber den Kontrollpersonen führte (Vimalachandra et al. 2001). Wegen des augenfälligen Behandlungserfolges wurde keine randomisierte Studie länger als 2 Jahre (Vimalachandra et al. 2001) durchgeführt. Langzeitbeobachtungen zeigten einen Zuwachs der relativen Körpergröße um fast 2 SD innerhalb von 5 Jahren (Fine et al. 1996a). Der deutlichste Effekt wurde während des 1. Behandlungsjahres erzielt. Nach dem 3. Behandlungsjahr ist der jährliche Anstieg des SDS nur noch gering (Fine et al. 1996a; Haffner et al. 1998a; Hokken-Koelega et al. 2000) die Wachstumskurve verläuft dann oft parallel zu den Perzentilen gesunder Kinder. Hierbei muss jedoch bedacht werden, dass ohne Therapie eine stetige Abnahme des SDS zu verzeichnen ist.

4.2 Behandlung von Dialysepatienten

Obwohl bei einigen Dialysepatienten unter der Behandlung mit 28 IE GH/m² KOF/Woche eine deutliche Steigerung des Wachstums beobachtet wurde (Berard et al. 1998), ist der Anstieg der Wachstumsgeschwindigkeit und des SDS der Körpergröße signifikant geringer ausgeprägt als bei Patienten mit präterminaler Niereninsuffizienz. Bei der Analyse von dialysierten und nicht dialysierten Patienten, die nach Alter, Geschlecht und Größe gepaart wurden, betrug die therapeutisch erzielte Wachstumsgeschwindigkeit bei präterminalen Patienten 9,4 cm, bei Dialysepatienten nur 6,1 cm. Während des 1. Behandlungsjahres verbesserte sich der Größen-SDS um 0,9 bei den präterminalen Patienten und um 0,3 bei den Patienten mit Dialysebehandlung. Dieser Unterschied blieb auch im 2. Behandlungsjahr bestehen (Wühl et al. 1996).

Es gibt keine Studie, die prospektiv den Behandlungserfolg bei Peritonealdialysepatienten und bei Hämodialysepatienten vergleicht. Eine retrospektive Analyse ließ keinen wesentlichen Unterschied im Behandlungserfolg erkennen (Schaefer et al. 1994c).

4.3 Behandlung von Patienten nach Nierentransplantation

Bei nierentransplantierten Patienten, bei denen die Kortikosteroid-Medikation aus Sicherheitsgründen nicht abgesetzt werden kann oder bei denen die Wachstumsgeschwindigkeit unter alternierender Steroidgabe nicht ausreichend ansteigt, kann die Einleitung einer GH-Therapie erwogen werden. Experimentell können Wachstumssupprimierende Effekte von Glukokortikoiden kompensiert werden. Diese Effekte beruhen teilweise, wenn auch nicht ausschließlich, auf einer Stimulation der lokalen IGF-I-Synthese (Jux et al. 1998).

In fünf randomisierten Studien (Vimalachandra et al. 2001) konnte der Behandlungserfolg von 28 IE GH/m² KOF/Woche gesichert werden. Die Wachstumsgeschwindigkeit verdoppelte sich im 1. Behandlungsjahr gegenüber dem Vorjahr und lag somit auch doppelt so hoch wie in der Kontrollgruppe. In Beobachtungsstudien wurde ein Anstieg des SDS um durchschnittlich 0,5 SD während der ersten 3 Behandlungsjahre bei präpubertären Patienten beobachtet.

4.4 Einfluss der GH-Behandlung auf die endgültige Körpergröße

Haffner und Mitarbeiter (2000) beobachteten 38 initial präpubertäre Kinder mit chronischer Niereninsuffizienz, die innerhalb eines Beobachtungszeitraumes von 8 Jahren mehr als 5 Jahre lang mit GH behandelt wurden. Alle diese Patienten erreichten ihre endgültige Körpergröße. Entsprechend der Progression der Niereninsuffizienz wurden einige Patienten im Laufe der Beobachtungszeit dialysiert und erhielten gegebenenfalls eine Nierentransplantation. Mindestens 1 Jahr lang nach Transplantation wurde die GH-Therapie unterbrochen. Verglichen wurden die Patienten mit 50 gleich alten niereninsuffizienten Kindern, die im gleichen Behandlungszeitraum keine GH-Therapie erhalten hatten. Der Prozentsatz der Patienten mit Dialyse- und Nierentransplantations-Behandlung war in beiden Gruppen gleich hoch.

Die mittlere Erwachsenengröße betrug bei den Knaben 165 cm und bei den Mädchen 156 cm. Dies entsprach einem SDS, der 1,6 SD unterhalb der mittleren Norm lag. Der Wachstumszugewinn betrug 1,4 Standardabweichungen, während die Kontrollgruppe im gleichen Zeitraum 0,6 SD verlor. Rechnerisch betrug somit der Größengewinn bei den Knaben ca. 15 cm und bei den Mädchen ca. 10 cm (Abb. 3).

Eine Zusammenfassung aller bisher beobachteten Patienten mit Abschluss des Wachstums (Haffner und Schaefer 2001) bestätigt die dargestellten Ergebnisse von Haffner und Mitarbeitern (2000) (Tabelle 2).

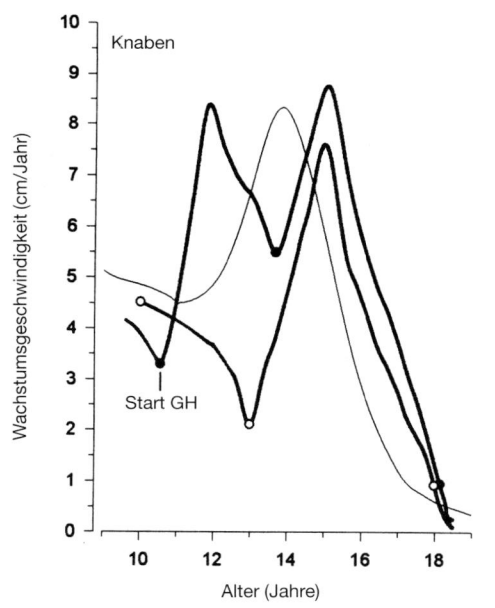

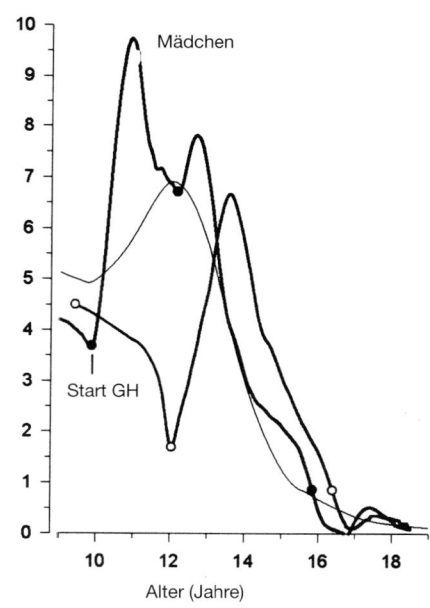

Abb. 3. Mittlere, synchronisierte Wachstumsgeschwindigkeitskurven von 32 Knaben (*links*) und sechs Mädchen (*rechts*) mit chronischer Niereninsuffizienz unter Behandlung mit GH (—o—) im Vergleich mit 50 Kindern mit chronischer Niereninsuffizienz ohne GH-Behandlung (—•—) sowie 232 gesunden Kindern (—). Die *Kreise* markieren den Zeitpunkt der ersten Beobachtung, der mit dem Zeitpunkt des Beginns der GH-Therapie zusammenfällt, den Zeitpunkt der geringsten präpubertären Wachstumsgeschwindigkeit sowie den Zeitpunkt des Endes des pubertären Wachstumsschubs. (Reproduktion mit Erlaubnis von Haffner et al. 2000)

Tabelle 2. Synopsis aller bisher veröffentlichten Studien über die endgültige Erwachsenenkörpergröße nach Wachstumshormon-Behandlung von Kindern mit chronischer Niereninsuffizienz[a]

Studie	Patienten (n)	Behandlungsmodilität	Alter bei Beginn der GH-Behandlung (Jahre)	Pubertätsstatus zu Beginn der Behandlung	Dauer des Follow-up (Jahre)	Dauer der GH-Behandlung (Jahre)	Anfangsgröße (SDS)	Endgröße (SDS)	Änderung des Größen-SDS (SDS)
Hokken-Koelega et al. (2000)	4	konservativ/Dialyse	< 11,0	präpubertär	> 5,0	> 5,0	k. A.	−0,2[b]	k. A.
Mehls et al. (1999)	12	konservativ/Dialyse	11,9	präpubertär	k. A.	5,0	k. A.	k. A.	+1,0
Rees et al. (2000)	2	konservativ	9,9[b]	präpubertär	10,0[b]	0,4[b]	−2,2[b]	−1,1[b]	+1,1[b]
	5	Transplantation	11,9	präpubertär	> 6,0	2,9	−3,3	−3,0	+0,3
	6	Transplantation	15,6	pubertär	> 5,0	1,4	−3,4	−2,5	+0,9
NAPRTCS	9	konservativ	k. A.	k.A.	3,2	< 3,2	−3,0	−2,2	+0,7
Fine et al. (2000)	22	Dialyse	k. A.	k.A.	4,1	< 4,1	−3,6	−3,2	+0,4
	72	Transplantation	k. A.	k.A.	3,7	< 3,7	−3,0	−2,5	+0,5
Haffner et al. (2000)	38	47 % konservativ 24 % Dialyse 29 % Transplantation[c]	10,4	präpubertär	7,6	5,3	−3,1	−1,6	+1,4
Janssen et al. (1997)	17	Transplantation	k. A.	k. A.	k. A.	3,4	−3,0	−1,8	+1,2
Hokken-Koelega et al. (1994)	18	Transplantation	15,5	Pubertär	k. A.	k. A.	k. A.	k. A.	Größengewinn insgesamt, 19 cm

k. A., keine Angaben
(Mit freundlicher Erlaubnis aus Haffner und Schaefer 2001)
[a] Die wichtigsten Informationswerte sind als Mittelwerte angegeben (Alter, Länge der Behandlungs- bzw. Beobachtungszeit, SDS-Werte für die Körpergröße).
[b] Median.
[c] Prozent von Patientenjahren, die in jeder Behandlungskategorie verbracht wurden.

4.5 Optimierung der GH-Behandlung

Der Grad der Niereninsuffizienz, das Alter, der SDS für die Größe und die Wachstumsgeschwindigkeit vor Beginn der Behandlung erwiesen sich als unabhängige, negative Prädiktoren für den Wachstumserfolg im 1. Behandlungsjahr bei präpubertären Kindern mit chronischer Niereninsuffizienz (Haffner et al. 1998a). GH ist bereits bei sehr jungen Kindern und Säuglingen effektiv (Fine et al. 1995). Außerdem scheint eine kurvenlineare Dosisantwortkurve zu existieren. 4 IE GH/m² KOF/Tag sind effektiver als 2 IE/m² KOF/Tag (Vimalachandra et al. 2001). Hingegen brachte eine Erhöhung der Dosis auf 8 IE/m² KOF/Tag keinen Vorteil gegenüber 4 IE. Sieben Dosen pro Woche sind effektiver als das Verabreichen der gleichen kumulativen Dosis in drei Dosen pro Woche. Unterbrechung der Therapie führte bei 75 % der Kinder zu einem Abfall der relativen Körpergröße (Fine et al. 1996b).

In der Studie von Haffner et al. (1998a) war der Behandlungserfolg bezüglich der Endgröße positiv korreliert mit der Gesamtdauer der GH-Behandlung während der Präpubertät und mit dem Ausmaß des Zielgrößendefizits. Sie war negativ korreliert mit der Zeitdauer der Dialysebehandlung. Während der Pubertätsperiode war die Endgröße korreliert mit der Dauer der Pubertätsperiode sowie mit der Dauer der GH-Therapie.

5 Nebenwirkungen

Patienten mit chronischer Niereninsuffizienz weisen infolge einer peripheren Insulinresistenz eine gestörte Glukosetoleranz auf. Aus diesem Grund wurde vermutet, dass GH-Therapie einen Diabetes mellitus provozieren könne. Die orale Glukosetoleranz bleibt jedoch unter GH-Behandlung unverändert (Haffner et al. 1998b). Andererseits steigt die Insulinsekretion während des 1. Behandlungsjahres an und bleibt in der Folgezeit erhöht. Dieser Anstieg ist am stärksten bei transplantierten Patienten ausgeprägt (Haffner et al. 1998b). Es wurde befürchtet, dass die chronische Stimulation der β-Zellen des Pankreas zu einer vorzeitigen Erschöpfung der Zellen mit nachfolgendem Diabetes führt. Über die Entwicklung eines Diabetes wurde sporadisch berichtet (Filler et al. 1998), nach Absetzen der GH-Therapie war dieser jedoch stets rückläufig. Eine Ausnahme bieten Patienten mit nephropathischer Zystinose, bei denen im jugendlichen Alter aber auch ohne GH-Behandlung die Entwicklung eines Insulin-abhängigen Diabetes mellitus beobachtet wird (Wühl et al. 2001).

Es wurde weiter befürchtet, dass GH über den Anstieg des zirkulierenden IGFs zu einer Hyperfiltration mit nachfolgender Steigerung der Progressionsrate der Niereninsuffizienz führt. Dies hat sich in klinischen Studien bisher nicht bestätigt.

Bei Patienten nach Nierentransplantation wurde befürchtet, dass GH durch Immunmodulation zu einer Provokation von Abstoßungsreaktionen führt. Die Ergebnisse randomisierter Studien (Guest et al. 1998) sind vereinbar mit der Hypothese, dass Patienten mit mehreren Abstoßungsreaktionen vor Beginn einer GH-Behandlung ein leicht erhöhtes Risiko für das Auftreten weiterer Abstoßungsreaktionen unter GH-Therapie haben. Bei Patienten mit stabiler Transplantatfunktion scheint das Risiko von Abstoßungsreaktionen durch GH nicht erhöht zu werden.

Kürzlich wurde über die Entwicklung eines Nierenzellkarzinoms in der Transplantatniere bei zwei Patienten unter GH-Behandlung berichtet (Tyden et al. 2000). Die Entwicklung eines Nierenzellkarzinoms wird jedoch auch ohne GH-Therapie, allein unter immunsuppressiver Therapie, beobachet.

Die klinisch wichtigste mögliche Nebenwirkung einer GH-Therapie bei chronisch niereninsuffizienten Kindern ist die Entwicklung einer sogenannten benignen Hirndruckerhöhung. Die Wahrscheinlichkeit des Auftretens dieser Komplikation scheint ca. 100-mal höher zu sein als bei GH-behandelten Patienten mit anderen Grundkrankheiten. Die Komplikation scheint vorwiegend in den ersten 2 Behandlungsmonaten aufzutreten (Clayton und Cowell 2000).

6 Behandlungsrichtlinien

Zusammenfassend lassen sich gegenwärtig folgende Behandlungsrichtlinien aufstellen:
1. Bei Kleinwuchs während der Säuglingszeit sollten zunächst die diätetischen Möglichkeiten ausgeschöpft werden, da das Wachstum des Organismus in dieser Entwicklungsphase sehr empfindlich gegenüber Ernährungseinflüssen ist.
2. Der Erfolg bezüglich der endgültigen Körpergröße hängt ab von der Dauer der GH-Behandlung, insbesondere der in der präpubertären Phase. Da eine Korrektur des Größen-SDS in der frühen Kindheit schneller und leichter erreicht wird als in der präpubertären oder pubertären Phase, sollte die GH-Behandlung bei kleinwüchsigen niereninsuffizienten Kindern in einem möglichst frühen Alter begonnen und bis zum Wachstumsabschluss fortgesetzt werden.
3. Sofern niereninsuffiziente Kinder noch nicht kleinwüchsig sind, ihre Wachstumskurve jedoch über mehrere Jahre einen deutlichen Perzentilenabfall aufweist, ist ein Beginn der GH-Behandlung noch vor Manifestation eines Kleinwuchses gerechtfertigt.
4. Die Standard-Behandlungsdosis beträgt 4 IE/m² KOF/Tag, subkutan am Abend, gegeben an 7 Tagen der Woche.
5. Da die Gefahr einer benignen zerebralen Druckerhöhung bei niereninsuffizienten Kindern unter GH-Behandlung größer ist als bei kleinwüchsigen Patienten anderer Ätiologie, sollte die GH-Dosis während der ersten 2 Monate eingeschlichen werden, beginnend mit der Hälfte der Standard-Dosis. Vor und 4 Wochen nach Beginn der GH-Therapie sollte eine Augenhintergrundsuntersuchung zum Ausschluss einer Hirndruckerhöhung erfolgen. Bei Auftreten von Kopfschmerzen ist immer an die Entwicklung eines Hirndrucks zu denken.
6. Nach einer Nierentransplantation sollte die GH-Therapie mindestens für die Dauer eines Jahres ausgesetzt werden, um (a) die spontane Wachstumsrate und (b) die Frequenz von Abstoßungsreaktionen des Transplantates zu erfassen. Bei mehr als 1 Abstoßungsreaktion scheint das Risiko weiterer Abstoßungsreaktionen unter GH-Therapie leicht erhöht zu sein. Da sporadische Fälle von Nierenzellkarzinom unter GH-Behandlung beschrieben wurden, sollten bei allen Patienten jährliche prophylaktische sonographische Untersuchungen der funktionslosen Eigennieren und der Transplantatnieren durchgeführt werden.

7 Ausblick

Es besteht kein Zweifel daran, dass wir mit der Anwendung von rekombinantem GH erstmals in der Lage sind, das Wachstum und die Endgröße niereninsuffizienter Kinder deutlich zu verbessern. Optimale Erfolge werden durch eine tägliche subkutane Injektion von 4 IE/m² KOF erzielt. Da der Grad der Niereninsuffizienz mit steigendem Alter zunimmt und viele Patienten vor Abschluss des Wachstums transplantiert werden, was zwangsläufig zu einer Unterbrechung der GH-Therapie führt, sollte diese früh im Laufe der Erkrankung begonnen werden. Hierfür spricht auch die Beobachtung, dass eine Verbesserung der standardisierten Körpergröße im jungen Alter wesentlich besser erreicht wird als in der Präpubertät und Pubertät, sowie die Tatsache, dass die Resistenz gegenüber GH mit fortschreitender Niereninsuffizienz deutlich zunimmt.

Es erscheint logisch, Patienten mit ungenügender Wachstumsgeschwindigkeit bereits vor Abfall der Körpergröße unter die untere Normgröße zu behandeln; entsprechende Studien liegen allerdings nicht vor. Eine weitere ungeklärte Frage ist, ob unbefriedigende Behandlungsergebnisse durch eine Erhöhung der Dosis von GH verbessert werden können. Entsprechende Studien liegen wiederum nicht vor. Lineare Beziehungen zwischen Dosis und Wachstumsgeschwindigkeit sind jedoch nicht zu erwarten.

Kleinwüchsige bzw. schlecht wachsende Patienten mit einem Nierentransplantat sprechen auf eine GH-Therapie sehr gut an, dennoch ist die Indikation zur GH-Therapie für diesen Patientenkreis bisher nicht offiziell anerkannt, da ein Antrag auf Anerkennung bei den entsprechenden Behörden weder in Europa noch in Amerika eingereicht wurde. Die Gründe sind in der geringen Anzahl der durchgeführten Studien zu suchen. Die bisherigen Studien haben die Frage, ob Abstoßungsreaktionen durch die GH-Therapie provoziert werden können, nicht eindeutig beantwortet. Obwohl diese Möglichkeit bei instabilen Patienten nicht auszuschließen ist, besteht bei pädiatrischen Nephrologen Einigkeit über die Notwendigkeit der GH-Therapie bei ausgewählten Patienten. Im Falle eines ausgeprägten Kleinwuchses peripubertärer Kinder mit fortgeschrittener Zerstörung der Transplantatniere ist es in Anbetracht der Gesamtsituation gerechtfertigt, GH einzusetzen.

Die individuelle Antwort auf GH ist, unabhängig vom Lebensalter, der genetischen Zielgröße und dem Stadium der Erkrankung, äußerst unterschiedlich von Patient zu Patient. Es gilt herauszufinden, welche Faktoren diese Variabilität zumindest zum Teil erklären. Insbesondere die Rolle der Grunderkrankung und komorbiden Faktoren ist bisher nicht systematisch erfasst.

Literatur

Arnold WC, Danford D, Holliday MA (1983) Effects of calorie supplementation on growth in uremia. Kidney Int 24:205–209

Bang P, Degerblad M, Thoren M et al. (1993) Insulin like growth factor (IGF) I and II and IGF binding protein (IGFBP) 1, 2 and 3 in serum from patients with Cushing's syndrome. Acta Endocrinol 128:397–404

Berard E, Crosnier H, Six-Beneton A, Chevallier T, Cochat P, Broyer M (1998) Recombinant human growth hormone treatment of children on hemodialysis. French Society of Pediatric Nephrology. Pediatr Nephrol 12:304–310

Bessarione D, Perfumo F, Giusti M et al. (1987) Growth hormone response to growth hormone-releasing hormone in normal and uraemic children: comparison with hypoglycemia following insulin administration. Acta Endocrinol (Copenh) 114:5–11

Blum WF, Ranke MB, Kietzman K et al. (1991) GH resistance and inhibition of somatomedin activity by excess of insulin-like growth factor binding protein in uremia. Pediatr Nephrol 5:539–544

Broyer M, Chantler C, Donckerwolcke R, Ehrich JHH, Rizzoni G, Schärer K (1993) The paediatric registry of the European Dialysis and Transplant Association. Pediatr Nephrol 17:758–763

Clayton PE, Cowell CT (2000) Safety issues in children and adolescents during growth hormone therapy: a review. Growth Horm IGF Res 10:306

Ding H, Gao XL, Hirschberg R et al. (1996) Impaired actions of insulin-like growth factor 1 on protein synthesis and degradation in skeletal muscle of rats with chronic renal failure. J Clin Invest 97:1064–1075

Edmondson SR, Baker NL, Oh J, Kovacs G, Werther GA, Mehls O (2000) Growth hormone receptor abundance in tibial growth plate of uremic rats: GH/IGF-I treatment. Kidney Int 58:62–70

El-Bishti MM, Counahan R, Bloom S et al. (1978) Hormonal and metabolic responses to intravenous glucose in children on regular hemodialysis. Am J Clin Nutr 31:1865–1869

Filler G, Franke D, Amendt P, Ehrich JHH (1998) Reversible diabetes mellitus during growth hormone therapy in chronic renal failure. Pediatr Nephrol 12:405–407

Fine RN, Attie KM, Kuntze J, Brown DF, Kohaut EC (1995) Recombinant human growth hormone in infants and young children with chronic renal insufficiency. Genentech Collaborative Study Group. Pediatr Nephrol 9:451–457

Fine RN, Kohaut E, Brown D, Kuntze J, Attie KM (1996a) Long-term treatment of growth retarded children with chronic renal insufficiency, with recombinant human growth hormone. Kidney Int 49:781–785

Fine RN, Brown DF, Kuntze J, Wooster P, Kohaut EC (1996b) Growth after discontinuation of recombinant human growth hormone therapy in children with chronic renal insufficiency. The Genentech Collaborative Study Group. J Pediatr 129:883–891

Fine RN, Sullivan EK, Tejani A (2000) The impact of recombinant human growth hormone treatment on final adult height Pediatr Nephrol 14:679–681

Foreman JW, Abitbol CL, Trachtman H et al. (1996) Nutritional intake in children with renal insufficiency: a report of the Growth Failure in Children with Renal Diseases Study. J Am Coll Nutr 15:579–585

Fouque D, Peng SC, Kopple JD (1995) Impaired metabolic response to recombinant insulin-like growth factor-1 in dialysis patients. Kidney Int 47:876–883

Guest G, Berard E, Crosnier H, Chevallier T, Rappaport R, Broyer M (1998) Effects of growth hormone in short children after renal transplantation. French Society of Pediatric Nephrology. Pediatr Nephrol 12:437–446

Gupta D, Bundschu HD (1972) Testosterone and its binding in the plasma of male subjects with chronic renal failure. Clin Chim Acta 36:479–486

Haffner D, Schaefer F (2001) Does recombinant growth hormone improve adult height in children with chronic renal failure? Sem Nephrol 21:490–497

Haffner D, Schaefer F, Girard J et al. (1994) Metabolic clearance of recombinant human growth hormone in health and chronic renal failure. J Clin Invest 93:1163–1171

Haffner D, Wühl E, Schaefer F, Nissel R, Tönshoff B, Mehls O (1998a) Factors predictive of the short- and long-term efficacy of growth hormone treatment in prepubertal children with chronic renal failure. The German Study Group for Growth Hormone Treatment in Chronic Renal Failure. J Am Soc Nephrol 9:1899–1907

Haffner B, Nissel R, Wühl E, Schaefer F, Bettendorf M, Tönshoff B, Mehls O (1998b) Metabolic effects of long-term growth hormone treatment in prepubertal children with chronic renal failure and after kidney transplantation. The German Study Group for Growth Hormone Treatment in Chronic Renal Failure. Pediatr Res 43:209–215

Haffner D, Schaefer F, Nissel R, Wühl E, Tönshoff B, Mehls O for the German Study Group for Growth Hormone Treatment in Chronic Renal Failure (2000) Effect of growth hormone treatment on the adult height of children with chronic renal failure. N Engl J Med 343:923–930

Hokken-Koelega A, Mulder P, De Jong R, Lilien M, Donckerwolcke R, Groothof J (2000) Long-term effects of growth hormone treatment on growth and puberty in patients with chronic renal insufficiency. Pediatr Nephrol 14:701–706

Hukken-Koelega ACS, Stijnen T, deJong MCJW et al. (1994) A placebo controlled double-blind trial of growth hormone treatment:in prepubertal children with renal allografts. Gratjtel-Veldwijk, Vorden, The Netherlands S 125–140

Janssen F, van Damme-Lombaerts R, van Dyck M et al. (1997) Impact of growth hormone treatment on a Belgian population of short children with renal allografts. Pediatr Transplant 1:190–196

Jux C, Leiber K, Hügel U, Blum WF, Ohlsson C, Klaus G, Mehls O (1998) Dexamethasone impairs growth hormone (GH)-stimulated growth by suppression of local insulin-like growth factor (IGF)-I production and expression of GH- and IGF-I-receptor in cultured rat chondrocytes. Endocrinology 139:3296–3305

Karlberg J, Schaefer F, Hennicke M, Wingen AM, Rigden S, Mehls O, European Study Group for Nutritional Treatment of Chronic Renal Failure in Childhood (1996) Early age dependent growth impairment in chronic renal failure. Pediatr Nephrol 10:283–287

Kiepe D, Andress DL, Mohan S, Standker L, Ulinski T, Himmele R, Mehls O, Tönshoff B (2001) Intact IGF-binding protein-4 and -5 and their respective fragments isolated from chronic renal failure serum differentially modulate IGF-I actions in cultured growth plate chondrocytes. J Am Soc Nephrol 12:2400–2410

Loirat C, Ehrich JHH, Geerlings W et al. (1994) Report on management of renal failure in children in Europe, XXIII, 1992. Nephrol Dial Transplant 9[Suppl 1]:26–40

Mehls, O, Ritz E, Gilli G et al. (1980) Nitrogen metabolism and growth in experimental uremia. Int J Pediatr Nephrol 1:34–41

Mehls O, Berg U, Broyer M, Rizzoni G (1999) Chronic renal failure and growth hormone treatment: Review of the literature and experience in KIGS: In Ranke MB, Wilton P (Hrsg) Growth hormone therapy in KIGS – 10 years experience. Edition J & J, JA Barth, Heidelberg, Germany, S 327–340

Ramirez G, ONeill WM Jr, Bloomer A et al. (1978) Abnormalities in the regulation of growth hormone in chronic renal failure. Arch Intern Med 138:267–271

Rees L, Ward G, Ridgen SPA (2000) Growth over 10 years following a 1-year trial of growth hormone therapy. Pediatric Nephrol 14:309–314

Schaefer F, Seidel C, Binding A et al. (1990) Pubertal growth in chronic renal failure. Pediatr Res 28:5–10

Schaefer F, Mehls O (1999) Endocrine and growth disturbances. In: Barratt TM, Avner ED, Harmon WE (Hrsg) Pediatric nephrology, 4. Aufl. Lippincott, Williams & Wilkins, Baltimore, S 1197–1230

Schaefer F, Hamill G, Stanhope R et al. (1991) Cooperative Study Group on Pubertal Development in Children with Chronic Renal Failure: pulsatile growth hormone secretion in peripubertal patients with chronic renal failure. J Pediatr 119:568–577

Schaefer F, Veldhuis JD, Stanhope R et al. (1994a) Cooperative Study Group on Pubertal Development in Children with Chronic Renal Failure: alterations in growth hormone secretion and clearance in peripubertal boys with chronic renal failure and after renal transplantation. J Clin Endocrinol Metab 78:1298–1306

Schaefer F, Daschner M, Veldhuis JD et al (1994b) In vivo alterations in the gonadotropin-releasing hormone pulse generator and the secretion and clearance of luteinizing hormone in the castrate uremic rat. Neuroendocrinology 59:285–296

Schaefer F, Wühl E, Haffner D et al. (1994c) Stimulation of growth by recombinant human growth hormone in children undergoing peritoneal dialysis or hemodialysis treatment. German Study Group for Growth Hormone Treatment in Chronic Renal Failure. Adv Periton Dial 10:321–326

Schaefer F, Wingen AM, Hennicke M et al. (1996) Growth charts for prepubertal children with chronic renal failure due to congenital disorders. Pediatr Nephrol 10:288–293

Schaefer F, Chen Y, Tsao T, Nouri P, Rabkin R (2001) Impaired JAK-STAT signal transduction contributes to growth hormone resistance in chronic uremia. J Clin Invest 108:467–475

Schärer K (Hrsg) (1989) Growth and endocrine changes in children and adolescents with chronic renal failure. Karger, Basel (Pediatric and Adolescent Endocrinology, Bd 20)

Talbot JA, Rodger RSC, Robertson WR (1990) Pulsatile bioactive luteinizing hormone secretion in men with chronic renal failure and following renal transplantation. Nephron 56:66–72

Tönshoff B, Mehls O, Heinrich U et al. (1990) Growth stimulating effects of recombinant human growth hormone in children with end-stage renal disease. J Pediatr 116:561–566

Tönshoff B, Haffner D, Mehls O et al. (1993) German Study Group for GH treatment in children with renal allografts: efficacy and safety of growth hormone treatment in short children with renal allografts – three year experience. Kidney Int 44:199–207

Tönshoff B, Eden S, Weiser E, Carlsson B, Robinson IC, Blum WF, Mehls O (1994) Reduced hepatic growth hormone (GH) receptor gene expression and increased plasma GH binding protein in experimental uremia. Kidney Int 45:1085–1092

Tönshoff B, Veldhuis JD, Heinrich U et al. (1995a) Deconvolution analysis of spontaneous nocturnal growth hormone secretion in prepubertal children with chronic renal failure. Pediatr Res 37:86–93

Tönshoff B, Blum WF, Wingen AM et al. (1995b) Serum insulin-like growth factors (IGFs) and IGF binding proteins 1,2 and 3 in children with chronic renal failure: relationship to height and glomerular filtration rate. J Clin Endocrinol Metab 80:2684–2691

Tönshoff B, Powell DR, Zhao D et al. (1997a) Decreased hepatic insulin-like growth factor (IGF)-I and increased IGF binding protein-1 and -2 gene expression in experimental uremia. Endocrinology 138:938–946

Tönshoff B, Cronin MJ, Reichert M et al. (1997b) Reduced concentration of serum growth hormone (GH)-binding protein in children with chronic renal failure: correlation with GH insensitivity. J Clin Endocrinol Metab 82:1007–1013

Tönshoff B, Mehls O (1997c) Interactions between glucocorticoids and the growth hormone-insulin-like growth factor axis. Pediatr Transplant 1:183–189

Tyden G, Wernersson A, Sandberg J, Berg U (2000) Development of renal cell carcinoma in living donor kidney grafts. Transplantation 15:1650–1656

Vimalachandra D, Craig JC, Cowell TC, Knight JF (2001) Growth hormone treatment in children with chronic renal failure: A meta-analysis of randomized controlled trials. J Pediatr 139:560–567

Wehrenberg WB, Janowski BA, Piering AW (1990) Glucocorticoids: potent inhibitors and stimulators of growth hormone secretion. Endocrinology 126:3200–3203

Wingen AM, Fabian-Bach C, Schaefer F, Mehls O, for the European Study Group for Nutritional Treatment of Chronic Renal Failure in Childhood (1997) Randomised multicenter study of a low protein diet on the progression of chronic renal failure in children. Lancet 349:1117–1123

Wühl E, Haffner D, Nissel R et al. (1996) Short dialyzed children respond less to growth hormone than patients prior to dialysis. German Study Group for Growth Hormone Treatment in Chronic Renal Failure. Pediatr Nephrol 10:294–298

Wühl E, Haffner D, Offner G, Broyer M, van't Hoff W, Mehls O (2001) Long-term treatment with growth hormone in short children with nephropathic cystinosis. J Pediatr 138:880–887

10 Kleinwuchs nach intrauteriner Wachstumsretardierung

HARTMUT A. WOLLMANN

1 Definition

Die intrauterine Wachstumsretardierung (IUGR) wird durch eine Reihe von genetischen und Umweltfaktoren verursacht (Kramer 1987; Pollack und Divon 1992; Friedman 1992) und führt zu einem niedrigem Geburtsgewicht und/oder einer reduzierter Geburtslänge – bezogen auf die Schwangerschaftsdauer. Bei der Mehrzahl dieser Kinder (mindestens 80 %) lässt sich allerdings keine pathologische Ursache für das geringere Wachstum finden. Die Kinder stellen lediglich den niedrig-normalen Teil der Population dar.

Das wichtigste Diagnosekriterium für die IUGR ist ein Geburtsgewicht unter der 3. Perzentile bzw. 2 SD unterhalb des Mittelwertes für das jeweilige Gestationsalter, was nahezu identisch mit der 3. Perzentile ist. Wenngleich im Hinblick auf das Wachtumspotential die Geburtslänge der wichtigere Parameter ist, sind die Fehler bei der üblichen Messung erheblich und auch häufig (Wales 1997). Das Gewicht ist deshalb der brauchbarste auxologische Parameter bei Geburt. Während der Neonatalzeit wird häufig auch noch die 10. Perzentile verwendet, bei der Beurteilung der Langzeitentwicklung hat sich jedoch als strenger Grenzwert die 3. Perzentile durchgesetzt.

Die gültige internationale Definition schließt Geburtsgewicht und Geburtslänge ein: Ein Neugeborenes wird als *small for gestational age* (SGA, zu klein und/oder leicht für das Gestationsalter) definiert, wenn Geburtsgewicht *und/oder* Geburtslänge mindestens 2 SD unterhalb des Mittelwertes liegen (Albertsson-Wikland und Karlberg 1994). Epidemiologische Untersuchungen haben gezeigt, dass bei Verwendung dieser Definition ca. 5 % aller Neugeborenen als SGA klassifiziert werden. Dies ist bedingt durch die Tatsache, dass ein Teil der Kinder zu klein *und* zu leicht ist, ein weiterer Teil zu klein *oder* zu leicht, und beide Gruppen von der Definition SGA erfasst werden. Die Charakterisierung „symmetrische" vs. „asymmetrische" Retardierung – wobei die symmetrische Retardierung eine Verringerung von Gewicht *und* Länge beschreibt –, ist veraltet. Tatsächlich zeigen diese Kinder nur die schwerste Form der Retardierung; der Übergang zur asymmetrischen Form (zu leicht, aber noch mit normaler Körperlänge) stellt ein Kontinuum dar.

Der Begriff „*small for gestational age*" (SGA) erfasst also alle Kinder, die auf der Basis der Geburtsmaße unterhalb eines – von der Schwangerschaftsdauer abhängigen – Grenzwertes liegen. Es handelt sich um eine rein statistische Definintion, unabhängig von der Ursache der Retardierung. Die Bezeichnung „intrauterine Wachstumsretardierung" (*intrauterine growth retardation*, IUGR), die einen pathologischen Zustand beschreibt, sollte nur auf diejenigen

Kinder angewendet werden, bei denen eine spezifische Diagnose vorliegt. Damit ist die IUGR-Gruppe ein Teil der SGA-Gruppe; ihr Anteil beträgt etwa 20–30 %.

Die Ursachen eines unzureichenden Wachstums während der Fetalzeit sollen hier nicht behandelt werden (Wollmann 1998). Die häufigste Ursache einer intrauterinen Wachstumsretardierung ist ein ungenügendes Substratangebot an den Fetus aufgrund mütterlicher Mangelernährung oder ungenügender utero-plazentarer Durchblutung. Diese Störung ist häufig und ist – im Gegensatz zu der durch andere Ursachen bedingten Wachstumsretardierung (genetisch, Infektionen, Stoffwechselerkrankungen etc.) – gewöhnlich mit einem raschen postnatalen Aufholwachstum assoziiert.

Neben dem Kleinwuchs existieren für einen Teil der SGA-Kinder weitere Langzeitrisiken, die in den letzten Jahren zunehmend in das Interesse der wissenschaftlichen Forschung gerückt sind:
- Bei einem kleinen Teil der Kinder gibt es Probleme mit der neurologischen Entwicklung, die sich z.B. in häufigerem Auftreten des Aufmerksamkeitsdefizit-Syndroms zeigen kann;
- einem erhöhten Risiko für Erkrankungen des Herz-Kreislaufsystems im fortgeschrittenen Lebensalter (Syndrom X: Insulinresistenz, Diabetes Typ 2, Dyslipidämie mit den Folgeerkrankungen Bluthochdruck, Schlaganfall und Herzinfarkt).

2 Spontanwachstum

2.1 Frühe Kindheit

Eine Spätfolge für zu klein geborene Kinder ist der Kleinwuchs in Kindheit und Erwachsenenalter. Zwar zeigt die große Mehrheit der SGA-Kinder ein kompensatorisches Aufholwachstum in der frühen Kindheit, jedoch weiß man auf der Basis populationsbezogener Studien, dass das Risiko dieser Kinder, auf lange Sicht zu klein zu bleiben, auf das 4–6-fache erhöht ist. Bezogen auf die beiden Untergruppen (symmetrische und asymmetrische Wachstumsretardierung) ist ein Aufholwachstum in der ersten Gruppe eher selten, in der zweiten häufig zu erwarten (Albertsson-Wikland und Karlberg 1994). Eine reduzierte Geburtslänge ist mit einem deutlich höheren Risiko für späteren Kleinwuchs assoziiert als ein reduziertes Geburtsgewicht. Allerdings ist auch bei der Geburt zu leichter Kinder noch ein erhöhtes Risiko vorhanden.

Das Spontanwachstum der Kinder in einer großen schwedischen Kohorte (Albertsson-Wikland und Karlberg 1994) zeigte für 87 % der SGA-geborenen Kinder ein vollständiges Aufholwachstum während der beiden ersten Lebensjahre. Diese Gruppe erreichte eine mittlere Erwachsenengröße von –0,7 SDS, was genau dem Bereich der elterlichen Zielgröße entsprach. Im Mittel haben die Eltern von SGA-Kindern in allen internationalen Studien eine um 0,5–1 SD verminderte Körpergröße, was bei der Beurteilung des Wachstumsverhaltens der Kinder berücksichtigt werden sollte.

Die übrigen Kinder, die in der frühen Kindheit kein Aufholwachstum zeigten, blieben mit ihrer Körpergröße während der gesamten Kindheit unter –2 SDS und erreichten im Mittel eine Endgröße von –1,7 SDS. Diese Kinder sind also nicht im Vergleich mit der Bevölkerung, sondern auch in Bezug auf ihre familiäre Zielgröße zu klein. Ob bei einem neugeborenen Kind mit SGA ein Aufholwachstum erwartet werden kann oder nicht, ist im Einzelfall bisher unklar, da es keine zuverlässigen Faktoren für die Vorhersage individuellen Aufholwachstums gibt.

Aufholwachstum und Normalisierung der Körpermaße ist also die Regel bei SGA-geborenen Kindern. So konnte gezeigt werden, dass sich bei nahezu 90 % der gesamten Gruppe (unabhängig von der Art der Retardierung) Körpergewicht und Körpergröße während der ersten beiden Lebensjahre dank einer erhöhten Wachstumsrate normalisieren. Das Risiko, nicht aufzuholen, ist für diejenigen Kinder erhöht, die nicht nur für das Gestationsalter zu klein, sondern zusätzlich zu früh geboren werden.

Karlberg und Mitarbeiter (1997) haben über das Aufholwachstum während der ersten Lebenswochen bei einer Gruppe gesunder, termingeborener SGA-Kinder berichtet. In der Mehrzahl (79 %) der Fälle wurde während der ersten 5 Lebensmonate eine Länge im Normalbereich erreicht. Dies weist darauf hin, dass das Aufholwachstum postnatal ein sehr früher Vorgang ist. Diese Beobachtung hat große Bedeutung für die klinische Praxis, da sich offenbar durch engmaschige Kontrolle des frühen Wachstums nützliche Hinweise für das Aufholwachstum bei der Mehrzahl der Kinder erhalten lassen. Man geht allgemein davon aus, dass ein Aufholwachstum bei Kindern mit asymmetrischer IUGR wahrscheinlicher ist, während bei Kindern mit symmetrischer IUGR (das bedeutet in der Regel schwerwiegende Retardierung) ein Aufholwachstum mit hoher Wahrscheinlichkeit nicht stattfindet, die Kinder also zu klein bleiben.

Findet das Aufholwachstum nicht bis zum Ende des 2. Lebensjahres statt, so ist die Wahrscheinlichkeit eines spontanen Aufholwachstums außerordentlich gering: Die meisten Kinder haben ihre Körpergröße schon mit dem Erreichen des ersten Lebensjahres normalisiert (Hokken-Koelega et al. 1995). Betrachtet man die Gruppe der Kinder, die nach SGA-Geburt im Alter von 2 Jahren noch zu klein ist, so kommt es bis zum Ende der Wachstumsperiode zu einem spontanen Aufholen um 0,4 SD (für die Gruppe), was bei weitem nicht ausreicht, den Rückstand der Kinder zu kompensieren.

Die Situation ist ähnlich bei extrem kleinen Frühgeborenen (*very low birth weight*,
VLBW): Je nach untersuchter Population sind 20–30 % dieser Gruppe bei Geburt zu klein für ihr Gestationsalter (SGA). Insgesamt ist das Aufholwachstum bei diesen Kindern geringer und kann sich im Einzelfall über das 2. Lebensjahr hinaus erstrecken, während für reif geborene, hypotrophe Kinder ein Aufholwachstum nach dem 2. Lebensjahr sehr unwahrscheinlich ist. Insgesamt erleben die meisten Kinder eine Phase schnelleren Wachstums nach der Geburt. Dieses Aufholwachstum ist ein früher, aber unvollständiger Vorgang, der das Risiko – noch deutlicher bei Frühgeburtlichkeit – eines Kleinwuchses in der Kindheit in sich birgt.

Zusammengefasst zeigt die große Mehrheit der bei Geburt zu kleinen Kinder ein rasches Aufholwachstum. Die Kinder, die im Alter von 2 Jahren immer noch zu klein sind, haben ein hohes Risiko, auch als Erwachsene ihre genetisches Wachstumspotential nicht zu erreichen, und sollten bei einem Spezialisten vorgestellt werden.

2.2 Endgröße

Bis zu 90 % der SGA-Kinder zeigen in den ersten beiden Lebensjahren ein gewisses Aufholwachstum. Dieses Aufholwachstum ist jedoch nicht vollständig, und eine Untergruppe von ca. 10 % der Kinder bleibt während des Kindesalters klein. Daher hat – zusätzlich zum erhöhten Mortalitäts- und Morbiditätsrisiko in der Neonatalzeit – die IUGR langfristige Auswirkungen auf die kindliche Entwicklung. Neben dem persistierenden Kleinwuchs in Kindheit und Erwachsenenalter schließen diese Langzeitwirkungen eine erhöhte Inzidenz von Bluthochdruck, Herz-Kreislauferkrankungen und Typ-2-Diabetes im Erwachsenenalter ein (zusammengefasst als Syndrom X, Barker et al. 1989). Die erste longitudinale, populationsbezogene Studie an gesunden, termingerecht geborenen schwedischen Kindern wurde von Karlberg 1995 vorgestellt.

Eine Kohorte von 4000 Kindern wurde von der Geburt bis zum Erreichen der Endgröße mit 18 Jahren verfolgt. Kinder mit einer Geburtslänge unterhalb von –2 SDS wurden als SGA eingestuft. Im Alter von einem Jahr lagen nur noch 13 % dieser Kinder unter –2 SDS, bezogen auf die Größe. Im Alter von 18 Jahren hatte dieser Anteil auf 8 % abgenommen. Dies zeigt, dass nahezu alle SGA-geborenen Kinder eine Erwachsenengröße im Normbereich erreicht hatten. Wenn ein SGA-geborenes Kind im Alter von 4 Jahren immer noch eine Größe unterhalb von –2 SDS aufweist, ist ein spontanes Aufholwachstum und damit das Erreichen einer normalen Erwachsenengröße sehr unwahrscheinlich (Karlberg 1995). Nach dieser Untersuchung haben nahezu alle SGA-Kinder mit einer Körpergröße < –3 SD bei einer genetischen Zielgröße < –1 SD eine Erwachsenengröße unterhalb des Normbereiches (Größen-SDS <–2).

Vergleicht man die Untersuchungen zur Endgröße von SGA-Patienten, so unterscheiden sich die Ergebnisse der unterschiedlichen Gruppen erheblich. Dies lässt

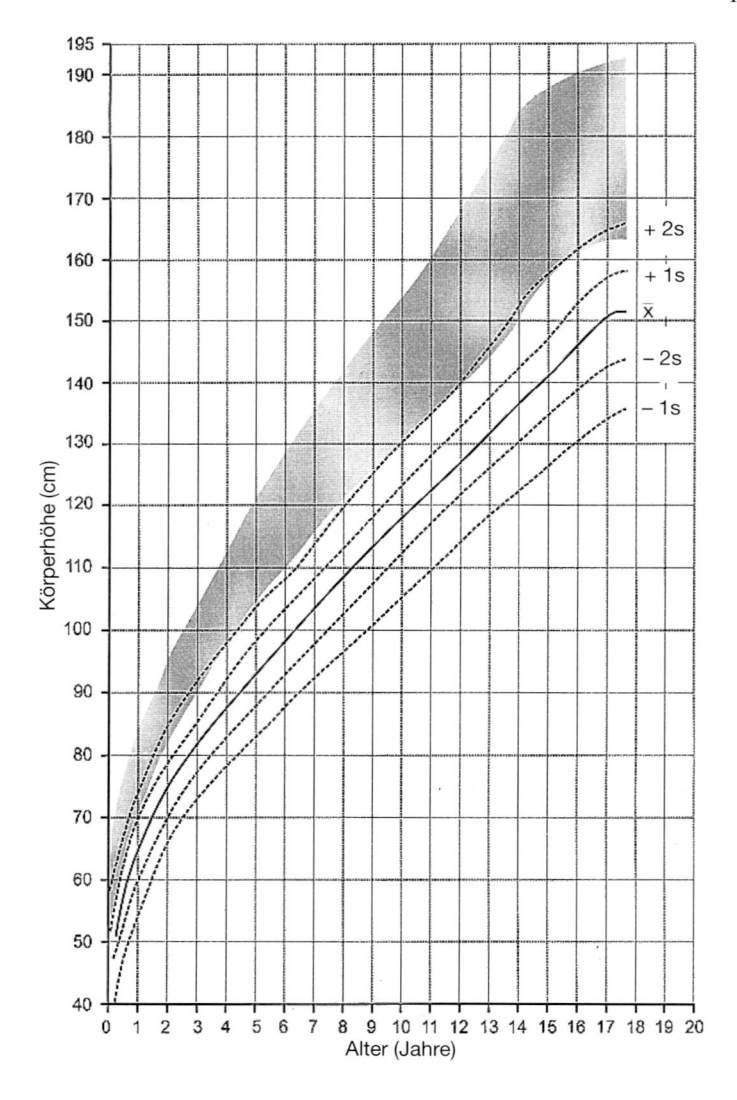

Abb. 1a, b. Postnatale Wachstumsretardierung bei Patienten mit Silver-Russell-Syndrom. **a** Jungen. **b** Mädchen

sich durch die Heterogenität der Patienten erklären, die ein breites Spektrum von pathophysiologischen Ursachen für IUGR repräsentieren. Zusätzliche Störfaktoren wie Frühgeburtlichkeit, perinatale Komplikationen oder Chromosomenstörungen reduzieren die Vergleichbarkeit weiter. Darüber hinaus existieren verschiedene Standards für das mittlere Geburtsgewicht in Abhängigkeit von Variablen wie ethnische Gruppe, sozio-ökonomischer Status oder Höhe über dem Meeresspiegel. Dennoch sind interessanterweise die Untergrenzen des Normalbereiches für die Geburtsmaße in der ganzen Welt bemerkenswert ähnlich.

Bei schwerwiegenden Formen der IUGR (z. B. Silver-Russell-Syndrom, SRS) mit einer Geburtslänge von durchschnittlich 42 cm und einem Geburtsgewicht von 2200g (Wollmann, 1995) ist die Endgröße dramatisch reduziert: Diese extrem kleinwüchsigen und untergewichtigen Patienten zeigen kein Aufholwachstum, sondern bleiben postnatal noch weiter hinter den gesunden Kindern zurück (postnatale Wachstumsretardierung). Im Mittel erreichen Mädchen

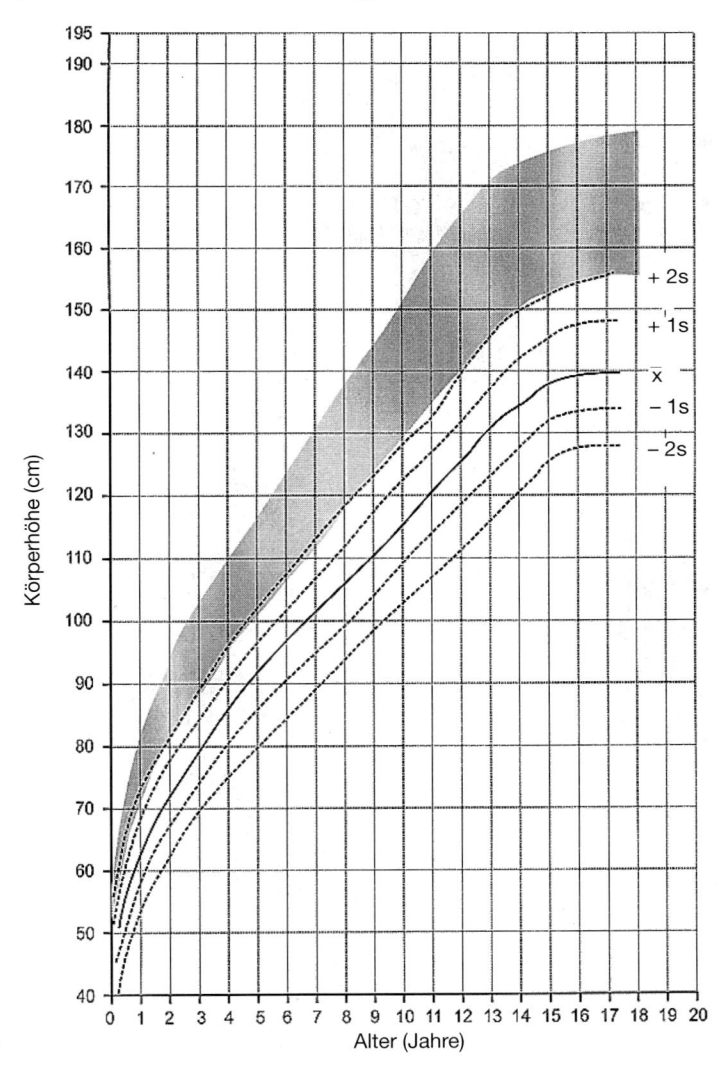

Abb. 1b

eine Endgröße von 139 cm, Jungen von 152 cm (Abb 1).

Sicherlich ist die Zahl der Kinder, die von einer sehr schweren Wachstumsretardierung betroffen ist, klein. Bedenkt man jedoch, dass von derzeit ca. 700 000 Geburten pro Jahr in Deutschland nach Definition etwa 3–5 % die SGA-Definition erfüllen (21 000 Kinder pro Jahr) und davon wiederum etwa 8–10 % kein Aufholwachstum zeigen, so bleiben pro Jahrgang etwa 1000 Kinder, die aufgrund der IUGR ihr genetisches Wachstumspotential nicht erreichen. Selbst wenn man annimmt, dass nur die Hälfte der Kinder von einer schweren Form betroffen ist, ist doch diese Form des Kleinwuchses häufiger als zum Beispiel der Kleinwuchs durch GH-Mangel.

3 Wachstumsfördernde Behandlung

3.1 GH–IGF-Achse bei SGA-Kindern

Die meisten SGA-Kinder haben eine normale GH-Sekretion und normale Werte für den insulinähnlichen Wachstumsfaktor (IGF-I) sowie dem IGF-bindenden Protein 3 (IGFBP-3) im Serum. Allerdings zeigt sich bei differenzierter Untersuchung (de Waal et al. 1994), dass doch bei etwa 30–40 % der Kinder Störungen der GH–IGF-Achse nachweisbar sind mit erniedrigten Werten für die insulin-abhängigen Wachstumsfaktoren und Veränderungen der GH-Spontansekretion (Boguszewski et al. 1995). Bei genauer Analyse und Korrektur für das in der Regel erniedrigte Körpergewicht der Kinder finden sich bei SGA-Kindern sogar erhöhte Werte für IGF-I, IGF-II und IGFBP-3 im Vergleich zu gesunden Kindern mit gleichem Gewicht, gleicher Größe und gleichem Pubertätsstadium (Cutfield et al. 2002). Die Autoren spekulieren, dass die Insulinresistenz, die bei diesen Kindern vorliegt (Barker 1994), in Assoziation mit einer erhöhten, kompensatorischen Insulinsekretion für den Anstieg der zirkulierenden IGF-I-Werte verantwortlich sein könnte. Auch eine partielle Resistenz für die Wirkung der Wachstumsfaktoren könnte für die auf das Körpergewicht bezogenen, erhöhten Werte der Wachstumsfaktoren verantwortlich sein.

Zusammengefasst ist also eine Störung der GH–IGF-Achse bei diesen Kindern relativ häufig. Es liegen Änderungen der GH-Sekretion, der GH-Sensitivität als auch eine relative Insensitivität von IGF-I vor.

3.2 GH-Behandlung

Ist eine spezifische Untersuchung der GH-Sekretion bei kleinwüchsigen SGA-Kindern vor Beginn einer GH-Therapie erforderlich? Die Wachstumsantwort unter Behandlung mit GH ist nur in geringem Maß von dem GH-Sekretionsstatus abhängig (Sas et al. 1999). Die Mehrheit der Kinder benötigt für ein rasches Aufholwachstum eine über der Substitutionsdosis liegende GH-Dosis (de Zegher et al. 2000). Damit ist die Feststellung eines GH-Mangels für die Therapieentscheidung und den Erfolg der Behandlung wahrscheinlich von untergeordneter Bedeutung. Allerdings stellt die Diagnose eines GH-Mangels oder einer Störung der GH–IGF-Achse für einen Teil der Kinder oft die einzige Möglichkeit dar – abgesehen von der Behandlung im Rahmen klinischer Studien – eine Behandlung zu erhalten. Empfohlen wird die spezifische GH-Diagnostik derzeit nur, wenn zusätzlich Anhalt für einen GH-Mangel, z.B. auf der Basis deutlich erniedrigter Wachstumsfaktoren, besteht.

Bei Extremformen (z.B. dem SRS) ist der GH-Mangel mit 10–15 % deutlich häufiger als bei anderen kleinwüchsigen Kindern. In diesen Fällen ist eine spezifische Diagnostik zum Ausschluss oder Nachweis des GH-Mangels erforderlich. Diese Kinder zeigen bei Behandlung mit einer substitutiven Dosis an GH ein dem GH-Mangelpatienten vergleichbares Aufholwachstum.

Frühe Behandlung
Da während der ersten beiden Lebensjahre spontanes Aufholwachstum bei SGA-Kindern relativ häufig ist, ist eine GH-Behandlung in dieser Altersgruppe nicht indiziert. Zudem besteht in der Neugeborenenzeit eine GH-Resistenz, die Behandlung wäre also in dieser Zeit gar nicht wirksam (Toledo-Eppinga et al. 1996; Wollmann und Ranke 1996). Derzeit gibt es keine Empfehlungen für eine GH-Behandlung unterhalb des Alters von 2–3 Jahren. Allerdings müssen zukünftige Studien zeigen, ob eine sehr frühe Behandlung bei extrem kleinwüchsigen Kindern (wie z. B. Silver-Russell-Syndrom) nicht sinnvoll sein könnte, da bei Kindern mit einem Größen-SDS < –3 im Alter von einem Jahr ein vollständiges spontanes Aufholen praktisch ausgeschlossen ist.

GH-Behandlung in der Kindheit
In den frühen 1970er Jahren konnte zum ersten Mal gezeigt werden, dass die Behandlung mit GH bei SGA-geborenen, kleinwüchsigen Kindern zu einer kurzzeitigen Verbesserung des Wachstums führt (Tanner et al. 1971). Wegen der relativ niedrigen Dosis und der Verabreichung an nur 2 oder 3 Tagen pro Woche hielt der wachstumsfördernde Effekt allerdings zumeist nicht an. In den folgenden Jahren war man sich allgemein einig, dass bei Kindern ohne GH-Mangel, deren Kleinwuchs andere Ursachen hat (IUGR, Ullrich-Turner-Syndrom, SRS usw.), eine Behandlung mit GH nicht hilfreich sei. Als Mitte der 80er Jahre GH durch die rekombinante Herstellung leicht verfügbar wurde, nahmen sich viele Untersucher dieser Frage erneut an. Seither sind viele Studien durchgeführt worden, in deren Rahmen die ersten Kinder inzwischen bis zum Erreichen der Endgröße untersucht werden konnten.

Dosisabhängigkeit und Aufholwachstum
Da bei einem Teil der kleinwüchsigen, SGA-geborenen Kindern sowohl die Spontansekretion des GH als auch die basale IGF-Konzentration erniedrigt sind (allerdings meist nicht im Sinne eines GH-Mangels), sollte rekombinantes GH in einer Substitutionsdosis (33 μg/kg Körpergewicht [KG]/Tag, entsprechend 0,1 IU/kg KG/Tag) eine positive Wirkung auf das Wachstum dieser Kinder haben. In einer Gruppe kleinwüchsiger schwedischer Kinder, die aufgrund von Geburtslänge bzw. -gewicht unter –2 SD als SGA klassifiziert worden waren, führte die Behandlung mit einer Substitutionsdosis (wie bei GH-Mangel verwendet) zu einem signifikanten Anstieg von IGF-I um 90 % nach einem Jahr und um 123 % nach 2 Behandlungsjahren. Gleichzeitig wurde eine Zunahme des Größen-SDS um 0,8 während des 1. und um 0,6 während des 2. Behandlungsjahres beobachtet (Boguszewski et al. 1996). Der Umstand, dass eine Substitutionsdosis von GH ein Aufholwachstum hervorruft, ist ein Indikator für das Vorliegen einer partiellen GH-Insuffizienz oder -resistenz bei diesen Kindern. Die großen internationalen Studien (Sas et al. 1999; de Zegher et al. 2000) bestätigen, dass die kontinuierliche Behandlung mit einer substitutiven Dosis (33 μg/kg KG/Tag, entsprechend 0,1 IU/kg KG/Tag) von GH zu einem Aufholwachstum und wahrscheinlich auch zu einer Verbesserung der Endgröße führt. Allerdings ist diese Dosis bei schwerwiegendem Kleinwuchs (Größen-SDS < –3) und bei spätem Therapiebeginn nicht ausreichend, um in einer überschaubaren Zeit die Körpergröße zu normalisieren.

Die Wirkung von GH auf das Längenwachstum bei kleinwüchsigen präpubertären SGA-Kindern ist dosisabhängig. Dies konnte von der französisch/belgischen Studiengruppe (Chatelain 1994; Wilton et al. 1997) erstmalig in einer randomisierten, plazebo-kontrollierten Doppelblindstudie gezeigt werden. Einer streng definierten

Gruppe von 95 kleinwüchsigen präpubertären Kindern, bei denen sowohl Geburtslänge als auch Geburtsgewicht unter –2 SD für das jeweilige Gestationsalter gelegen hatte, und die hinsichtlich Elterngröße, GH-Sekretion und IGF-I-Konzentration normal waren, wurde 2 Jahre lang GH in zwei unterschiedlichen Dosierungen (22 µg/kg KG/Tag bzw. 57 µg/kg KG/Tag) verabreicht. Bei beiden Gruppen kam es zu einem dosisabhängigen, signifikanten Anstieg der Wachstumsgeschwindigkeit und einer auch während des 2. Jahres noch anhaltenden Wachstumsbeschleunigung.

De Zegher et al. (1996) beschrieb die mit der hohen Dosis behandelte Gruppe aus der oben erwähnten Studie ausführlicher. In beiden Behandlungsgruppen (70 bzw 100 µg/kg KG/Tag, entsprechend 0,2 bzw. 0,3 IU/kg KG/Tag) hatten sich Wachstumsgeschwindigkeit und Gewichtszunahme nahezu verdoppelt. Das Knochenalter avancierte in beiden Behandlungsgruppen um 1,3 Jahre pro Behandlungsjahr. Die Behandlung wurde gut vertragen, es kam im Zusammenhang mit der Applikation nicht zu schwerwiegenden unerwünschten Ereignissen. Da die meisten Kinder nach 2 Jahren GH-Therapie in dieser hohen Dosis eine Größe innerhalb des Normbereichs erreicht hatten (SDS > –2,2 bei 35 von 38 behandelten Kindern), wurde die Therapie für 2 Jahre unterbrochen. Die Autoren kommen zu dem Schluss, dass sich die hoch dosierte, intermittierende GH-Therapie als mögliche Behandlungsform für kleinwüchsige SGA-Kinder anbietet. Mögliche Langzeitwirkungen dieser Therapieform auf das weitere Wachstumsverhalten, auf die Endgröße sowie auf den Stoffwechsel müssen jedoch weiter geklärt werden.

Generell ist die Therapie mit GH bei kleinwüchsigen SGA-Kindern im jüngeren Alter (4–6 Jahre) effektiver als vor oder in der Pubertät. Erfahrungen mit spätem Therapiebeginn (um den Zeitpunkt des Pubertätsbeginns) sind bisher begrenzt.

Langzeitbehandlung

Die nordamerikanische Erfahrung mit der Langzeitbehandlung (bis zu 4 Jahren) bei Kindern mit Kleinwuchs aufgrund nicht klassifizierter IUGR oder mit Silver-Russell-Syndrom/*primordial short stature* (SRS/PSS) wurde von Chernausek (1996) publiziert. Eine Gruppe von 270 Kindern wurde im Rahmen der *National Cooperative Growth Study* mit einer Standarddosis Wachstumshormon (ca. 43 µg/kg KG/Tag) behandelt. Wenn diese Studie auch Mängel aufweist (Selektion der Patienten nur aufgrund deskriptiver Hinweise auf das Vorliegen von IUGR, erhebliche Abnahme der Patientenzahl während der Studie), verbesserte sich bei den Patienten mit unklassifizierter IUGR, die 4 Jahre lang behandelt worden waren, der Größen-SDS von –3,49 zu Beginn auf –1,3 nach 4 Jahren. Vergleichbare Ergebnisse gab es bei den Patienten mit SRS/PSS. Die Autoren kommen zu dem Schluss, dass eine GH-Behandlung bei Patienten mit IUGR-assoziiertem Kleinwuchs oder SRS/PSS zu positiven Ergebnissen führt, ähnlich wie dies auch von Moore und Mitarbeitern (1991) berichtet worden war.

De Zegher und Mitarbeiter (2000) beschrieben in einer Metaanalyse die Ergebnisse einer multizentrischen europäischen Therapiestudie mit GH über 6 Jahre. Während die unbehandelten Kontrollen ihren Größen-SDS über 2 Jahre nicht änderten, verbesserte die niedrig dosierte Gruppe ihre Größe um 2,0 SD (33 µg/kg KG/Tag), die Hochdosis-Gruppe um 2,7 SD (67 µg/kg KG/Tag) (Abb. 2a). Ein vergleichbarer Effekt ließ sich auch mit einer 2-jährigen Behandlung mit der dreifachen Dosis und anschließender 4-jähriger Beobachtungszeit erzielen (Abb. 2b). Die Autoren schließen aus den Daten, dass die frühe, kurzzeitige (2–3 Jahre) Behandlung mit GH in einer erhöhten Dosis geeignet ist, die Körperhöhe der meisten Patienten zu normalisieren. Nur ein Teil der Patienten benötigt

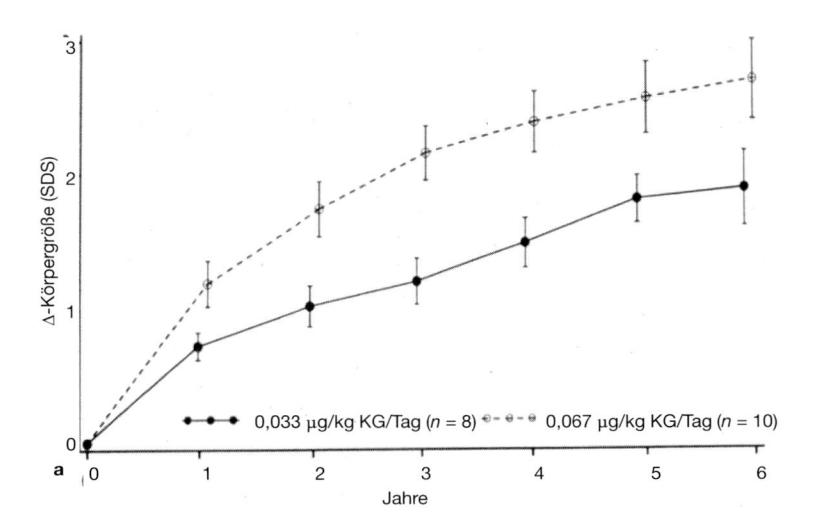

Abb. 2a, b. Ergebnisse der GH-Therapie (in SDS ± SEM) in einer multizentrischen europäischen Studie über 6 Jahre (de Zegher et al. 2000). **a** Gruppe (*n*=8) mit niedriger Dosis (33 µg/kgKG/Tag) und Hochdosis-Gruppe (*n*=10) (67 µg/kgKG/Tag). **b** Effekt nach 2-jähriger Behandlung und dreifacher Dosis, mit anschließender 4-jähriger Beobachtungszeit

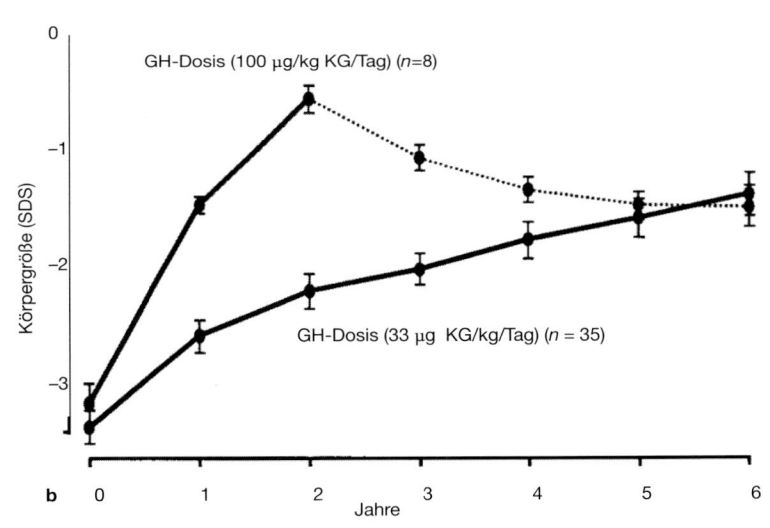

nach ihrer Meinung eine kontinuierliche Behandlung über einen längeren Zeitraum. Die genauen Modalitäten solcher Behandlungsregime müssen allerdings noch erarbeitet werden.

Nach Absetzen einer hoch dosierten GH-Behandlung kam es wieder zu einem Größenverlust, so dass der Effekt der Behandlung zum Teil wieder aufgehoben wurde. Möglicherweise ist eine Fortsetzung der Behandlung mit niedrigerer Dosis für einen Erhalt der erreichten Größe ausreichend.

Von ähnlichen Ergebnissen berichteten Sas und Mitarbeiter (1999): In einer randomisierten, doppelblinden Dosisfindungsstudie wurden insgesamt 79 Kinder mit zwei verschiedenen Dosen GH kontinuierlich behandelt (3 IU/m^2 Körperoberfläche [KOF]/Tag, entsprechend ca. 33 µg/kg KG/Tag und 6 IU/m^2 KOF/Tag, entsprechend ca. 67 µg/kg KG/Tag). Nach 5-jähriger Behandlung hatten beinahe alle Kinder eine Körpergröße innerhalb des Normbereiches erreicht und lagen innerhalb des Zielgrößenbereiches. Die Größenzunahme war in dieser Studie unabhängig vom GH-Sekretionsstatus (mehr als ein Drittel der Kinder hatte eine Störung der GH-Sekretion) und dem basalen IGF-I-Wert. Für die präpubertären Kinder war der Größenzuwachs mit der hohen Dosis signifikant besser. Die Behandlung wurde gut toleriert.

Endgröße nach GH-Behandlung
Noch ist wenig publiziert über Endgrößen bei GH-behandelten SGA-Patienten. Einzelfallbeobachtungen und die Analogie zu anderen Patientengruppen ohne GH-Mangel (z.B. Ullrich-Turner-Syndrom) lassen neben der Normalisierung der Größe in der Kindheit auch eine Verbesserung der Endgröße erwarten. Berücksichtigt man, dass die Patienten, über die de Zegher et al. (2000) berichtete, alle bereits das Pubertätsstadium 4 erreicht hatten, so muss von einer signifikanten Verbesserung der Endgröße ausgegangen werden. Der Größenzuwachs der mit der höheren Dosis behandelten Gruppe (67 µg/kg KG/Tag) im Vergleich zum Therapiebeginn betrug nach 6-jähriger Therapie 2,7 SD, was einen erheblichen Gewinn an Endgröße erwarten lässt.

3.3 Behandlung von SGA-Kindern mit Dysmorphien (SRS)

Kinder mit SRS haben eine schwere IUGR, ausbleibendes postnatales Aufholwachstum und eine sehr schlechte Wachstumsprognose (etwa –4 SDS, dies entspricht etwa 139 cm bei Mädchen und 152 cm bei Jungen) (Wollmann, 1995). Auch zeigen sie die typischen dysmorphen Stigmata. Diese Patienten mit ihrem einheitlichem Phänotyp stellen eine extreme Untergruppe der intrauterinen Wachstumsretardierung dar und werden oft als Modell für die schwerwiegende SGA-Form angesehen. Ihr spontaner Wachstumsverlauf ist genau beschrieben (vgl. Abb. 1).

Das kurzfristige Ansprechen auf die Behandlung mit GH unterscheidet sich bei dieser Gruppe nicht von der anderer SGA-Kinder (Ranke et al. 1996). Eine kleine Gruppe britischer Kinder (Albanese und Stanhope 1997) mit SRS bzw. IUGR ohne dysmorphe Stigmata wurde mit einer höheren GH-Dosis (0,5 mg/kg/Woche) schon 7 Jahre lang behandelt. Obwohl die meisten dieser Kinder inzwischen eine Größe erreicht haben, die der spontanen Endgröße beim SRS entspricht (Wollmann 1995), wachsen sie immer noch mit normaler Wachstumsgeschwindigkeit. Daraus schließen die Autoren, dass die Behandlung mit GH zu einem signifikanten Anstieg des mittleren Größen-SDS führt und dass die früh begonnene Behandlung das Wachstum dieser Kinder auf lange Sicht verbessern wird.

3.4 Einfluss der GH-Therapie auf das Knochenalter

Bei kleinwüchsigen SGA-geborenen Kindern ist im Allgemeinen im frühen Kindesalter das Knochenalter um etwa 18 Monate retardiert (Chatelain 1994). Zwischen 8 und 12 Jahren kommt es zu einem spontanen Aufholen des Knochenalters, in der Regel ohne entsprechenden Größengewinn. Diese Kinder bleiben auch als Erwachsene kleiner als man es für die Population und für die individuelle Zielgröße erwartet. Die Kinder bleiben trotz des in der frühen Kindheit retardierten Knochenalters als Erwachsene zu klein. Kleinwüchsige SGA-geborene Kinder unterscheiden sich in dieser Hinsicht deutlich von anderen kleinwüchsigen Kindern. Während bei Kindern mit GH-Mangel oder konstitutioneller Entwicklungsverzögerung das retardierte Knochenalter als Basis für eine Abschätzung des Wachstumspotentials sinnvoll eingesetzt werden kann, ist diese Methode bei kleinwüchsigen SGA-Kindern irreführend und sollte nicht zur Entscheidung über eine mögliche Behandlung herangezogen werden.

Unter der Behandlung mit GH kommt es zu einem raschen Aufholwachstum. Dies wird begleitet von einer Akzeleration des Knochenalters – eine Beobachtung, die Teil des physiologischen Wachstumsprozesses ist und bei Aufholwachstum anderer Kleinwuchsformen (erworbene Hypothyreose, GH-Mangel) genauso beobachtet werden kann.

Die Zahlen aus den GH-Langzeitstudien belegen, dass der Knochenalterfortschritt unter der hoch dosierten Behandlung nicht überproportional ist: zwischen 1,2 Jahren (Chatelain 1994) und 1,33 Jahren (de Zegher et al. 1996) pro Behandlungsjahr. Auch nach 6-jähriger Behandlung mit GH in supra-physiologischer Dosierung lag das Knochenalter einer behandelten Gruppe noch unter dem chronologischen Alter.

Ein Einfluss der GH-Behandlung auf Pubertätsbeginn und Pubertätsdauer konnte in den kontrollierten Studien nicht nachgewiesen werden (Sas et al. 1999; de Zegher et al. 2000). Es bestand auch kein Unterschied in Bezug auf die beiden verwendeten GH-Dosierungen.

3.5 Unerwünschte Ereignisse

Die Behandlung mit Wachstumshormon in pharmakologischer Dosierung wird in der Regel gut vertragen (Sas et al. 1999; de Zegher et al. 2000). Keines der angegebenen Ereignisse ließ sich speziell auf die GH-Behandlung zurückführen, und es kam zu keinem endgültigen Behandlungsabbruch (de Zegher et al. 1996). Zwischen den verschiedenen Dosierungen von GH gab es keinen Unterschied im Hinblick auf die Häufigkeit unerwünschter Ereignisse. Insgesamt treten unerwünschte Ereignisse unter GH-Behandlung sehr selten auf (Wilton 1994). Allerdings gibt es noch nicht genügend Erfahrungen mit der Behandlung von Patienten ohne GH-Mangel mit höheren Dosen von GH.

Die Behandlung mit GH führt – insbesondere in höherer Dosierung – zu einem Anstieg des Blutglukosespiegels. Kompensatorisch steigt die Insulinsekretion an, die Glukosetoleranz bleibt unverändert. Kleinwüchsige Kinder nach SGA-Geburt weisen ein erhöhtes Risiko für eine Insulinresistenz auf, die langfristig an der Entstehung des metabolischen Syndroms beteiligt ist (Hofman et al. 1997). Verschlechtert sich die Glukosetoleranz oder die Insulinsensitivität durch eine GH-Behandlung, könnte dies langfristig negative Konsequenzen für die Patienten haben. Basierend auf diesen Beobachtungen wurden GH-behandelte Kinder im Hinblick auf Insulinresistenz und Glukosetoleranz untersucht. Sas und Mitarbeiter (2001) untersuchten Glukosetoleranz und Insulinsekretion bei 78 GH-behandelten SGA Kindern. Vor Beginn der Therapie hatten 8 % der Kinder eine eingeschränkte Glukosetoleranz, nach 6-jähriger Behandlung traf dies bei 4 % der Kinder zu; die Kinder mit pathologischer Glukosetoleranz zu Beginn lagen am Ende der Therapie im Normbereich. Keines der Kinder entwickelte einen Diabetes mellitus, HbA_1 blieb für alle Kinder im Normalbereich, trotz hoch dosierter GH-Therapie (66 µg/kg KG/Tag). Die Insulinsekretion stieg während der Behandlungszeit signifikant an als Ausdruck einer zunehmenden Insulinresistenz ohne klinisches Korrelat. Zwischen den beiden verwendeten GH-Dosen bestand kein Unterschied im Hinblick auf Insulinsekretion und Glukosetoleranz.

De Zegher und Mitarbeiter (2002) fanden unter hoch dosierter GH-Behandlung (100 µg/kg KG/Tag) für 2 Jahre einen Anstieg von Glukose und Insulin und eine Abnahme der Insulinsensitivität. Nach Ende der Behandlung normalisierten sich Glukosekonzentration und Insulinsensitivität. Die Werte waren vergleichbar mit denjenigen nicht GH-behandelter Kontrollkinder, was die Reversibilität des GH-Effektes belegt.

Zusammengefasst wird die Behandlung mit höheren Dosen von GH insgesamt gut toleriert, Anhalt für spezifische Häufungen von Nebenwirkungen bestehen nicht. Unter der Behandlung kommt es reversibel zu einer gesteigerten Insulinsekretion mit Insulinresistenz, deren langfristige Bedeutung noch nicht abgeschätzt werden kann.

3.6 Einfluss auf die Pubertätsentwicklung

Es gibt wenig detaillierte Informationen über die spontane Pubertätsentwicklung bei SGA-Kindern (Preece 1997). Einzelfälle wurden berichtet, bei denen die Pubertät etwas früher einsetzte als bei anderen kleinwüchsigen Kindern. Dies scheint insbesondere für Kinder mit SRS zu gelten. Allerdings muss berücksichtigt werden, dass eine frühe Pubertät bei einem SRS-Kind sicher eher publiziert wird als bei einem gesunden Kind.

Die bislang publizierten Studien zur kurz- und mittelfristigen Effekten der GH-Behandlung geben keine Hinweise auf spezifische Auswirkungen auf die Pubertätsentwicklung. In Einzelfällen mit vorzeitigem Pubertätsbeginn kann die Pubertätsbremsung mit luteinisierendem Hormon-Releasing-Hormon (LHRH)-Agonisten erforderlich sein.

Zusammenfassung und Empfehlungen

Ein Kind ist für sein Gestationsalter zu klein, wenn Länge und/oder Gewicht bei Geburt mehr als 2 SD unterhalb der populationsspezifischen Norm liegen. Mehr als 90 % dieser Kinder zeigen ein rasches Aufholwachstum, das mit dem Erreichen des 2. Lebensjahres abgeschlossen ist. Ist also ein solches Kind im Alter von 2 bis 4 Jahren noch immer zu klein, so ist ein spontanes Aufholwachstum sehr unwahrscheinlich und das Risiko eines andauernden Kleinwuchses beträchtlich erhöht. Solche Kinder sollten bei einem Pädiater mit spezifischer Erfahrung in Wachstumsfragen vorgestellt werden.

Nach Ausschluss anderer Formen des Kleinwuchses kann eine Behandlung mit GH erwogen werden. GH kann – unabhängig davon, ob das Kind einen GH-Mangel hat oder nicht – das Längenwachstum positiv beeinflussen. Ziele der Behandlung sind die Normalisierung der Körpergröße, der Erhalt einer normalen Körpergröße während der Kindheit und eine Verbesserung oder Normalisierung der Endgröße.

Mittel- und langfristige Erfahrungen mit GH-Dosen im Bereich 33–67 µg/kg KG/Tag (0,7–1,4 IU/kg KG/Woche) liegen vor. Die Behandlung führt bei der Mehrheit der kleinwüchsigen SGA-Kinder zu einem deutlichen Wachstumsspurt und einer Normalisierung der Größe innerhalb von 2 bis 3 Jahren. Der Effekt ist dosisabhängig; die höhere Dosis ist im Hinblick auf das Aufholwachstum effektiver. Eine Behandlung sollte nach derzeitigen Empfehlungen nicht vor dem 2. bis 4. Lebensjahr beginnen, um ein spontanes Aufholwachstum sicher auszuschließen. In diesem Alter ist auch die erforderliche Vordiagnostik ohne Probleme durchführbar. Ein Therapiebeginn in diesem Alter hilft den Kindern, schon bis zur Einschulung die Körpergröße zu verbessern oder zu normalisieren. Die Wirksamkeit der Behandlung in dieser Altersgruppe ist deutlich besser als im präpubertären Alter.

Diese Behandlung, soweit sie sich als effektiv erwiesen hat, sollte fortgeführt werden, bis eine normale Größe im Bereich der familiären Zielgröße erreicht ist. Eine Unterbrechung der Behandlung nach erfolgreicher Normalisierung führt in den Jahren danach wieder zu einem Größenverlust. Eine kurzzeitige, hoch dosierte Therapie mit anschließender Therapiepause dürfte daher nur für wenige Kinder langfristig erfolgreich ist.

Die Behandlung muss der spezifischen Situation des Kindes angepasst werden. Ist das Kind sehr kleinwüchsig (z. B. Größen-SDS < –3) oder schon präpubertär, besteht nur mit der höheren Dosis Aussicht auf eine Normalisierung der Körperhöhe in der zur Verfügung stehenden Zeit. Bei sehr jungen, nicht extrem kleinen Kindern kann langfristig auch eine GH-Substitutionsdosis (33 µg/kg KG/Tag oder 0,1 IU/kg KG/Tag) einen überzeugenden Effekt zeigen.

Die Therapie mit GH wird sehr gut vertragen; Anhalt für spezifisch häufiger auftretende Nebenwirkungen bestehen nicht. Nur bei Vorliegen zusätzlicher Risikofaktoren für die Entwicklung eines Typ-2-Diabetes (erhebliches Übergewicht, Familienanamnese mit Typ-2-Diabetes; Abstammung aus einer Risikogruppe etc.) ist eine gezielte Kontrolluntersuchung der Glukosetoleranz erforderlich.

Die Behandlung und Nachbeobachtung von SGA-Kindern mit GH sollte nur von Ärzten durchgeführt werden, die spezifische Erfahrungen mit Wachstumsstörungen (Kinderendokrinologen) haben. Derzeit werden die Kosten für diese Behandlung noch nicht routinemäßig von Krankenkassen übernommen. Die Patienten müssen im Rahmen klinischer Studien oder nach Antragstellung bei der Kasse im Sinne eines individuellen Heilversuches behandelt werden. Weitere klinische Studien mit umfassender Auswertung und Dokumentation bei den einzelnen Patienten werden Erkenntnisse über die Wirksamkeit, Sicherheit und optimale Therapiemodalitäten liefern.

Literatur

Albanese A, Stanhope R (1997) GH treatment induces sustained catch-up growth in children with intrauterine growth retardation: 7 years results. Horm Res 48(4):173–177

Albertsson-Wikland K, Karlberg J (1994) Natural growth in children born small for gestational age with and without catch-up growth. Acta Paediatr Scand 343 [Suppl]:23-30

Barker DJ, Osmond C, Golding J, Kuh D, Wadsworth ME (1989) Growth in utero, blood pressure in childhood and adult life, and mortality from cardiovascular disease. BMJ 298:564-567

Barker DJP (1997) Fetal undernutrition and adult disease. Endocrinol Metab 4 [Suppl]:36–46

Boguszewski M, Rosberg S, Albertsson-Wikland K (1995) Spontaneous 24-hour growth hormone profiles in prepubertal small for gestational age children. Acta Paediatr [Suppl] 399:64-70

Boguszewski M, Jansson C, Rosberg S, Albertsson-Wikland K (1996) Changes in serum insulin-like growth factor I (IGF-1) and IGF-binding protein-3 levels during growth hormone treatment in prepubertal short children born small for gestational age. J Clin Endocrinol Metab 81:3902-3908

Butenandt O, Lang G on behalf of the German Study Group (1997) Recombinant human growth hormone in short children born small for gestational age. J Pediatr Endocrinol Metabol 10:275-282

Chatelain PG (1994) Auxology and response to growth hormone treatment of patients with intrauterine growth retardation or Silver-Russell-syndrome: analysis of data from the Kabi International Growth Study. Acta Paediatr 82 [Suppl] 391:79–81

Chernausek S (1996) Linear growth response to growth hormone treatment in children with short stature associated with intrauterine growth retardation: the National Cooperative Growth Study experience. J Pediatr 128:22–27

Cutfield WS, Hofman PM, Vickers M et al. (2002) IGFs and binding proteins in short children with intrauterine growth retardation. J Clin Endocrinol Metab 87:235-239

Friedman JM (1992) Effects of drugs and other chemicals on fetal growth. Growth Genet Horm 8:1–5

Hofman PL, Cutfield WS, Robinson EM et al. (1997) Insulin resistance in short children with intrauterine growth retardation. J Clin Endocrinol Metab 82:402-406

Hokken-Koelega ACS de Ridder MAJ, van Lemmen RJ, den Hartog H, de Muinck Keizer-Schrama SMPF, Drop SLS (1995) Children born small for gestational age: Do they catch-up? Pediatr Res 38:267–271

Karlberg J, Albertsson-Wikland K (1995) Growth in full-term small-for-gestational-age infants: From birth to final height. J Pediatr 38:733–739

Karlberg JPE, Albertsson-Wikland K, Kwan EYW, Lam BCC, Low LCK (1997) Timing of early postnatal catch-up growth in normal, full-term infants born short for gestational age. Horm Res 1997; 48 [Suppl]:17–24

Kramer MS (1987) Determinants of low birth weight: methodological assessment and meta-analysis. Bull of the World Health Organization 65(5):663–732

Moore WV, Moore KC, Gifford R, Hollowell JG, Donaldson DL (1991) Long-term treatment with growth hormone of children with short stature and normal growth hormone secretion. J Pediatr 120:702–708

Nielsen ST, Finne PH, Bergsjö P, Stamnes O (1984) Males with low birth weight examined at 18 years of age. Acta Paediatr Scand 73:168–175

Paz I, Seidman DS, Danon YL, Laor A, Stevenson DK, Gale MD (1993) Are children born small for gestational age at increased risk for short stature? Am J Dis Childh 147:337–339

Pollak RN, Divon My (1992) Intrauterine growth retardation: definition, classification, and etiology. Clin Obstet Gynecol 35:99–102

Preece MA (1997) Puberty in children with intrauterine growth retardation. Horm Res 48 [Suppl]:30–32

Ranke MB, Lindberg A on behalf of the KIGS International Board (1996) Growth hormone treatment of short children born small for gestational age or with Silver-Russell syndrome: results from KIGS (Kabi International Growth Study), including the first report on final height. Acta Paediatr 417 [Suppl]:18–26

Ranke MB, Preece MA (1997) Growth hormone treatment in short children born small for gestational age: from controversy towards consensus. Horm Res 48 [Suppl]72–74

Sas T, de Waal W, Mulder P, Houdijk M, Jansen M, Reeser M, Hokken-Koelega A (1999) Growth hormone treatment in children with short stature born small for gestational age: 5-year results of a randomized, double-blind, dose-response trial. J Clin Endocrinol Metab 84:3064–3070

Sas T, Mulder P, Aanstoot HJ et al. (2000) Carbohydrate metabolism during long-term growth hormone treatment in children with short stature born small for gestational age. Clin Endocrinol 54:243–251

Stanhope R, Preece MA, Hamill G (1991) Does growth hormone treatment improve final height attainment of children with intrauterine growth retardation? Arch Dis Child 66:1180–1183

Tanner JM, Whitehouse RH, Hughes PC, Vince FP (1971) Effect of human growth hormone treatment for 1 to 7 years on growth of 100 children with growth hormone deficiency, low birth weight, inherited smallness, Turner's syndrome, and other complaints. Arch Dis Child 46:745–782

Toledo-Eppinga L, Houdijk ECAM, Cranendonk A et al. (1996) Effects of recombinant human growth hormone treatment in intrauterine growth-retarded preterm infants on growth, body composition and energy expenditure. Acta Paediatr 85:476–481

de Waal WJ, Hokken-Koelega AC et al. (1994) Endogenous and stimulated GH secretion, urinary GH excretion, and plasma IGF-1 and IGF-2 levels in prepubertal children with short stature after intrauterine growth retardation. The Dutch Working Group on Growth Hormone. Clin Endocrinol 41:621–630

Wales JKH, Carney S, Gibson AT (1997) The measurement of neonates. Horm Res 48 [Suppl]: 72–74

Westwood M, Kramer MS, Munz D, Lovett JM, Watters GV (1983) Growth and development of full-term non asphyxiated small-for-gestational-age newborns: Follow-up through adolescence. Pediatrics 71:376–382

Wilton P (1994) Adverse events during growth hormone treatment: 5 years' experience in the Kabi International Growth Study. In: Ranke MB, Gunnarsson R (eds) Progress in growth hormone therapy – 5 years of KIGS. Johann Ambrosius Barth (Edition J & J) Mannheim, S 291–307

Wilton P, Albertsson-Wikland K, Butenadt O, Chaussain JL, de Zegher F, Jonsson B, Löfström A (1997) Growth hormone treatment induces a dose-dependent catch-up growth in short children born small for gestational age: a summary of four clinical trials. Horm Res 48 [Suppl]:67–71

Wollmann HA, Kirchner T, Enders H, Preece MA, Ranke MB (1995) Growth and symptoms in Silver-Russel syndrome: review on the basis of 386 patients. Eur J Pediatr 154: 958-968

Wollmann HA, Ranke MB (1996) GH treatment in neonates. Acta Paediatr 85: 398–400

Wollmann HA (1998) Intrauterine growth restriction: definition and etiology. Hormone Res 49 [Suppl 2]:1–6

de Zegher F, Maes M, Gargosky SE, Heinrichs C, Caju M, Thiry G, de Schepper J, Craen M, Breysem L, Löfström A, Jönsson P, Bourguignon JP, Malvaux P, Rosenfeld RG (1996) High-dose growth hormone treatment of short stature children born small for gestational age. J Clin Endocrinol Metab 81:1887–1892

de Zegher F, Albertsson-Wikland K, Wollmann HA, Chatelain P, Chaussain J, Löfström A, Jonsson B, Rosenfeld R (2000) Growth hormone treatment of short children born small for gestational age: Growth responses with continuous and discontinuous regimens over 6 years. J Clin Endocrinol Metab 85:2816–2821

de Zegher F, Ong K, Helvoirt M et al. (2002) High-dose growth hormone treatment in non-GH-deficient children born small for gestational age induces growth responses related to pre-treatment GH secretion and associated with a reversible decrease in insulin sensitivity. J Clin Endocrinol Metab 87:148–151

11 Idiopathischer Kleinwuchs

Siegfried Zabransky und Markus Zabransky

1 Ursachen für Kleinwuchs

Kleinwuchs ist definiert durch eine Körperhöhe, die unterhalb der 3. Perzentile des Vergleichskollektivs liegt. Kleinwuchs ist ferner die relative Einschätzung der Körperhöhe eines Einzelnen und sagt zunächst nichts darüber aus, ob es sich um das Symptom einer Erkrankung oder um eine Normvariante handelt. Die Ursachen für Kleinwuchs sind in Tabelle 1 aufgelistet.

Tabelle 1. Ursachen für Kleinwuchs

- Normvariante (idiopathischer Kleinwuchs)
  familiärer Kleinwuchs
  konstitutionelle Entwicklungsverzögerung,
  u. a. m.
- Symptom einer Erkrankung
  a) proportionierter Körperbau:
     Organerkrankung (z. B. kardial, gastrointestinal, renal, hämatogen)
     Stoffwechselstörungen
     (z. B. Diabetes mellitus, Glykogenosen)
     Chromosomenanomalien (z. B. Ullrich-Turner-Syndrom, Down-Syndrom)
     Syndrome (z. B. Noonan, Silver-Russell, Prader-Willi)
     Intrauterine Wachstumsretardierung
     Psychosozialer Kleinwuchs
     Hormonstörungen (GH-Mangel, Hypothyreose, Cushing-Syndrom)
  b) disproportionierter Körperbau:
     Skelettkrankungen (Chondroplasie, Achondroplasie u. a. m.)

GH, Wachstumshormon

2 Normvarianten der Körperlänge

In den meisten Fällen ist Kleinwuchs nicht Symptom einer Erkrankung oder Störung, sondern genetisch bedingt. Familiärer Kleinwuchs (FKW) und konstitutionelle Entwicklungsverzögerung (KEV) sind die häufigsten Formen dieser Normvarianten normalen Wachstums. Sie können auch kombiniert auftreten, d. h., ein familiär Kleinwüchsiger kann zusätzlich eine KEV aufweisen.

Zu den Besonderheiten bei familiärem Kleinwuchs zählen:
- Familiarität (die Eltern sind ebenfalls kleinwüchsig),
- zeitgerechte pubertäre Abläufe,
- dem chronologischen Alter entsprechende Knochenreifung,
- Endgröße wie bei den Eltern unterhalb des Normalbereichs (< 3. Perzentile).

Die Besonderheiten bei KEV beeinhalten folgende Aspekte:
- Kinder mit KEV wachsen bezogen auf die Knochenentwicklung normal schnell. Ihre Wachstumskurve verläuft meist im unteren Normbereich zwischen den 3. und 10. Perzentilen oder unterhalb der 3. Perzentile, jedoch parallel zur Norm. Ihr Wachstumskanal kann aber die Perzentilenlinien schneiden und nach unten ab-

Tabelle 2. Spontan erreichte Erwachsenendgrößen von Jungen mit KEV (nach Rensonnet et al. 1999)

Jahr	Autoren	Patienten (n)	Endgröße (cm)	Zielhöhe (cm)	Differenz (cm)
1985	Rochiccioli et al.	44	168,1 ± 5,8	169,9	– 1,8
1987	Zachmann et al.	22	172,8 ± 7,5	172,6 ± 5,9	+ 0,2
1988	Wilson et al.	38	171,2 ± 4,6	167,3 ± 6,0	+ 3,9
1988	Volta et al.	27	168,7 ± 4,9	168,4 ± 4,9	+ 0,3
1990	Brämswig et al.	37	170,4 ± 5,4	172,1	– 1,7
1990	Crowne et al.	43	164,1 ± 6,0	170,6 ± 4,8	– 7,5
1991a	La Franchi et al.	29	169,5 ± 4,5	174,6 ± 4,5	– 5,1
1995	Sperlich et al.	49	171,3 ± 4,9	173,0 ± 4,2	– 1,7
1995	Albanese und Stanhope	78	160,5 ± 6,7	169,5	– 9,0
1996	Arrigo et al.	27	168,0 ± 5,3	169,7 ± 7,0	– 1,7
1999	Rensonnet et al.	28	169,7 ± 5,7	171,0 ± 4,2	– 1,3

weichen. Die Abgrenzung krankhafter Zustände ist dann erforderlich.
- Wesentlich für die Definition KEV war bisher die Retardierung der Knochenentwicklung (bei einem Knochenalter jünger als 6 Jahre um mehr als 6 Monate und bei einem Knochenalter älter als 6 Jahre um mehr als 1 Jahr), wobei die Verzögerung der Knochenreifung sehr ausgeprägt sein kann.
- Wegen des engen Zusammenhanges zwischen dem Beginn der Pubertät und der Skelettentwicklung tritt die Geschlechtsreifung infolge der verzögerten Knochenentwicklung typischerweise auch verzögert ein. Da auch der Pubertätswachstumsschub erst später eintritt, fällt die Wachstumskurve in dieser Entwicklungsphase noch weiter vom Normbereich ab. Die angloamerikanische Bezeichnung *constitutional aelay of growth and adolescence* (CDGA) beschreibt dieses Phänomen noch treffender als der deutsche Begriff KEV.
- Es besteht eine ausgesprochene Familiarität. Die Eltern sind meist selbst Spätentwickler.
- Die Erwachsenenendgröße der Kinder mit KEV liegt in der Regel im unteren oder mittleren Normbereich. Sie wird entscheidend von den Elterngrößen bestimmt. Die Kinder erreichen meist ihre familiäre Zielgröße. Ist die KEV mit familiärem Minderwuchs kombiniert, ist die Prognose ungünstiger. Die Kinder kommen verzögert in die Pubertät und bleiben mit ihrer Erwachsenenendgröße unterhalb der 3. Perzentile.
- Kinder mit KEV können bei großen Eltern aber auch eine Endgröße über der 50. Perzentile erreichen.

Spontan erreichte Erwachsenenendgrößen von Jungen mit KEV sind in Tabelle 2 dargestellt.

3 Neue Nomenklatur

Begriffe und Definitionen unterliegen nicht nur im trivialen Sprachgebrauch Veränderungen, sondern auch im medizinisch-wissenschaftlichen Bereich. So unterschied man bislang zwischen Klein- und Minderwuchs. Bei einer Körperhöhe im Bereich 3.–10. Perzentile eines Vergleichkollektivs sprach man von Kleinwuchs, bei einer Körperhöhe unterhalb der 3. Perzentile von Minderwuchs. Aus psychologischen Gründen vermeidet man heute die Bezeichnung

Minderwuchs und spricht abmildernd lediglich von Kleinwuchs (KW).

Einen Definitionswandel mussten auch die althergebrachten Bezeichnungen familiärer Kleinwuchs (FKW) und konstitutionelle Entwicklungverzögerung (KEV) erfahren. Sie werden jetzt unter dem Oberbegriff „idiopathischer Kleinwuchs" (*idiopathic short stature*, ISS) eingeordnet (Ranke 1996). Die Diagnose idiopathischer Kleinwuchs (IKW) ist eine Ausschlussdiagnose:
- bei Geburt normale Länge bezogen auf die Schwangerschaftswoche,
- normale Körperproportionen,
- kein Hinweis auf eine chronische Erkrankung,
- keine psychiatrische Erkrankung oder schwere emotionale Störung,
- normale Nahrungsaufnahme,
- keine endokrine Erkrankung.

Die Einordnung des IKW erfolgt nur nach auxologischen und anamnestischen Aspekten (mittlere Elterngröße). Die Knochenreife gemessen am Knochenalter (KA) wird bei der Differenzierung der verschiedenen Kleinwuchsformen nicht mehr berücksichtigt, da sie nicht als Äquivalent zur „development maturity" angesehen wird, und das Fortschreiten der Knochenentwicklung beträchtlich schwanken kann.

Auf dem Pharmacia International Growth Database (KIGS) Expert Meeting 1996 in Positano wurde festgestellt, dass entgegen landläufiger Meinung das Knochenalter kein Maß für die Differenzierung der verschiedenen Kleinwuchsformen ist:
- die Knochenreifung ist nicht äquivalent zur „development maturity",
- das Fortschreiten der Knochenentwicklung kann beträchtlich schwanken,
- es besteht keine direkte Beziehung zwischen Körperhöhe und Knochenreife.

Die Diagnose KEV kann nach Meinung dieser Expertengruppe nur nach klinischen Gesichtspunkten gestellt werden, nämlich erst dann, wenn die Pubertät sich verspätet einstellt.

Der idiopathische Kleinwuchs wird in zwei Unterformen eingeteilt:
- familiärer idiopathischer Kleinwuchs (FKW) (*familial short stature*, FSS),
- nicht-familiärer idiopathischer Kleinwuchs (*non-familial short stature*, NFSS). Bei diesem handelt es sich um konstitutionellen Kleinwuchs (nach früherer Nomenklatur konstitutionelle Entwicklungsverzögerung, KEV).

Die Definition des idiopathischen Kleinwuchses werden folgendermaßen zusammengefasst:
präpubertär:
- Familiärer Kleinwuchs (FKW): Das Kind ist kleiner als „normal" (< 3. Perzentile). Die Körperhöhe liegt aber innerhalb der Familiennorm.
- Nicht-familiärer Kleinwuchs (NFKW): Das Kind ist kleiner als „normal". Die Körperhöhe liegt außerhalb der Familiennorm.

postpubertär:
- FKW + NFKW: mit zeitlich normalem Beginn der Pubertät
- mit späterem Beginn der Pubertät

Die Diagnose KEV kann nach dieser Nomenklatur nur nach klinischen Gesichtspunkten gestellt werden, nämlich erst dann, wenn die Pubertät sich verspätet einstellt.

4 Behandlung des idiopathischen Kleinwuchses

4.1 Konstitutionelle Entwicklungsverzögerung (KEV)

Der Wunsch für eine medikamentöse Therapie von Kindern mit konstitutioneller Entwicklungsverzögerung als Sonderform des idiopathischen Kleinwuchses ergibt sich aus den häufig stark ausgeprägten psychischen Problemen, die durch den Kleinwuchs und die verzögert eintretende Geschlechtsentwicklung bei KEV bedingt sind. Da keine Hormonstörung zugrunde liegt, ist die Therapie symptomatisch.

Medikamentös lässt sich das Wachstum generell durch Oxandrolon, Testosteron und Wachstumshormon (GH) beschleunigen. Unter der Therapie mit diesen Medikamenten wachsen Kinder also zunächst schneller. Da aber auch die Skelettentwicklung schneller voranschreitet, wird die Erwachsenenendgröße so behandelter Kinder in der Regel nicht wesentlich positiv beeinflusst.

Oxandrolon
Oxandrolon (Joss et al. 1989; Schroor et al. 1995) stimuliert die Sekretion der körpereigenen Somatomedine und damit von GH. Als anabole Substanz fördert es die Zunahme der Muskelmasse und des Körpergewichts. Es stimuliert auch die Penisentwicklung. Bei Mädchen kann es zur Klitorisvergrößerung kommen. Oxandrolon führt zur Beschleunigung des Längenwachstums. Unter den Abkömmlingen des Testosterons hat es den geringsten Effekt auf die Beschleunigung der Skelettreifung. Bei einer Dosierung von 0,1 mg/kg Körpergewicht (KG)/Tag oral ist kein negativer Einfluss auf die Endgröße zu erwarten.

In einzelnen, nicht vorhersehbaren Fällen, kann die Knochenreifung der Längenentwicklung und dem chronologischen Alter aber so weit vorauseilen, dass die Pubertät zu früh einsetzt und die Erwachsenenendgröße weit unter der vor Therapiebeginn berechneten prospektiven Endgröße liegt.

Die Therapie mit Oxandrolon kann schon ab dem 5.–6. Lebensjahr begonnen werden. Wenn das Kind bei der Einschulung durch die Therapie normal groß geworden ist, hat es bessere Startbedingungen im Schulverband. Die Therapiedauer hängt vom Therapieerfolg (Zunahme der Wachstumsrate) und vor allem vom jeweiligen Knochenalter ab, das jährlich zu kontrollieren ist. Der Behandlungszeitraum sollte mindestens ein halbes Jahr umfassen; die Behandlung kann aber auch über mehrere Jahre durchgeführt werden.

Testosteron Depot
Testosteron Depot (Martin et al. 1986; Zachmann et al. 1987; Wilson et al. 1988: Arrigo et al. 1966, 1996; Rensonnet 1999) ist bei Jungen ab dem 14. Lebensjahr indiziert. Bei einer Dosierung von 100 mg monatlich wird die Endgröße nicht negativ beeinflusst. Wie durch Oxandrolon kommt es zur Beschleunigung das Längenwachstums, zur Gewichtszunahme und Förderung der Penisentwicklung. Die Therapiedauer richtet sich wie bei Oxandrolon nach dem klinischen Befund und der Ske-

Tabelle 3. Endgrößen von Kindern, die aufgrund von IWK mit Testosteron behandelt wurden (nach Rensonnet et al. 1999)

Jahr	Autoren	Patienten (n)	Testosteron-Dosis/Monat (mg)	Therapiedauer (Monate)	Endgröße (cm)	Zielhöhe (cm)	Differenz (cm)
1987	Zachmann et al.	19	100–250	8,5	176,8 ± 8,0	176,8 ± 4,7	0
1988	Wilson et al.	50	300	3	166,3 ± 6,3	169,0 ± 5,9	–2,7
1996	Arrigo et al.	22	50	6	170,6 ± 4,1	168,8 ± 6,1	+1,8
1999	Rensonnet et al.	11	50–100	6	172,8 ± 2,8	172,4 ± 3,5	+0,4

lettentwicklung. Die Endgröße wird nicht positiv beeinflusst (Tabelle 3).

Wachstumshormon (GH)
Auch wenn kein nachgewiesener GH-Mangel vorliegt, wachsen Kinder mit KEV unter der täglichen subkutanen Gabe von GH in den meisten Fällen im 1. Therapiejahr etwa doppelt so schnell wie vorher. Die Wirkung lässt im 2. und 3. Jahr nach. Die Genitalentwicklung wird entgegen der Wirkung von Oxandrolon und Testosteron nicht im gleichen Maße positiv beeinflusst.

Die Knochenreifung kann wie bei Oxandrolon im Einzelfall so stark zunehmen, dass sich dies negativ auf die Endgröße auswirken kann. Man beobachtet dieses Phänomen allerdings auch bei unbehandelten Kindern, ohne eine Erklärung dafür zu haben. Da GH im Vergleich zu Oxandrolon und Testosteron bei der Behandlung der KEV generell keine Vorteile besitzt, Oxandrolon und Testosteron Depot aber die oft nicht unerwünschte Förderung der Penisentwicklung zeigen, kann man GH vor allem auch unter finanziellen Aspekten in diesen Fällen nicht propagieren. Mit GH lässt sich – wie auch mit Oxandrolon und Testosteron – die Wachstumsdynamik von Kindern mit KEV positiv beeinflussen, nicht jedoch die Endgröße.

Für alle drei Therapieformen gilt:
- Die meisten Kinder mit KEV wachsen unter der Behandlung mit Oxandrolon, Testosteron Depot und GH aktuell schneller als ohne Therapie.
- Die Erwachsenenendgröße wird jedoch in der Regel nicht verbessert.
- In Einzelfällen kann die Therapie sogar zur Verschlechterung der Endgröße führen, wenn die Skelettentwicklung unvorhersehbar schnell voranschreitet und die Pubertät zu früh einsetzt.

Fazit: Die medikamentöse Behandlung von Kindern mit KEV als Sonderform des IKW ist generell nicht indiziert, wenn man als Hauptziel einer derartigen Behandlung die zu verbessernde Endgröße ansieht. Im Einzelfall mag jedoch der positive Effekt der Therapie auf die Wachstumsdynamik die psychosoziale Entwicklung dieser Kinder positiv beeinflussen und für deren späteres Wohlbefinden als Erwachsene entscheidend beitragen. Entscheidend für die Indikation einer symptomatischen Behandlung ist die „psychische Notlage" des Kindes. Dabei sollte eher großzügig auf dessen Anliegen eingegangen werden. Ob ein Psychologe zur Untersuchung, Beratung und auch längerfristigen Betreuung eingeschaltet werden sollte, muss mit den Eltern und dem Kind selbst erörtert werden (Downie et al. 1996; Voss 1999).

4.2 Behandlung bei familiärem Kleinwuchs (FKW)

Für die Behandlung von Kindern mit FKW gilt grundsätzlich dasselbe wie bei Kindern mit KEV. Familiär Kleinwüchsige kommen zum normalen Zeitpunkt in die Pubertät. Bei ihnen stellt sich allein die Frage nach Maßnahmen, die die Endgröße verbessern. Dies ist jedoch mit den bisherigen Hormontherapien nicht gegeben. Neuere Therapieansätze mit einer Kombinationsbehandlung von GH und Gonadotropin-Releasing-Hormon(GnRH)-Analoga (z. B. Enantone oder Decapeptyl Retard) weisen auf positive Effekte hin, sind aber noch nicht ausreichend belegt, so dass sie noch nicht als Routineverfahren empfohlen werden können (Toublanc 1998; Saggese 1992).

5 Eigene Studien

5.1 Prüfhypothese

Ziel der 1987 begonnenen multizentrischen Genotropin-Studie war es, zu prüfen, ob die Behandlung mit GH bei Kindern mit KEV das aktuelle Wachstum beschleunigt und auch die prospektive Endgröße verbessert.

Dazu wurde eine multizentrische, offene Therapiestudie ohne Kontrollgruppe durchgeführt (Zabransky et al. 1991; Zabransky und Zabransky 1993, 1998).

Ausschlusskriterien waren:
- endokrine Störungen (GH-Mangel, Hypothyreose, Cushing-Syndrom),
- chromosomale Störungen (Ullrich-Turner-Syndrom),
- organische, metabole und ossäre Erkrankungen.

Einschlusskriterien waren:
- chronologisches Alter > 4 Jahre,
- Körperhöhe < 2 Körpergrößen-Standard deviation score (H-SDS) (Perzentilen nach Reinken),
- KA nach TW2-RUS (Tanner et al. 1983); obere Grenze: Jungen, 12 Jahre, Mädchen, 10 Jahre,
- Retardierung des KA bei KA < 6 Jahre mehr als 0,5 Jahre, bei KA > 6 Jahre mehr als 1 Jahr.

In die Studie wurden 60 Kinder (47 Jungen, 13 Mädchen) aufgenommen. 25 Kinder waren jünger, 35 älter als 10 Jahre (Tabellen 4–7). 33 % der Mütter und 50 % der Väter waren kleinwüchsig.

Die GH-Dosierung betrug 4 IU Genotropin täglich pro m² Körperoberfläche (KOF) subkutan (1 IU/kg KG/Woche; 28 IU/m² KOF/Woche).

Tabelle 4. Probanden, Geschlecht und Alter in der Genotropin-Studie

	Patienten (n)	Alter (Jahre)	Alter (Median in Jahren)
Jungen	19	4,63–9,64	7,56
Mädchen	6	5,07–8,18	8,18
Jungen	28	10,42–15,68	12,36
Mädchen	7	10,46–11,90	11,01

Tabelle 5. Körpergrößen der Eltern

Mütter (cm)	(n)	Väter (cm)	(n)
148–150	7	154–160	7
151–155	13	161–165	8
156–160	21	166–170	16
161–165	13	171–175	18
166–170	4	176–180	8
171–173	2	181–192	3

Tabelle 6. Mittlere Elterngrößen in Zentimetern

	Jungen	Mädchen	Mittel
Väter	170	172	171
Mütter	158	159	158

Tabelle 7. Therapiedauer

Therapiedauer (Jahre)	Probanden (n)	Therapiedauer (Jahre)	Probanden (n)
1	5	3,5	2
1,5	1	4,0	7
2,0	7	5	28
2,5	1	5	2
3,0	6	7	1

Das KA wurde bestimmt nach Greulich und Pyle (1959); Tanner et al. (1983); die Endgrößenprognose erfolgte nach Bayley und Pinneau; die Zielgröße nach Tanner et al. 1983; die Wachstumskurve nach Reinken (1992).

5.2 Therapieergebnisse: Vergleich Ziel- vs. Endgröße

Bei sechs Kindern (10 %) zeigte GH keinen wachstumssteigernden Effekt. Aber 90 % der behandelten Kinder wuchsen im 1. Therapiejahr etwa doppelt so schnell wie vor der Therapie. Die Gewichtszunahme ging parallel zur Längenentwicklung. Die Kinder, die auf GH nicht mit einem schnel-

Idiopathischer Kleinwuchs

Tabelle 8. Endgrößen von 40 Kindern, die wegen KEV mit GH behandelt wurden

	Jungen (n = 32)	Mädchen (n = 8)
Zielgröße (cm)	170,8 ± 4,1	157,8 ± 3,1
Endgröße (cm)	172,5 ± 3,7	158,1 ± 2,6

leren Wachstum ansprachen, zeigten auch keine stärkere Gewichtszunahme.

Endgrößen liegen von 32 Jungen und 8 Mädchen vor (Tabelle 8). In allen Fällen entsprechen die Endgrößen den Zielgrößen der Kinder. Es ergab sich kein statistischer Zusammenhang zwischen Therapiedauer und Alter bei Therapiebeginn zur Endgröße. Die Pubertätsentwicklung verlief in allen Fällen altersgerecht.

Die GH-Behandlung hatte bei diesen Kindern offensichtlich keine negativen Auswirkungen auf die Endgröße. Die Behandlung führte aber andererseits auch nicht zum erwartetem Ziel, nämlich die Endgröße deutlich zu verbessern. Diese Gruppe mag eine positive Auslese des gesamten Patientengutes gewesen sein. Unter den Kindern, die vorzeitig die Behandlung be-

Tabelle 9. Endgrößen von Patienten aus Kollektiven unterschiedlicher Studien, die wegen IKW mit GH behandelt wurden[a]

Studie	Patienten nach Geschlecht (n)	Alter bei Beginn (Jahre)	Höhe SDS/ Beginn	Endgröße (SDS)
Loche et al. (1994)	4 M, 3 F	10,5	– 2,50	– 1,60
Wit et al. (1995)	7 M, 5 F	11,2	– 3,50	– 2,40
Caguyda (1996)	60 M, 39 F	11,5	– 2,81	– 1,93
Hindmarsh und Brook (1996)	10 M, 6 F	8,4	– 2,17	– 1,33
Bernasconi et al. (1997)	54 M, 17 F	12,0	– 2,84	– 1,69
Coste et al. (1997)	42 M, 39 F	10,5	– 3,40	– 2,40
Zadik et al. (1994)	10 M, 6 F	11,1	– 3,32	– 1,17
McCaughey[b] et al. (1998)	0 M, 8 F	6,2	– 2,52	– 1,14
Buchlis et al. (1998)	30 M, 6 F	11,9	– 2,90	– 1,50

Kontrollgruppe	Patienten nach Geschlecht (n)	Alter bei Beginn (Jahre)	Höhe bei Therapiebeginn (SDS)	Endgröße (SDS)
Wit et al. (1995)	16 M, 11 F	10,5	– 3,00	– 2,40
Hindmarsh und Brook (1996)	6 M, 1 F	7,6	– 2,34	– 1,88
McCaughey et al. (1998)	20 F	6,2	– 2,32	– 2,13
Buchlis et al. (1998)	41 M, 17 F	12,5	– 2,90	– 2,10

(nach Hindmarsh 1999)
[a] GH-Dosen: 20–40 IU/m^2 KOF/Woche
[b] höhere GH-Dosis als in anderen Studien
M, männlich; F, weiblich

endeten, weil kein weiterer Therapieerfolg erkennbar war, oder weil die Kinder oder die Eltern die weitere Behandlung aus anderen Gründen ablehnten, gibt es auch Negatives zu berichten:

Bei einem Viertel aller Kinder wurde die biologische Reifung gemessen an der Skelettentwicklung stärker beeinflusst als erwünscht. Die während der Therapie ermittelten prospektiven Endgrößen verschlechterten sich im Mittel um 9 cm. Andererseits verbesserte sie sich bei 10 Kindern (17 %) im Mittel um 7 cm. Die Problematik einer exakten Vorhersage der Endgröße aufgrund der im Einzelfall nicht vorhersehbaren Dynamik der Knochenreifung ist bekannt.

Bei allen Studien und Einzelfallbetrachtungen ist für die Beurteilung des Therapieerfolges entscheidend, wie treffsicher die Voraussage der Endgröße auf der Grundlage der Knochenalterbestimmung nach den verschiedenen Methoden ist. Die Prognose kann sich im Laufe der Therapie aber auch spontan ändern. Auch bei Kindern, die nicht behandelt wurden, kann man Sprünge in der Skelettreifung beobachten.

Je retardierter das Knochenalter ist, umso unsicherer wird die Vorhersage der prospektiven Endgröße!

6 Ergebnisse aus anderen Studien – ein Literaturüberblick

Hindmarsh und Brook (1996) beschrieben die Änderungen der Endgrößenvorhersage über einen Zeitlauf von 9 Jahren bei 16 präpubertären Jungen mit IKW, die mit GH behandelt wurden. In den ersten 3 bis 4 Jahren der GH-Behandlung verbesserte sich die Prognose. Danach nahm die Wirkung ab, so dass am Ende der Therapie nach 9 Jahren nur ein geringer Profit von 3 cm herauskam.

Tabelle 9 zeigt die Ergebnisse von verschiedenen Studien bezüglich der Endgrößen von Patienten, die wegen IKW mit GH behandelt wurden (Hindmarsh 1999). In Tabelle 10 ist die Wirkung der Kombinationstherapie GH + GnRH-A nach Hindmarsh (1999) zusammengestellt.

Tabelle 10. Wirkung der Kombinationstherapie GH + GnRH-A

Autor	Patienten nach Geschlecht (n)	Alter bei Start (Jahre)	Knochenalter bei Start (Jahre)	Therapiedauer GnRH-A + GH (Jahre)	Änderung der vorhergesagten Endgröße (cm)	
					Behandelte	Kontrollen
Toublanc et al. (1989)	8 M, 3 F	12,6	11,6	2	+ 4,0	
Saggese et al. (1992)	6 M, 4 F	11,5	9,5	1	+ 2,1	
Adan et al. (1997)	9 M, 15 F	9,7	10,1	3	+ 1,3	nur GH: + 2 GnRH-A, GH suffizient: +7,3
Cara et al. (1992)	2 M, 3 F	9,5	12,0	2–3	+ 10	GnRH-A, GH suffizient: + 2,8

Nach Hindmarsh 1999

Idiopathischer Kleinwuchs

Tabelle 11. Auxologische Daten von Kindern mit IKW, die bis zum Erreichen der Erwachsenenendhöhe behandelt worden waren

FKW (n = 53)	Therapiebeginn			Nach 1 Jahr			Endgröße		
	(Median)	(10. Perzentile)	(90. Perzentile)	(Median)	(10. Perzentile)	(90. Perzentile)	(Median)	(10. Perzentile)	(90. Perzentile)
CA (Jahre)	10,1	8,1	11,8	11,1	9,1	12,9	17,1	15,0	18,5
H –SDS (nach Tanner)	–2,6	–3,5	–2,0	–2,2	–3,5	–1,5	–1,9	–2,9	–0,8
H –SDS (ISS)	–0,8	–2,4	0,5	0,1	–1,3	1,3	0,5	–0,9	2,3
HV (cm/Jahr)	3,9	3,1	5,5	7,0	5,9	9,2	0,0	0,0	0,0
H – MPH (SDS)	–0,9	–1,6	0,5	–0,4	–1,3	0,9	0,0	–0,8	1,0
H –TH (SDS)	–1,3	–1,9	–0,2	–0,9	–1,4	0,4	0,3	–1,2	0,4
GH-Dosis (IU/kg KG/Woche)	0,58	0,44	1,16	0,57	0,44	1,13			
Größenunterschied (SDS)[a]				0,4	0,2	0,8	0,8	0,0	1,6

NFKW (n = 36)	Therapiebeginn			Nach 1 Jahr			Endgröße		
	(Median)	(10. Perzentile)	(90. Perzentile)	(Median)	(10. Perzentile)	(90. Perzentile)	(Median)	(10. Perzentile)	(90. Perzentile)
CA (Jahre)	9,3	5,9	11,6	10,2	7,0	12,6	17,3	15,8	19,6
H –SDS (nach Tanner)	–2,8	–4,0	–2,1	–2,3	–3,6	–1,5	1,3	–3,1	–0,2
H –SDS (ISS)	–1,3	–3,3	0,1	–0,2	–2,6	1,1	1,0	–1,3	3,0
HV (cm/Jahr)	3,7	3,0	5,4	7,8	5,5	10,0			
H – MPH (SDS)	–2,3	–3,2	–1,8	–1,6	–2,8	–1,3	–0,8	–2,9	0,4
H –TH (SDS)	–2,4	–3,3	–2,0	–1,8	–2,9	–1,4	–1,1	–2,9	0,4
GH-Dosis (IU/kg KG/Woche)	0,60	0,43	1,17	0,59	0,44	1,15			

Tabelle 11. (Fortsetzung)

NFKW, n = 36	Therapiebeginn			Nach 1 Jahr			Endgröße		
	(Median)	(10. Perzentile)	(90. Perzentile)	(Median)	(10. Perzentile)	(90. Perzentile)	(Median)	(10. Perzentile)	(90. Perzentile)
Größenunterschied (SDS)				0,5	0,2	0,9	1,4	0,3	3,0

FKW, familiärer Kleinwuchs; NFKW, nicht-familiärer Kleinwuchs; CA, chronologisches Alter; MPH, Körpergröße – *mid-parental height* (mittlere Elterngröße); TH, *target height*; H –SDS, Körpergröße – *Standard deviation score*; HV, *height velocity* (Wachstumsgeschwindigkeit; H –TH, Körpergröße – errechnete genetische Körpergröße
(Nach Wit 1999)

Wit (1999) wertete die in der Datensammlung KIGS weltweit dokumentierten Daten aus. Von 2778 Kindern mit IKW (Geburtsgewicht > 2 H-SDS) waren 53 mit FKW und 36 mit NFKW bis zum Erreichen der Endgröße mit GH behandelt worden (Tabelle 11). Die Ergebnisse weiterer Studien sind in Tabelle 12 zusammengefasst.

Zusammenfassung

Unsere eigenen Studien zeigen in Übereinstimmung mit den Literaturangaben Folgendes:
- Mit GH lässt sich die Wachstumsdynamik von Kindern mit IKW in den meisten Fällen positiv beeinflussen, nicht aber die Endgröße.
- In Einzelfällen hat die Therapie mit GH auch negative Auswirkungen auf die Erwachsenenendgröße infolge einer zu starken Akzeleration der Knochenreifung.
- Der Therapieerfolg ist wegen der Heterogenität des Patientengutes der verschiedenen Studien schwer zu beurteilen.
- Statistische Probleme ergeben sich bei Auswertung von Studien auch wegen der Ausfälle (*dropouts*) und Bewertung der damit verbundenen Bias.
- Die Behandlung des IKW stellt keine Indikation zur Behandlung mit GH dar.

Tabelle 12. Ergebnisse der GH-Behandlung von idiopathischem Kleinwuchs aus verschiedenen Studien: ein Literaturüberblick

Autor (Jahr)	Studiendesign	Patienten	GH (Dosierung, Dauer)	Ergebnisse
Ackland et al. (1990)	Multicenterstudie London (Institute of Child Health), Leeds (General Infirmary), Oxford (John Radcliffe Hispial), Birmingham (Childrens Hospital)	95 ISS, präpubertär 73 Jungen, 22 Mädchen > 5 Jahre; Mittel 9,73 (5–14,2) Jahre	GH (Humatrope) 3 Phasen mit jeweils 6 Monaten GH-Therapie insgesamt 12 Monate Phase I: 6 Monate Gruppe 1: Plazebo Gruppe 2: GH, 0,27 IU/kg KG 3 x /Woche s.c. Phase II: 6 Monate Alle erhalten GH Phase III: alle ohne Therapie	WTR-Zunahme bei Behandelten WTR-SDS, 3,24 WTR nahm in allen Gruppen ab auf WTR vor Therapie, aber kein catch-down
	Randomisierte Doppelblindstudie mit Plazebogruppe			
Barton et al. (1995)	Middlesex Hospital und Hospital for Sick Children, London	29 präpubertäre Patienten	Genotropin; 2 Jahre	Bei hoher Dosis (40 IU/m² KOF/Woche) besseres Wachstum Knochenreifung nicht „exzessiv" beschleunigt
	Prospektive, randomisierte Studie; Kontrollgruppe im 1. Jahr		Gruppe 1: $n=10$ 20 IU/m²/Woche für 1 Jahr Standarddosierung	KA-Zunahme, 0,4 SDS WTR-Zunahme, 2,7 SDS KA/CA, 1,1
			Gruppe 2: $n=9$ 40 IU/m²/Woche („high-dose")	KA-Zunahme, 1,1 SDS WTR-Zunahme, 5,7 SDS KA/CA, 0,7
			Gruppe 3: $n=9$ Kontrollgruppe, im 1. Jahr ohne GH-Therapie, danach GH in niedriger oder hoher Dosierung	KA-Zunahme, 0,1 SDS WTR-Abnahme, 0,5 SDS KA/CA, 0,6

Tabelle 12. (Fortsetzung)

Autor (Jahr)	Studiendesign	Patienten	GH (Dosierung, Dauer)	Ergebnisse
Bierich et al. (1992)	Universitäts-Kinderklinik Tübingen keine Kontrollgruppe	15 Kinder mit KEV 13 Jahre, 2 Monate Alter, 8–14,2 Jahre 13 > als 10 Jahre	GH (Crescormon und Somatonorm, Kabi) 16 IU/m² KOF/Woche in 3 Dosen/Woche Dauer, 2,5–6 Jahre	H-SDS vor Therapie, −2,0 bis −4,4 Mittel, −3,2; SD, 0,75 Therapie führte zu schnellerer WTR in den ersten 3–4 Jahren Endgröße konnte nicht verbessert werden. Endgröße blieb um 5,4 cm unter TH, entsprach aber der PE vor Therapie
Cowell (1990)	Multicenterstudie in Australien und Neuseeland randomisiert; Doppelblindstudie mit Plazebogruppe	68 Kinder mit ISS wurden 12 Monate lang mit GH behandelt Alter, 9,7 Jahre (3,2–15,5) KA 2,3 Jahre < CA (0,5–6,5)	GH (Genotropin, Kabi) Vor Therapie 12 Monate Beobachtung Folgende 6 Monate: Gruppe 1: GH, n = 37 0,6 IU/kg KG/Woche Gruppe 2: GH, n = 40 1,2 IU/kg KG/Woche Gruppe 3: Plazebo Weitere 6 Monate jeweils mit der anderen Dosis	Jeweils 1 Patient der Gruppe 1 und Gruppe 2 sprachen auf Therapie nicht an WTR unter Therapie: 8,7 cm (SD 1,8) 10 cm (SD 1,8) 5,3 cm (SD 1,0)
Genentech Collaborative Study Group (1990)	Multicenterstudie in den USA Randomisiert, unbehandelte	121 Patienten	GH (Genentech), 2 Jahre 1. Jahr: die Hälfte erhielt 0,1 mg/kg KG (0,27 IU) in 3 Dosen pro Woche, ohne Therapie	WTR: vor Therapie 4,6 cm (SD 1,1)/Jahr nach 1 Jahr Therapie: 3 Injektionen/Woche: 7,5 (1,1) 7 Injektionen/Woche: 7,5 (1,3) Kontrolle: 4,2 (SD 1,3), nach 1 Jahr 5,0 (1,4)

Idiopathischer Kleinwuchs

		2. Jahr: Hälfte der Kontrollgruppe, GH, 0,1 mg/kg KG/ 3 x /Woche Die andere Hälfte 7 Injektionen/Woche 2. Jahr: Die bereits behandelte Gruppe wurde ebenfalls geteilt Eine Gruppe: gleichbleibende Dosierung (3 ED/Woche) die andere Gruppe: gleiche Wochendosis in 7 ED	WTR: 3 Injektionen/Woche: 6,8 (1,8) 7 Injektionen/Woche: 7,8 (1,4) Abnahme der WTR bei 3 Injektionen/Woche! In den 2 Therapiejahren nahm KA nicht stärker zu. PE verbesserte sich. Tägliche Injektionen erbrachten besseren Erfolg als nur 3 Injektionen/Woche
Hindmarsh et al. (1990)	Middle Sex Hospital, London Unkontrollierte Studie Verschiedene Dosen	16 präpubertäre Kinder (10 Jungen, 6 Mädchen)	1. Jahr: 2 IU an 6 Tagen/Woche 2. Jahr: randomisiert Gruppe 1: gleichbleibende Dosis Gruppe 2: Dosis steigernd nach KOF 3. Jahr: Alle erhalten Standarddosis 20 IU/m² KOF/Woche	Zunahme der WTR im 1. Jahr bei allen unter Therapie Im 2. Jahr geringes Wachstum, aber noch mehr als ohne Therapie Im 3. Jahr wieder Zunahme der WTR bei höherer Dosierung. PE nahm nach 3 Jahren Therapie zu um 6,8 cm (SD 3,2) bei Jungen. 4,2 cm (SD 2,0) bei Mädchen Pubertätsablauf um einige Monate verkürzt durch GH-Therapie. KA bei dieser Studie nicht negativ beeinflusst.
Hindmarsh und Brook (1996)	Middle Sex Hospital, London Offene Studie mit unbehandelter Kontrollgruppe	Therapiegruppe: 16 präpubertäre Kinder (10 Jungen, 6 Mädchen)	GH (Somatonorm, Kabi) Therapiedauer: Mittel 7,5 Jahre; 4–9 Jahre	GH hatte keinen Einfluss auf den Beginn der Pubertät. Fettverteilung und Blut-

Tabelle 12. (Fortsetzung)

Autor (Jahr)	Studiendesign	Patienten	GH (Dosierung, Dauer)	Ergebnisse
	Verschiedene Dosen, Behandlung bis zum Erreichen der Endgröße	(gleiche Patienten wie Hindmarsh 1990). 15 wurden bis Erreichen der EH behandelt. Kontrollgruppe: 10 gleichaltrige und gleichgroße Kinder	Dosis: 12,2–21 IU/m² KOF/Woche in den ersten 2 Jahren, danach 20 IU/m² KOF/Woche	druck wurden durch GH nicht verändert. Bei Jungen Akzeleration des KA und damit des Pubertätsablaufs. Endgröße nicht deutlich verbessert. PE vor Therapie H-SDS, –2,04 (SD, 0,58) Endgröße: H-SDS, 1,88 (SD, 0,57)
Hintz (1999)	Multicenterstudie in den USA Retrospektive Studie Historische Kontrolle	80 präpubertäre Patienten	GH; 2–10 Jahre 0,3 mg/kg KG/Woche in 3 oder 7 Tagesdosen	Endgröße der Behandelten: Jungen, 165,5 cm; Mädchen, 153,1 cm In 79 % der Fälle lagen diese Werte höher als die PE vor Therapie. Gewinn: Bei den Behandelten: Jungen, 5 cm Mädchen, 5,9 cm Bei den Unbehandelten 1,6 cm bzw. 3,3 cm, aber unter der jeweiligen TH (–2,6 SDS)
Lesage et al. (1991)	Multicenterstudie in Paris und Lyon Unkontrollierte Therapiestudie	10 Kinder (7 Jungen, 3 Mädchen). Alter: Jungen: 11 (0,9) Jahre Mädchen: 9,8 (0,4) Jahre	GH (Genotropin, Kabi) Therapiedauer 2 Jahre Dosis: 0,3 IU/kg tgl.	WTR (cm/Jahr) Vor Therapie 4,0 (0,3) 1. Jahr: 10,7 (0,6) 2. Jahr: 8,8 (0,6) Nach Therapie: 5,7 (0,7) Nach 2 Jahren Therapie stieg PE um 10 cm an.

Autor	Studiendesign	Patienten	Therapie	Ergebnis
				EH wahrscheinlich, aber nicht positiv beeinflusst. KA in 2 Jahren nicht negativ beeinflusst.
Loche et al. (1994)	Multicenterstudie in Cagliari und Rom Unkontrollierte retrospektive Therapiestudie Keine Kontrollgruppe	15 präpubertäre Kinder, 12 Jungen, 5 Mädchen; Alter: 10,5 (7,4–13,2) Jahre	GH (welches?) Therapiedauer, 4–10 Jahre Gruppe 1: $n=7$ (4 Jungen, 3 Mädchen) 0,5 IU/kg/Woche Gruppe 2: $n=8$ (6 Jungen, 2 Mädchen) 1,0 IU/kg/Woche in 4–7 ED	WTR-Anstieg im 1. Jahr bei beiden Gruppen. Nach 4 Jahren Abfall auf Werte wie vor Therapie. Pubertät wurde nicht früher induziert, aber Tendenz zur Akzeleration der Knochenreifung; Endgröße in beiden Gruppen gleich. Zur PE vor Therapie keine Verbesserung. GH-Therapie führt nicht zur Verbesserung der Endgröße.
Moore (1992)	USA, Kansas Uni-Kinderklinik Unkontrollierte Therapiestudie	34 Kinder, 29 Jungen, 5 Mädchen	GH (Genentech) Therapiedauer, 1–3 Jahre Dosis: 0,3 g/kg KG/Woche	20 % Non-Responder; KA nicht negativ beeinflusst.
Rekers-Momberg (1998)	Multicenterstudie in Europa (9 Zentren): Holland, UK, Deutschland, Frankreich, Österreich, Israel, Spanien Randomisiert verschiedene Dosen; unbehandelte Kontrollgruppe	223 ISS Alter: Jungen: 10,1 (2,3) Jahre Mädchen: 8,7 (1,9) Jahre Unbehandelte Gruppe ($n = 229$)	Humatrope, 4 Jahre an 6 Tagen/Woche: Gruppe 1: $n=73$ 3 IU/m² KOF/Tag; Gruppe 2: $n=78$ 4,5 IU/m² KOF/Tag Gruppe 3: $n=72$ 3 IU/m²/Tag im 1. Jahr; 4,5 IU/m²/Tag im 2. Jahr	Im 1. Jahr verdoppelte sich die WTR (bei höherer Dosierung mehr als bei niedriger). Im 2. Jahr: bei höherer Dosis geringerer Abfall der WTR. Während 4 Jahren Therapie Zunahme des H-SDS bezogen auf den ISS-Standard um 2,5 (1,0), bezogen auf den britischen Standard um

Tabelle 12. (Fortsetzung)

Autor (Jahr)	Studiendesign	Patienten	GH (Dosierung, Dauer)	Ergebnisse
			75 % der Patienten wurden 3 Jahre, 60 %, 4 Jahre behandelt. Ausfallrate, 43 %. Gründe für vorzeitige Beendigung: in keinem Fall wegen unerwünschter Wirkungen, sondern meist aus Enttäuschung über zu geringen Therapieerfolg	1,2 (0,7). KA nahm zu um 4,8 (1,3) Jahren, die PE um SDS, 1,5 (0,7). Nach 4 Jahren waren die Ergebnisse der Gruppe 2 etwa besser als der Gruppe 1 und 3. Die Endgröße wurde wahrscheinlich nicht wesentlich verbessert, da KA mehr als das CA zunahm. Je älter die Patienten bei Therapiebeginn, umso geringer der WTR unter Therapie. Inverse Beziehung zwischen Alter bei Start und Höhengewinn nach 4 Jahren.
Wit (1995)	Multicenterstudie in Holland	21 präpubertäre Patienten Historische Kontrollgruppe $n = 27$	Somatonorm, 2 Jahre Genotropin, 4 Jahre 6 Jahre, Gesamtdauer Gruppe 1: $n=10$ 2 IU/m² KOF/Tag; gleichbleibend nach einem Jahr, bei WTR >2 cm/Jahr;	Die GH-Therapie führte zur Zunahme der WTR, verbesserte aber nicht generell die Endgröße, da auch die Knochenreifung beschleunigt wurde und die Pubertät verkürzt ablief.

			Gruppe 2: $n = 17$ Steigerung auf 4 IU/m² KOF/Woche bei WTR nach einem Jahr, < 2 cm/Jahr oder Abnahme der WTR < 50. Perzentile für das KA	
Wit (1996)	Weltweite Mulicenterstudie Retrospektive Studie	151 Patienten 101 Jungen, 50 Mädchen	GH, 0,5–1,0 IU/kgKG/Woche	Historische Kontrollgruppe, 674 Kinder (541 Jungen, 133 Mädchen) Jungen: Zielhöhe, 170,8 (4,0) cm Endgröße, 171,4 (3,6) cm Mädchen: Zielhöhe, 157,7 (2,8) cm Endgröße, 158,7 (2,5) cm Bei 6 (10 %) zeigte GH keinen wachstumssteigernden Effekt. Bei einem Viertel aller Kinder wurde die biologische Reifung, gemessen an der Skelettentwicklung, stärker beeinflusst als erwünscht, so dass sich deren prospektive Endgröße verschlechterte. Die Therapie mit GH kann die Endgröße von Kindern mit KEV nicht verbessern.
Zabransky und Zabransky (1998)	Unkontrollierte Mulicenterstudie in Deutschland Beginn: 1987	60 Patienten (47 Jungen, 13 Mädchen) 25 waren jünger, 35 älter als 10 Jahre	GH, Genotropin 4 IU/m² KOF s.c. Therapiedauer: 1 Jahr: $n = 5$ 2 Jahre: $n = 7$ 3 Jahre: $n = 6$ 4 Jahre: $n = 7$ 5 Jahre: $n = 28$ 6 Jahre: $n = 2$ 7 Jahre: $n = 1$	

CA, chronologisches Alter; ED, Einzeldosis; EH, Endhöhe; H-SDS, SDS für Körperhöhe; KA, Knochenalter; KOF, Körperoberfläche; PE, prospektive Endhöhe; PAH, *prospective adult height* (prospektive Erwachsenenhöhe); WTR, Wachstumsrate; TH, *target height* (Zielgröße)

Literatur

Ackland FM, Jones J, Buckler JMH, Dunger DB, Rayner PHW, Preece MA (1990) Growth hormone treatment in non-growth hormone-deficient children: effects of stopping treatment. Acta Paediatr Scand [Suppl] 366:32–37

Adan L, Souberbielle JC, Zucker JM et al. (1997) Adult height in 24 patients treated for growth hormone deficiency and early puberty. J Clin Endocrinol Metab 82:229–233

Albanese A, Stanhope R (1995) Predictive factors in the determination of final height in boys with constitutional delay of growth and puberty. J Pediatrics 126:545–550

Arrigo T, Cisternino M, DeLuca F, Saggese G, Messina MF, Pasquino AM, De Scantis V (1996) Final height outcome in both untreated and testosterone-treated boys with constitutional delay of growth and puberty. J Pediatr Endocrinol Metab 9:511–517

Barton JS, Gardiner HM, Cullen S et al. (1995) The growth and cardiovascular effect of high-dose growth hormone therapy in idiopathic short stature. Clin Endocrinol 42:619–626

Bernasconi S, Street ME, Volta C, Mazzardo G, Italian Multicentre Study Group (1997) Final height in non-growth hormone deficient children treated with growth hormone. Clin Endocrinol (Oxf) 47:261–266

Bayley N, Pinneau S (1952) Tables for predicting adult height from skeletal age. J Pediatr 40:423–441

Bierich JR, Nolte K, Drews K, Grügmann G (1992) Constitutional delay of growth and adolescence: results of short-term and long-term treatment with GH. Acta Endocrinologica 127:392–396

Brämswig JH, Fasse M, Holthoff M-L, von Lengerke HJ, von Petrykowski P, Schellong G (1990) Adult height in boys and girls with untreated short stature and constitutional delay of growth and puberty: accuracy of five different methods of height prediction. J Pediatr 117:886–891

Buchlis JG, Irizarry L, Crotzer BC et al. (1998) Comparison of final heights of growth hormone-treated versus untreated children with idiopathic growth failure. J Clin Endocrinol Metab 83:1075–1983

Cara JF, Kreiter ML, Rosenfield RL (1992) Height prognosis of children with true precocious puberty and growth deficiency: effect of combination therapy with gonadotropin-releasing hormone agonist and growth hormone. J Pediatr 120:709–715

Coste J, Letrait M, Carel JC et al.(1997) Longterm results of growth hormone treatment in France in children of short stature: population register-based study. BMJ 315:708–713

Cowell CT (1990) Effects of growth hormone in short, slowly growing children without growth hormone deficiency. Acta Paediatr Scand [Suppl.] 366:29–30

Crowne EC, Shalet SM, Wallace GHB, Eminson DM, Price DA (1990) Final height in boys with untreated constitutional delay in growth and puberty. Arch Dis Child 65:1109–1112

Crowne EC, Shalet SM, Wallace GHB, Eminson DM, Price DA (1991) Final height in girls with untreated constitutional delay in growth and puberty. Eur J Pediatr 150:708–712

Downie AB, Mulligan J, McCaughey E, Stratford RJ, Betts PR, Voss LD (1996) Psychological response to growth hormone treatment in short normal children. Arch Dis Child 75:32–35

Genentech Collaborative Study Group (1990) Response to growth hormone in children with idiopathic short stature. Acta Paediatr Scand [Suppl] 366:24–26

Greulich WW, Pyle SI (1959) Radiographic atlas of the skeletal development of the hand and wrist 2. Aufl., Stanford University Press, Stanford

Caguyda HJ (1996) Growth hormone treatment of non-growth hormone-deficient subjects:The International Task Force report. Clin Pediatr Endocrinol 5[Suppl]:11–18

Hindmarsh PC (1999) Is there a role of GH therapy in short normal children? In: Monson JP (Hrsg) Challenges in growth hormone therapy. Blackwell Science, London, S64–77

Hindmarsh PC, Brook CGD (1996). Final height of short normal children treated with growth hormone. Lancet 348:13–16

Hindmarsh PC, Pringle PJ, Di Silvio L, Brook CGD (1990) Effects of 3 years of growth hormone therapy in short normal children. Acta Paediatr Scand [Suppl] 366:6–12

Hintz RL (1999) Growth hormone treatment of idiopathic short stature. Horm Res 46:208–214

Joss EE, Hermann A, Schmidt A, Zuppinger KA (1989) Oxandrolone in constitutionally delayed growth. A longitudinal study up to final height. J Clin Endocrinol Metab 69:1109–1115

La Franchi S, Hanna CE, Mandel SH (1991) Constitutional delay of growth: expected versus final adult height. Pediatrics; 87:82–87

Lesage C, Walker J, Landier F, Chatelain P, Chaussain JL, Bougneres PF (1991) Near normalization of adolescent height with growth hormone therapy in very short children without growth hormone deficiency. J Pediatr; 119:29–34

Loche S, Cambiaso P, Sefzu S, Carta D, Marini R, Borrelli P, Cappa M (1994) Final height after growth hormone therapy in non-growth-hormone-deficient children with short stature. J Pediatr 125:196–200

Martin MM, Martin ALA, Mossman KL (1986) Testosterone treatment of constitutional delay in growth and development. Acta Endocrinol [Suppl. 279]:147–152

McCaughey ES, Mulligan J, Voss LD, Betts PR (1998) Randomised trial of growth hormone in short normal girls. Lancet 351: 940–944

Ranke MB (1996) Towards a consensus on the definition of idiopathic short stature. Horm Res 45 [suppl. 2]:64–66

Rekers-Mombarg LTM, Massa GG, Wit JM et al. (1998) Growth hormone therapy with three dosage regimens in children with idiopathic short Stature. J Pediatr 132:455–460

Reinken L, van Oost G (1992) Longitudinale Körperentwicklung gesunder Kinder von 0 bis 18 Jahren. Klin Pädiatr 204:129–133

Rensonnet C, Kanen F, Coremans C, Ernould C, Albert A, Bourguignon J-P (1999) Pubertal growth as a determinant of adult height in boys with constitutional delay of growth and puberty. Horm Res 51:223–229

Rochiccioli P, Tock Mine YY, Enjaume C, Dutau G, Sablayrolles B (1985) Le retard de maturation osseuse est un élément favorable du prognostic de la taille definitive. Arch Fr Pediatr 42:273–276

Saggese G, Cesaretti G, Andreani G, Carlotti C (1992) Combined treatment with growth hormone and gonadotropin-releasing hormone analogues in children with isolated growth hormone defiency. Acta Endocrinol 127:307–312

Schroor EJ, van Weisenbruch MM, Knibbe P, Delemarre-van de Waal HA (1995) The effect of prolonged administration of an anabolic steroid (oxandrolon) on growth in boys with constitutionally delayed growth and puberty. Eur J Pediatr 154:953–957

Sperlich M, Butenandt O, Kuhnle U, Schwarz HP (1991) Measured final height and target height in boys with constitutional growth delay. Pediatr Res 30:643 (Abstract 90)

Tanner JM, Whitehouse RH, Takaishi M (1966) Standards from birth to maturity for height, weight, height velocity, and weight velocity: British children. Arch Dis Child 41:613–635

Tanner JM, Goldstein H, Whitehouse RH (1970) Standards for children's height at ages 2–9 years following for height of parents. Arch Dis Child 45:755

Tanner JM, Whitehouse RH, Cameron N, Marshall WA, Healy MJR, Goldstein H (1983) Assessment of skeletal maturity and prediction of adult height (TW2 Method) 2. Aufl. Academic, London

Toublanc JE, Couprie C, Garnier P, Job JC (1998) The effects of treatment combining an agonist of gonadotropin-releasing hormone with growth hormone in pubertal patients with isolated growth hormone deficiency. Acta Endocrinol (Copenh) 120:795–799

Volta C, Ghizzoni L, Buono T, Ferrari F, Virdis R, Bernasconi S (1988) Final height in a group of untreated children with constitutional growth delay. Helv Paediatr Acta 43:171–176

Von Kalckreuth G, Haverkamp F, Kessler M, Rosskamp RH (1991) Constitutional delay of growth and puberty: do they really reach their target height? Horm Res 35:222–225

Voss Linda (1999) Short stature – does it matter? A review of the evidence. In: Eiholzer U, Haverkamp F, Voss L (Hrsg) Growth, stature, and psychosocial well-being. Hogrefe & Huver, Seattle, Toronto, Göttingen, Bern

Wilson DM, Kei J, Hintz RL, Rosenfeld RG (1988) Effects of testosterone therapy for pubertal delay. Am J Dis Child 142:96–99

Wit JM (1999) Growth hormone treatment of idiopathic short stature (ISS) in KIGS. In: Ranke MB, Wilton P (Hrsg): Growth hormone therapy in KIGS – 10 years´experience. Edition J&J, Johann Ambrosius Barth Verlag, Heidelberg, S225–243

Wit JM, Boersma B, de Muinck Keizer-Schrama SMPF, Nienhuis HE, Oostdijk W, Otten BJ, Delemarre-Van de Waal HA, Reeser M, Waelkens JJJ, Rikken B, Massa GG (1995) Longterm results of growth hormone therapy in children with short stature, subnormal growth rate and normal growth hormone response to secretagogues. Clin Endocrinol 42:365–372

Zabransky S, Zabransky M (1993) Wachstumshormon-(Genotropin)-Therapie bei Kindern mit konstitutioneller Entwicklungsverzögerung: Zwischenauswertung der Daten der multizentrischen KABI-Studie nach 5 Jahren. In: JJJ Fortschritte der Wachstumstherapie. 3. Deutsches Genotropin-Symposium, 12.–13.3.1993, Würzburg, S9–19

Zabransky S, Zabransky M (1998) Endgrößen von Kindern mit konstitutioneller Entwicklungsverzögerung nach GH-Therapie. In: Fortschritte der Wachstumstherapie, 8. Deutsches Genotropin-Symposium, 13.–14.3.1998, Weimar, S9–19

Zabransky S, Zabransky M, Steinkamp H (1991) Wachstumshormon-(Genotropin)-Therapie bei Kindern mit konstitutioneller Entwicklungsverzögerung: Zwischenauswertung der Daten der multizentrischen KABI-Studie nach 2 Jahren. Extracta paeciatrica (Berlin) 15:5–13

Zachmann M, Studer S, Prader A (1987) Short-term testosterone treatment at bone age of 12 to 13 years does not reduce adult height in boys with constitutional delay of growth and adolescence. Helv Paediatr Acta 42:21–28

Zadik Z, Chalew S, Tzung A et al. (1994) Effect of long term growth hormone therapy on bone age and pubertal maturation in boys with and without classical growth hormone deficiency. J Pediatr 125:189–195

12 Wachstumshormontherapie bei Zystinose und hypophosphatämischer Rachitis

ELKE WÜHL und FRANZ SCHAEFER

1 Nephropathische Zystinose

1.1 Pathogenese und klinisches Bild

Zystinose ist eine seltene, autosomal-rezessiv vererbte Erkrankung (Inzidenz 1 : 200 000 Geburten). Ursache für die Krankheit ist eine Mutation im *CTNS*-Gen auf Chromosom 17p13, die zu einem Synthesedefekt des lysosomalen Membranproteins Cystinosin führt. Durch den gestörten Membrantransport kommt es zu einer lysosomalen Akkumulation von Cystin in fast allen Körperzellen. Am Auge resultieren korneale Ablagerungen und eine Retina-Degeneration. Ferner werden Leber- und Knochenmarksfibrosen, Myopathien sowie im 3. Lebensjahrzehnt eine zerebrale Atrophie beschrieben. Im Verlauf können die Cystinablagerungen in den endokrinen Organen zu einem Hypogonadismus, einer Hypothyreose und gegen Ende der 2. Lebensdekade zu einer exo- und endokrinen Pankreas-Insuffizienz führen. Renale Cystinablagerungen führen zu einem tubulären (Fanconi-)Syndrom mit hypophosphatämischer Rachitis, Azidose, Kalzium-, Kalium- und Magnesium-Verlust, Aminoazidurie, Polyurie und Polidipsie (Broyer et al. 1981, 1987; Schärer und Manz 1994; Gahl et al. 1995). Im Verlauf entwickelt sich eine früh progrediente chronische Niereninsuffizienz. In einer retrospektiven Analyse fanden Manz und Gretz (1994) ein mittleres Alter bei Dialysebeginn von 8,5 Jahren. Die meisten Patienten mit Zystinose entwickeln einen ausgeprägten Kleinwuchs (Broyer et al. 1981, 1987; Gahl et al. 1987; Ehrich et al. 1991; Winkler et al. 1993). Die mittlere Erwachsenengröße in diesen historischen Kollektiven lag bei Männern bei 136 cm, bei Frauen bei 124 cm. Nur wenige Patienten erreichten eine Körpergröße über 150 cm.

1.2 Behandlung der Grundkrankheit

Durch eine Therapie mit Cystin-depletierenden Agentien kann die Cystinspeicherung vermindert werden. Cysteaminverbindungen (z. B. Cysteamin, Phosphocysteamin, Cysteaminbitartrat) bilden mit den gespeicherten Cystinmolekülen Cysteamin-Cystin-Disulfide, die dann aus den Lysosomen ausgeschleust werden können (Gahl et al. 1987, 1995). Cysteamin wirkt nur bei regelmäßiger Einnahme in vier Dosen pro Tag. Der Therapieerfolg lässt sich anhand des Cystingehalts der Blutleukozyten monitorisieren. Da die Einnahme von Cysteamin zu einem schwefligen Mund- und Körpergeruch führt und häufig gastrointestinale, neurologische oder psychiatrische Nebenwirkungen auftreten, ist die Akzeptanz dieser Therapie begrenzt.

Markello et al. (1993) konnten einen positiven Effekt von Cysteamin auf den Erhalt der Nierenfunktion zeigen. Bei adäquat mit

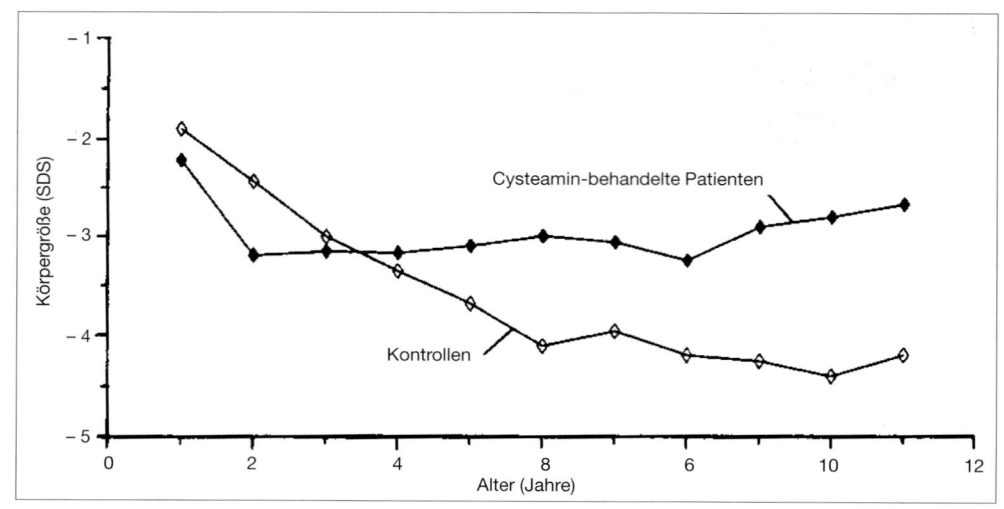

Abb. 1. Spontanwachstum von Kindern mit Zystinose mit und ohne Cysteamintherapie (van't Hoff und Gretz 1995)

Cysteamin behandelten Patienten blieb bis über die Pubertät hinaus eine zwar eingeschränkte, aber weitgehend stabile glomeruläre Filtrationsrate erhalten. Patienten mit nur unregelmäßiger Cysteamin-Einnahme bzw. unbehandelte Zystinosepatienten zeigten hingegen einen stetigen Verlust der Nierenfunktion. Im Vergleich zu unbehandelten Kontrollen wurde die Niereninsuffizienz und die Dialysepflichtigkeit aber auch bei unregelmäßiger Einnahme signifikant verzögert. Eine Analyse des Körperwachstums unter Cysteaminbehandlung zeigte zwar kein Aufholwachstum bei schon eingetretenem Kleinwuchs; immerhin wurde aber ein perzentilenparalleles Wachstum erzielt, während unbehandelte historische Kontrollpatienten kontinuierlich an relativer Größe verloren (van't Hoff und Gretz 1995) (Abb. 1).

1.3 Wachstumshormonbehandlung

In den ersten Jahren nach Einführung des rekombinanten Wachstumshormons (GH) wurden anekdotisch Patienten mit besonders ausgeprägtem Kleinwuchs durchaus erfolgreich mit rekombinantem humanem Wachstumshormon (rhGH) behandelt (Wilson et al. 1989; van't Hoff et al. 1993; Fine et al. 1996; Haffner et al. 1998). Da aber die Befürchtung bestand, dass die GH-Therapie zu einer Verschlechterung der Nierenfunktion führen könnte (Andersson et al. 1992), wurde die Indikation eher zurückhaltend gestellt.

Effizienz und Sicherheit einer GH-Therapie

Zur systematischen Evaluierung der Effizienz und Sicherheit von GH bei nephropathischer Zystinose wurde 1990 eine prospektive, europäische Multicenter-Studie initiiert (Wühl et al. 1998, 2001). Insgesamt wurden 81 kleinwüchsige Zystinosepatienten mit einem Alter über 2 Jahren, einer Körpergröße unter −2 standard deviation score (SDS) oder einer Wachstumsgeschwindigkeit < 0 SDS in die Studie eingeschlossen. Erste Pubertätszeichen durften nicht länger als 1 Jahr bestehen. Eine eventuelle Cysteamin- oder eine erforderliche Thyroxinbehandlung musste mindestens 1 Jahr vor Beginn der GH-Therapie erfolgt sein. Anzeichen für eine Hypothyreose oder einen Diabetes mellitus durften nicht bestehen. Voraussetzung für die Aufnahme nierentransplantierter Patienten war eine stabile Transplantatfunktion im Vorjahr. Alle Patienten erhielten eine GH-Dosis von 0,33 mg/kg Körpergewicht (KG)/Woche in täglicher abendlicher subkutaner Applikation. Die Patienten wurden entsprechend einer anamnestischen Cysteamin-Langzeittherapie stratifiziert.

74 Patienten wurden mindestens 1 Jahr beobachtet (mittlere Beobachtungsdauer, 3,1 Jahre; Bereich, 1–10 Jahre). 52 hatten eine normale Nierenfunktion oder eine kompensierte, konservativ behandelte Niereninsuffizienz (CNI), 7 wurden dialysiert und 15 hatten ein funktionierendes Nierentransplantat. Das mittlere Alter bei Einschluss in die Studie lag in der CNI-Gruppe bei 7,1 Jahren, in der Dialysegruppe bei 12,5 Jahren und in der Transplantierten-Gruppe bei 14,8 Jahren.

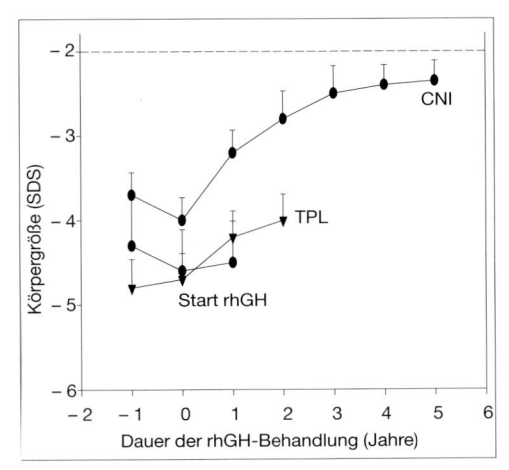

Abb. 2. Veränderungen des Körpergrößen-SDS (*H-SDS*) unter GH-Therapie bei Zystinosepatienten mit präterminaler chronischer Niereninsuffizienz (*CNI*), dialysepflichtiger Niereninsuffizienz (*D*) und nach Nierentransplantation (*TPL*) (Wühl et al. 2001)

Wachstumsgeschwindigkeit

In der CNI-Gruppe verdoppelte sich im 1. Behandlungsjahr die Wachstumsgeschwindigkeit und lag auch im 5. Behandlungsjahr noch über dem Ausgangswert. Die durchschnittliche relative Körpergröße verbesserte sich in den ersten 3 Behandlungsjahren von –4 auf –2,4 SDS. Danach verlief das Wachstum perzentilenparallel. Bei den Dialysepatienten nahm die Größe um nur 0,1 SDS zu, obwohl die Wachstumsgeschwindigkeit in dieser Gruppe im 1. Behandlungsjahr 80 % über dem Ausgangswert lag. Da die meisten Dialysepatienten nach Ablauf eines Jahres nierentransplantiert wurden, liegen keine längerfristigen Verlaufsdaten in dieser Gruppe vor. Hingegen verbesserte sich die relative Körpergröße bei den transplantierten Patienten um 0,4 SDS im ersten und weitere 0,3 SDS im 2. Behandlungsjahr (Abb. 2). Von den Patienten, die mindestens 5 Jahre behandelt wurden, erreichte fast die Hälfte eine Körpergröße im Normbereich. Ein Einfluss der Cysteaminbehandlung auf die Ergebnisse der GH-Therapie ließ sich nicht erkennen.

GH und chronische Niereninsuffizienz

GH führt bei Nierengesunden zu einer glomerulären Hyperfiltration. Aus tierexperimentellen Untersuchungen gibt es Hinweise, dass dieser Effekt langfristig zur Entwicklung einer Glomerulosklerose und zum Verlust funktionellen Nierenparenchyms führen könnte. Um einen möglichen Einfluss der GH-Behandlung auf die Progression der CNI zu untersuchen, verglichen wir Serum-Kreatinin und glomeruläre Filtrationsrate (GFR) bei den noch nicht dialysepflichtigen Zystinosepatienten unter GH. Wie bei diesem Krankheitsbild zu erwarten, nahm die glomeruläre Filtrationsrate während der Beobachtungszeit stetig ab. Der GFR-Verlust beschleunigte sich im Zeitverlauf unter GH jedoch nicht und war nicht rascher als bei unbehandelten und GH-behandelten historischen Kontrollgruppen von Kindern mit CNI anderer Ursache. Auch verglichen wir den Verlauf der Serum-Kreatininwerte bei GH-behandelten Zystinosepatienten mit und ohne Cysteamintherapie mit einem historischen

Zystinose-Kontrollkollektiv (Manz und Gretz 1994). Der Kreatininverlauf von Patienten ohne adäquate Cysteamintherapie unterschied sich nicht von der (unbehandelten) historischen Kontrollgruppe, während die Cysteamin-behandelten Patienten signifikant später niereninsuffizient und dialysepflichtig wurden. Bei keinem Patienten ließ sich ein Einfluss der GH-Therapie auf den Verlauf der Kreatininkurven erkennen.

Pankreasdysfunktion

Zystinosepatienten haben mit zunehmendem Alter ein erhöhtes Risiko für eine endokrine Pankreasdysfunktion. Neben der Grunderkrankung begünstigt nach einer Nierentransplantation die immunsuppressive Therapie mit Glukokortikoiden eine diabetische Stoffwechsellage. Im Alter von 15 Jahren weisen 59 % der Zystinosepatienten eine pathologische Glukosetoleranz auf; mit 18 Jahren haben 25 %, mit 26 Jahren 47 % einen insulinpflichtigen Diabetes mellitus (Robert et al. 1999). Diese Prädisposition könnte durch Behandlung mit dem anti-insulinergen GH verstärkt werden und zu früherem oder häufigerem Auftreten eines Diabetes führen. Wir führten daher bei CNI-Patienten vor und unter GH-Therapie orale Glukosebelastungstests durch, die zwar einen im Vergleich zu GH-behandelten Kontrollen mit idiopathischem Kleinwuchs erhöhten Anstieg der Insulinwerte nach Belastung zeigten, die maximalen Blut-Glukosewerte waren aber nicht erhöht (Wühl et al. 2001). Auch im Verlauf kam es zu keinem signifikanten Anstieg der Blutzucker- oder HbA_{1c}-Werte. Die Inzidenz einer pathologischen Glukosetoleranz oder eines Diabetes mellitus war unter GH nicht höher als in einem Referenzkollektiv nicht-GH-behandelter Zystinosepatienten (Robert et al. 1999).

1.4 Zusammenfassung und Therapieempfehlung

Die vorliegenden Daten zeigen, dass GH bei kleinwüchsigen Patienten mit nephropathischer Zystinose sehr effektiv ist und keine unerwarteten Nebenwirkungen hat. Zwar liegen noch keine Daten zu Endgrößen vor; angesichts des eher besseren kurz- und mittelfristigen Ansprechens – gegenüber Patienten mit CNI anderer Genese – und der Möglichkeit der langfristigen Erhaltung der Nierenfunktion durch Cysteamin bestehen bei dieser Erkrankung günstige Voraussetzungen auch für eine Verbesserung der zur erwartenden Erwachsenengröße.

Da der Therapieerfolg im Klein- und frühen Schulkindalter und bei noch normaler Nierenfunktion am größten ist, sollte die Therapie frühzeitig begonnen werden, wenn trotz optimaler Ernährung, Elektrolytsubstitution und Cysteamintherapie eine Wachstumsretardierung eingetreten ist. Bei älteren Patienten und bei Dialysepflichtigkeit ist der Therapieerfolg oft weniger befriedigend. Allerdings wurden auch in dieser Gruppe einzelne Patienten mit gutem Ansprechen auf die GH-Therapie beobachtet, so dass in Fällen schweren Kleinwuchses auch unter diesen Rahmenbedingungen ein zunächst zeitlich limitierter Therapieversuch erwogen werden sollte.

2 X-chromosomale hypophosphatämische Rachitis

2.1 Pathogenese und klinisches Bild

Die hypophosphatämische Rachitis (Vitamin-D-resistente Rachitis) manifestiert sich mit einer schweren Hypophosphatämie, die durch einen tubulären Transportdefekt mit renalem Phosphatverlust zustandekommt. Die Erkrankung wird X-chromosomal dominant vererbt, so dass beide Geschlechter betroffen sind. Die Mutation des *PHEX*-Gens (*phosphate-regulating gene with homology to endopeptidases on the X chromosome*) in der Region Xp22.1–22.2 führt vor allem im Knochen und in der Leber, allerdings nicht in der Niere, zu einer Veränderung der Peptidaseaktivität. Dies bedingt einen verminderten Abbau von Phosphatonin, einem zirkulierenden Faktor, der sowohl die renale Phosphatresorption als auch die renale Synthese von 1,25-Vitamin D_3 hemmt. Allerdings sind die genauen Zusammenhänge noch nicht geklärt (Kumar 1997).

Die Hyperphosphaturie führt zur Hypophosphatämie mit schweren rachitischen Veränderungen, Knochenschmerzen und einer Wachstumsstörung. Es kommt unter anderem durch Knochendeformierung vor allem der unteren Extremität (Säbelscheiden-Tibia) zu einem dysproportionierten Kleinwuchs, der mit dem Alter der Patienten weiter zunimmt.

2.2 Behandlung der Grundkrankheit

Durch eine Substitutionstherapie mit Phosphat (0,75–4 g/Tag) und Kalzitriol (1,25-Dihydroxycholekalziferol 0,75 µg/Tag) können rachitische Veränderungen und Knochenschmerzen behandelt werden. Einige Autoren berichten, dass eine frühzeitige Therapie – vor der Pubertät eingeleitet – das Längenwachstum und die Endgröße positiv beeinflusst (Balsan und Tieder 1990; Scriver et al. 1991; Seikaly et al. 1994; Kruse et al. 1998). Andere sahen keinen Effekt der Substitutionstherapie auf das Wachstum (Sticker et al. 1989; Petersen et al. 1992). Ein echtes Aufholwachstum erfolgt jedoch in der Regel nicht.

2.3 GH-Behandlung

Da die Erkrankung sehr selten ist, wurden bisher nur einzelne Berichte über eine GH-Therapie mit kleinen Fallzahlen (3–11 Patienten) veröffentlicht (Wilson et al. 1991; Haffner et al. 1995; Saggese et al. 1995; Seikaly et al. 1997; Reusz et al. 1997; Cameron et al. 1999; Baroncelli et al. 2001). Die verordnete GH-Dosis lag in diesen Studien zwischen 0,18 mg/kg KG/Woche (Cameron et al. 1999) und 0,33 mg/kg KG/Woche (Haffner et al. 1995).

Wachstumsverbesserung
Cameron et al. (1999) konnte bei ansonsten gut eingestellten Patienten mit hypophosphatämischer Rachitis mit der niedrigen GH-Dosis keine Wachstumsverbesserung erzielen. Alle anderen Autoren beobachteten eine signifikante Beschleunigung der Wachstumsgeschwindigkeit und einen Anstieg der relativen Körpergröße. Der Effekt war im 1. Behandlungsjahr am ausgeprägtesten. Durchschnittlich nahm die Körpergröße im 1. Behandlungsjahr um etwa 1 SDS und in den ersten 3 Behandlungsjahren um insgesamt 1,5 SDS zu (Haffner et al. 1995; Saggese et al. 1995). Einige Patienten lagen am Studien-Ende mit ihrer Körpergröße im Normbereich.

In der bisher einzigen kontrollierten Studie verfolgten Baroncelli et al. (2001) 12 Patienten mit hypophosphatämischer Rachitis unter konventioneller Phosphat- und Kalzitriol-Therapie im Alter von durchschnittlich 7,9 Jahren bis zu einem Alter von 16,9 (15,9–17,4) Jahren. Die Patienten wurden in zwei Gruppen zu je sechs Patienten eingeteilt, die bei Studienbeginn eine Körpergröße unter bzw. über –2,4 SDS (Durchschnittswerte, –2,1 ± 0,1 vs. –3,4 ± 0,5 SDS) aufwiesen. Die stärker kleinwüchsige Gruppe erhielt GH (präpubertär, 0,2 mg/kg KG/Woche; pubertär, 0,29 mg/kg KG/Woche). Die geringer kleinwüchsigen Kinder wurden nicht mit GH behandelt und dienten als Kontrollgruppe. Während sich die relative Körpergröße in der unbehandelten Gruppe nicht änderte, verbesserten sich die behandelten Kinder in der präpubertären Phase um 1 SDS. Bei Studien-Ende wiesen beide Gruppen einen durchschnittlichen Größen-SDS von −2,4 SDS auf.

Dysproportioniertheit
Drei Autoren (Haffner et al. 1995; Reusz et al. 1997; Baroncelli et al. 2001) bestimmten im Verlauf auch die subischiale Beinlänge, die im Verhältnis zur Sitzhöhe Aussagen zum Ausmaß der Dysproportioniertheit erlaubt. Haffner et al. (1995) und Reusz et al. (1997) beobachteten über einen Behandlungszeitraum von 1 bzw. 3 Jahren durch eine relativ stärkere Zunahme des Wirbelsäulenwachstums im Vergleich zu den Extremitäten eine Zunahme der Dysproportioniertheit (Abb. 3 und 4). Baroncelli et al. (2001) konnten diesen Befund bei sechs Patienten, die bis zum Erreichen einer Wachstumsgeschwindigkeit unter 2 cm/Jahr und dem Schluss der Handskelettepiphysen behandelt worden waren, im Vergleich mit einer unbehandelten Kontrollgruppe nicht bestätigen.

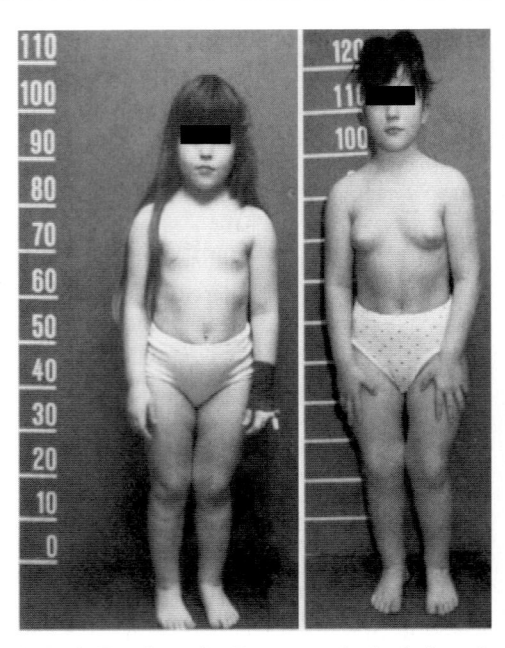

Abb. 3. Zunahme der Dysproportioniertheit nach 3-jähriger GH-Behandlung (*rechts*) bei einer zu Behandlungsbeginn 8,8 Jahre alten Patientin mit hypophosphatämischer Rachitis (*links*) (Haffner et al. 1995)

Phosphat- und Kalziumhaushalt
In allen Studien wurde beobachtet, dass unter GH die Serumphosphat- und Kalzitriolspiegel signifikant anstiegen; der Effekt hielt jedoch meist nur kurzfristig an: 3 Monate (Seikaly et al. 1997) bis 3 Jahre (Baroncelli et al. 2001). Parallel dazu war eine vorübergehende Abnahme des renalen Phosphatverlustes und ein Anstieg des Parathormons (PTH) zu verzeichnen. Die Entstehung einer Nephrokalzinose wurde von der GH-Therapie nicht begünstigt, es fand sich keine signifikante Verschlechterung vorbeschriebener Verkalkungen. Da die Veränderungen im Phosphathaushalt meist nur zu Behandlungsbeginn signifikant waren, der Effekt auf das Wachstum aber länger anhielt, ist die Wachstumsstimulation durch GH sicher nicht nur über die angehobenen Phosphat- und Kalzitriolspiegel unter GH-Therapie zu erklären.

Knochenstoffwechsel
Alkalische Phosphatase, Osteocalzin, carboxyterminales Propeptid des Typ-I-Kollagens (CICP) und quervernetztes carboxyterminales Telopeptid des Typ-I-Kollagens (ICTP) als Markersubstanzen des Knochenstoffwechsels stiegen vorübergehend in oder über den Normbereich hinaus an (Baroncelli et al. 2001), vergleichbar mit den unter GH-induzierter Wachstumsstimulation bei anderen Grunderkrankungen beobachteten Veränderungen. Eine quantitative Korrelation zwischen einzelnen Markern des Knochenstoffwechsels und dem Ansprechen auf die GH-Therapie fand sich jedoch nicht.

In fast allen Studien wurde im Verlauf die Knochendichte des Radius bestimmt; es zeigte sich eine Zunahme der initial in der Regel reduzierten Knochendichte nach Beginn der GH-Behandlung. Nach Korrektur

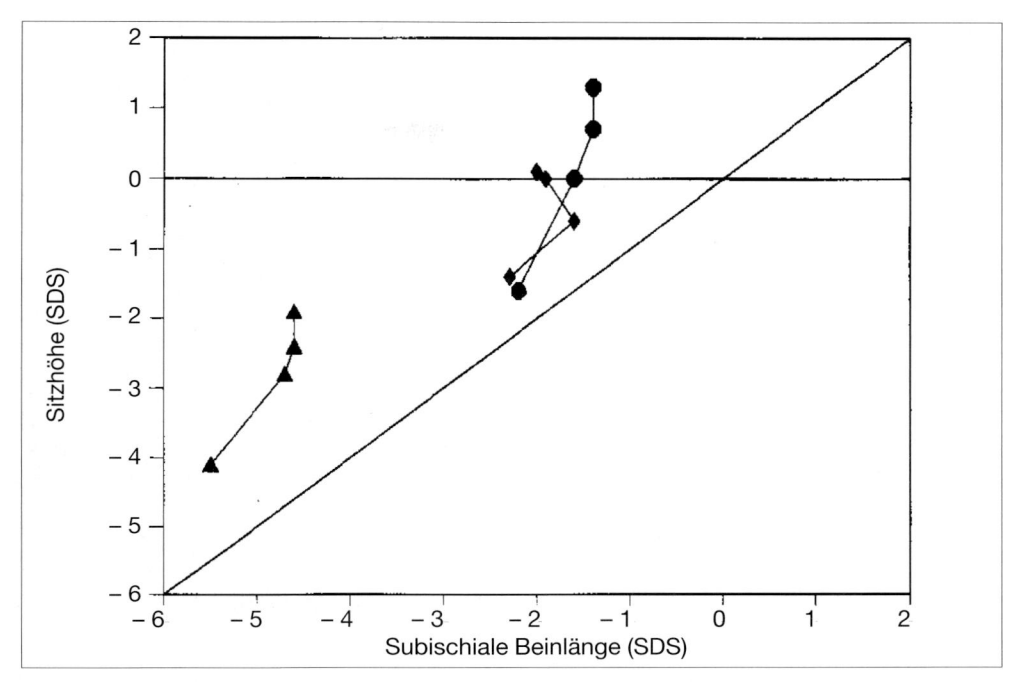

Abb. 4. Veränderung des Sitzhöhen- und Beinlängen-SDS bei drei Patienten mit hypophosphatämischer Rachitis während 3-jähriger GH-Therapie (Haffner et al. 1995)

der Messwerte auf die Körperlänge war die Zunahme jedoch weniger offensichtlich (Reusz et al. 1997).

2.4 Zusammenfassung und Therapieempfehlung

Patienten mit X-chromosomaler hypophophatämischer Rachitis sollten zunächst optimal mit Phosphat und Kalzitriol substituiert werden. Sollte dennoch ein ausgeprägter Kleinwuchs bestehen, kann eine GH-Therapie erwogen werden. Ein gewisses Aufholwachstum kann in der Regel erzielt werden, allerdings kann eine Zunahme der Dysproportioniertheit durch ein Ungleichgewicht von Wirbelsäulen- und Extremitäten-Wachstum nicht ausgeschlossen werden. Die Indikation zur GH-Behandlung kleinwüchsiger Kinder mit hypophosphatämischer Rachitis sollte somit eher streng gestellt werden.

Literatur

Andersson HC, Markello T, Schneider JA, Gahl WA (1992) Effect of growth hormone treatment on serum creatinine concentration in patients with cystinosis and chronic renal disease. J Pediatr 120:716–720

Balsan S, Tieder M (1990) Linear growth in patients with hypophosphatemic Vitamin D-resistant rickets: influence of treatment regimen and parental height. J Pediatr 99:16–21

Baroncelli GI, Bertelloni S, Ceccarelli C, Saggese G (2001) Effect of growth hormone treatment on final height, phosphate metabolism, and bone mineral density in children with X-linked hypophosphatemic rickets. J Pediatr 138:236–243

Broyer M, Guillot M, Gubler MC, Habib R (1981) Infantile cystinosis: a reappraisal of early and late symptoms. Adv Nephrol 10:137–166

Broyer M, Tete MJ, Gubler MC (1987) Late symptoms in infantile cystinosis. Pediatr Nephrol 1:519–524

Cameron FJ, Sochett EB, Caneman A, Kooh SW (1999) A trial of growth hormone therapy in well controlled hypophosphatemic rickets. Clin Endocrinol 50:577–582

Ehrich JHH, Rizzoni G, Brunner FP, Brynger H, Geerlings W, Fassbinder W, et al. (1991) Combined report on regular dialysis and transplantation in Europe, 1989. Nephrol Dial Transplant 6[Suppl. 1]:37–47

Fine RN, Kohaut E, Brown D, Kuntze J, Attie KM (1996) Long-term treatment of growth retarded children with chronic renal insufficiency, with recombinant human growth hormone. Kidney Int 49:781–785

Gahl W, Reed GF, Thone JG, Schluman JD, Rizzo WB, Jonas AJ, et al. (1987) Cysteamine therapy for children with nephropathic cystinosis. New Engl J Med 316:971–977

Gahl WA, Thoene JG, Schneider JA (2001) Cystinosis: A disorder of lysosomal membrane transport. In: Scriver CR, Beaudet AL, Sly WS, Valle D, Childs B, Kinzler KW, Vogelstein B (Hrsg) The metabolic and molecular bases of inherited disease, 8. Aufl., McCraw Hill, New York, St. Louis, San Francisco, S 5085–5108

Haffner D, Wühl E, Blum WF, Schaefer F, Mehls O (1995) Disproportionate growth following long-term growth hormone treatment in short children with X-linked hypophosphatemia. Eur J Pediatr 154:610–613

Haffner D, Wühl E, Nissel R, Schaefer F, Mehls O (1996) Effect of growth hormone treatment on pubertal growth in a boy with cystinosis and growth failure after renal transplantation. Br J Clin Pract Symp[Suppl]85:7–9

Haffner D, Wühl E, Schaefer F, Nissel R, Tönshoff B, Mehls O (1998) Factors predictive of the short- and long-term efficacy of growth hormone treatment in prepubertal children with chronic renal failure. German Study Group for Growth Hormone Treatment in Children with Chronic Renal Failure. J Am Soc Nephrol 9:1899–1907

Kumar R (1997) New concepts concerning the regulation of renal phosphate excretion. News Physiol Sci 12:211

Kruse K, Hinkel GK, Griefhahn B (1998) Calcium metabolism and growth during early treatment of children with X-linked hypophosphatemia. Eur J Pediatr 157:894–900

Manz F, Gretz N (1994) Progression of chronic renal failure in a historical group of patients with nephropathic cystinosis: European Collaborative Study on Cystinosis. Pediatr Nephrol 8:466–471

Markello TC, Bernardini IM, Gahl WA (1993) Improved renal function in children with cystinosis treated with cysteamine. N Engl J Med 328:1157–1162

Peterson DJ, Boniface AM, Schranck FW, Rupich RC Whyte MP (1992) X-linked hypophosphatemic rickets: a study (with literature review) of linear growth response to calcitriol and phosphate therapy. J Bone Miner Res 7:583–597

Prader A, Largo RH, Molinari L, Issler C (1988) Physical growth in Swiss children from birth to 20 years of age. Helv Paediatr Acta 52:S1–125

Reusz GS, Miltenyi G, Stubnya G, Szabo A, Horvath C, Byrd D, Peter F, Tulassay T (1997) X-linked hypophosphatemia: effects of treatment with recombinant human growth hormone. Pediatr Nephrol 11:573–577

Robert JJ, Tete MJ, Guest G, Gagnadoux MF, Niaudet P, Broyer M (1999) Diabetes mellitus in patients with infantile cystinosis after renal transplantation. Pediatr Nephrol 13:524–529

Saggese G, Baroncelli GI, Bertelloni S, Perri G (1995) Long-term growth hormone treatment in children with renal hypophosphatemic rickets: effects on growth, mineral metabolism, and bone density. J Pediatr 127:395–402

Schärer K, Manz F (1994) Nephropathic cystinosis. J Nephrol 7:165–174

Scriver CR, Tenenhouse HS, Glorieux FH (1991) X-linked hypophosphatemia: an appreciation of a classic paper and a survey of progress since 1958. Medicine 70:218–228

Seikaly MG, Brown RH, Baum M (1994) The effect of phosphate supplementation on linear growth in children with X-linked hypophosphatemia Pediatrics 94:478–481

Seikaly MG, Brown R, Baum M (1997) The effect of recombinant human growth hormone in children with X-linked hypophosphatemia. Pediatrics 100:879–884

Stickler GB, Morgenstern BZ (1989) Hypophosphatemic rickets: final height and clinical symptoms in adults. Lancet 2:902–905

van't Hoff WG, Gretz N (1995) The treatment of cystinosis with cysteamine and phosphocysteamine in the United Kingdom and Eire. Pediatr Nephrol 9:685–689

van't Hoff WG, Wühl E, Offner G, Mehls O for the European Study Group (1993) Growth in children with nephropathic cystinosis. Pediatr Nephrol[Suppl]7:C7 (Abstract)

Wilson DP, Jelley D, Stratton R, Coldwell JG (1989) Nephropathic cystinosis: improved linear growth after treatment with recombinant human growth hormone. J Pediatr 115:758–761

Wilson DM, Lee PD, Morris AH, Reiter EO, Gertner JM, Marcus R, Quarmby VE, Rosenfeld RG (1991) Growth hormone therapy in hypophosphatemic rickets. Am J Dis Child 145:1165–1170

Winkler L, Offner G, Krull F, Brodehl J (1993) Growth and pubertal development in nephropathic cystinosis. Eur J Pediatr 152:244–249

Wühl E, Haffner D, Gretz N, Offner G, van't Hoff WG, Broyer M, et al. (1998) Treatment with recombinant human growth hormone in short children with nephropathic cystinosis: no evidence for increased deterioration rate of renal function: The European Study Group on Growth Hormone Treatment in Short Children with Nephropathic Cystinosis. Pediatr Res 43:484–488

Wühl E, Haffner D, Offner G, Broyer M, van't Hoff W, Mehls O for the European Study Group on Growth Hormone Treatment in Children with Nephropathic Cystinosis (2001) Long-term treatment with growth hormone in short children with nephropathic cystinosis. J Pediatr 138:880–887

13 Wachstumshormontherapie bei Skelettdysplasien

ECKHARD SCHÖNAU

1 Einführung

Kleinwuchs ist ein klinisches Symptom, das neben dem typischen Wachstumshormon-(GH)-Mangel bei vielen anderen Erkrankungen vorliegt. In der Regel handelt es sich um primäre Störungen bzw. Normvarianten des Knorpel- und Knochenstoffwechsels. So genannte Skelettdysplasien lassen sich mit einer Häufigkeit von 3–4,5 pro 10 000 Geburten nachweisen. Pathophysiologisch bestehen Störungen im Bereich der Wachstumsfuge und der anschließenden Umbauvorgänge bis hin zum Aufbau des Knochengewebes. Abbildung 1 zeigt schematisch die wesentlichen Prozesse in der Wachstumsfuge.

Grob unterteilen kann man Skelettdysplasien in
- Störungen der Zellregulation von Knorpel- und Knochenzellen,
- Störungen der Synthese von Knorpel- und Knochenmatrix.

Das Wachstum bei Skelettdysplasien ist charakterisiert durch Disproportionen und das Fehlen eines eindeutigen pubertären Wachstumschubs. Diese Störungen führen zu einer sehr unterschiedlich ausgeprägten verminderten Erwachsenengröße. Die Pathophysiologie ist in den meisten Fällen noch ungeklärt. Mehr als 500 verschiedene genetisch bedingte Skelettdysplasien sind beschrieben; Tabelle 1 zeigt eine Auswahl davon.

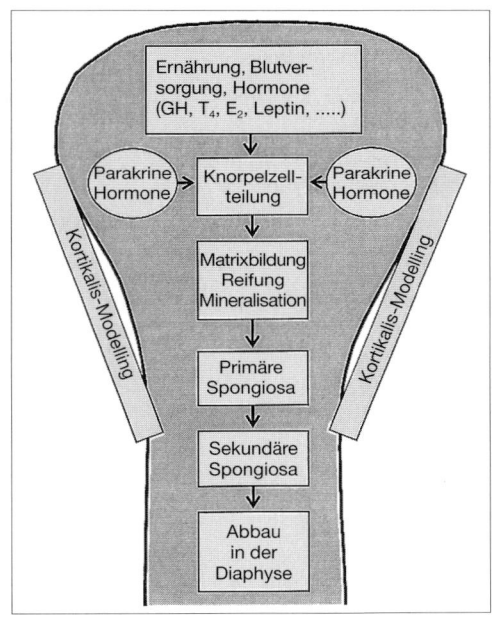

Abb. 1. Vorgänge in der Wachstumsfuge. *GH*, Wachstumshormon; T_4, Thyroxin; E_2, 17β-Östradiol

In dem vorliegenden Beitrag werden im Wesentlichen die Erfahrungen über GH-Behandlungen bei Achondroplasie, Hypochondroplasie und Osteogenesis imperfecta dargestellt.

2 Achondroplasie

Bei der Achondroplasie handelt es sich um eine der häufigsten Skelettdysplasien mit

Tabelle 1. Genetische Defekte bei Skelettdysplasien

Skelettdysplasien	Mutation
Osteogenesis imperfecta	COL1A1, COL1A2 (Typ-1-Kollagen)
Achondroplasie, Typ 2 Hypochondrogenesis SED congenital Kneist-Typ-SED Late-onset-SED Stickler-Syndrom Familiäre Osteoarthritis	COL2A1 (Typ-2-Kollagen)
Multiple epiphysäre Dysplasie	COL9A2 (Typ-9-Kollagen)
Metaphysäre Dysplasie, Typ Schmid	COL10A1 (Typ-10-Kollagen)
Pseudoachondroplasie	COMP (Protein der extrazellulären Matrix)
Metaphysäre Dysplasie, Typ Jansen	G-Protein-verwandter Transmembranrezeptor für PTH und PTHrp
Achondrogenesis, Typ IB Diastrophische Dysplasie	DTDST (Transmembran-Sulfattransporter)
Kraniosynostose, Typ Boston	MSX2 (Transkriptionsfaktor)
Campomelische Dysplasie	SOX9 (Transkriptionsfaktor)
Kraniosynostose: Apert, Crouzon, Pfeiffer	FGFR-2 (Fibroblasten-Wachstumsfaktorrezeptor Typ 2)
Achondroplasie Hypochondroplasie Thanatophärer Zwergwuchs	FGFR-3 (Fibroblasten-Wachstumsfaktorrezeptor Typ 3)

SED, spondyloepiphysäre Dysplasie; PTH, Parathormon; PTHrp, Parathormon-ähnliches Protein

einer Inzidenz von 1 : 15 000–45 000 Neugeborenen. Es liegt ein autosomal-dominanter Erbgang vor. Zu beachten ist jedoch, dass 80–90 % der Fälle durch Neumutationen entstehen. Pathogenetisch ließ sich ein Defekt des Fibroblasten-Wachstumsfaktorrezeptors-3 (FGFR-3) nachweisen. Dieser Rezeptor ist beteiligt an der Regulation der Chondrozytenaktivität in der Wachstumsfuge, dem Gelenkknorpel sowie der Bänder. Typisches klinisches Symptom ist der ausgeprägte disproportionierte Kleinwuchs. Weitere Auffälligkeiten sind Makrozephalus, prominente Stirn, Mittelgesichtshypoplasie, Lendenlordose, O-Beinstellung und Dreizackkonfiguration der Hände. Die durchschnittliche Erwachsenengröße liegt bei 131 ± 5,6 cm für Jungen und 124 ± 4,9 cm für Mädchen. Diese Ausprägung des Kleinwuches führt zu einer körperlichen Behinderung.

Mutationen des *FGFR-3*-Gens wurden auch bei anderen Dysplasien wie dem thanatophoren Kleinwuchs und der Hypochondroplasie beschrieben. Die Unterschiede des Phänotyps können zum Teil durch die unterschiedlichen Mutationen erklärt werden.

2.1 GH-Therapie bei Achondroplasie

Tabelle 2 beschreibt die bisherigen Erfahrungen über die Behandlung von Achon-

Tabelle 2. Ergebnisse der GH-Therapie bei Patienten mit Achondroplasie (nach Kanaka-Gantenbein 2001)

Patienten (n)	hGH-Dosis (IU/kg KG/Woche)	Therapiedauer (Monate)	Anstieg der Wachstumsgeschwindigkeit im 1. Jahr (Mittelwert in cm)	Alter bei Therapiebeginn	Akzeleration Knochenalter	Zunahme der Knochendisproportion (Jahre)	Literatur
6	0,7	6	2,1	6–10	n. b.	n. b.	Horton et al. (1992)
18	1,0	12	3,1	3–10	n. b.	n. b.	Yamate et al. (1993)
6	0,5	24	2,2	6–11	n. b.	n. b.	Nishi et al. (1993)
7	0,5	12	0,8	1–12	ja		Hagenäs et al. (1996)
11	0,85	12	1,3	3–11	nein	nein	Shohat et al. (1996)
14	0,92	24	2,4		nein		Key und Gross (1996)
6	0,7	12	0,8	3–8,5	ja	nein	Weber et al. (1996)
15	1,0	24	3,7	5–12	nein	nein	Stamoyannou et al. (1997)
4	0,5–1,0	36	2,6	3–14	n. u.	nein	Tanaka et al. (1998)
72	0,5	36	1,8	3,2–7,4	n. b.	n. b.	Seino et al. (1999)
73	1,0	36	2,8	4,1–8,3	n. b.	n. b.	Seino et al. (1999)
33	0,5–1,0	18	(Zunahme Größen-SDS, 0,2)	3,1–12,2	ja	ja	Neyzi und Darendeliler (1999)
35	1,26	12–72	(Zunahme Größen-SDS, 0,6)	1,2–9,3	n.u.	ja	Ramaswami et al. (1999)

hGH, humanes Wachstumhormon; KG, Körpergewicht; n. u., nicht untersucht; n. b., nicht berichtet

droplasie-Patienten mit GH. Die Beurteilung der vorliegenden Literatur ergibt für die kurzfristige Wachstumsbeschleunigung unter der Behandlung sehr unterschiedliche Einschätzungen. Einige Autoren verweisen auf sehr positive Ergebnisse, andere auf eine nur geringgradige Beeinflussung des Wachstums. Wiederum andere Autoren sprechen von einer nicht zu beeinflussenden Wachstumsstörung. Das wesentliche Problem sind die fehlenden Langzeitdaten und Endgrößen unter der Therapie mit GH. Ein weiteres Problem ist das sehr unterschiedliche Alter der Patienten bei Therapiebeginn, die unterschiedlichen Dosierungen und Frequenzen der GH-Injektionen.

Hervorzuheben ist, dass in den meisten Arbeiten das Ansprechen auf die Therapie von einer ausgeprägten Variabilität war.

2.2 Faktoren mit Einfluss auf die GH-Behandlung

Die Akzeleration des Knochenalters wird von den Autoren sehr unterschiedlich beschrieben. In vielen Studien zeigte sich keine Beschleunigung; dagegen konnten neuere Arbeiten einen signifikanten Effekt nachweisen. Zum Teil wurden aber auch – aufgrund der fehlenden Vergleichbarkeit mit Befunden von gesunden Probanden – keine Knochenalterbestimmungen durchgeführt. Untersuchungen der endogenen GH-Sekretion vor der Therapie zeigten in bis zu 40 % der Fälle eine subnormale GH-Sekretion. Die Ergebnisse dieser Untersuchung standen jedoch in keiner Beziehung zu den therapeutischen Ergebnissen. Ebenso bestand keine signifikante Korrelation zwischen der Wachstumsgeschwindigkeit vor der Therapie und der Wachstumsrate im 1. Behandlungsjahr. Es liegen keine eindeutigen Hinweise für eine Dosisabhängigkeit der Wachstumsbeschleunigung vor. Eine negative Korrelation konnte zwischen dem Alter bei Therapiebeginn und dem Ansprechen auf GH gezeigt werden.

Zwischen der Art der Mutation des *FGFR-3*-Gens und der Wachstumsrate ließ sich keine Beziehung nachweisen.

2.3 Besondere Probleme einer GH-Therapie bei Achondroplasie

Bei Patienten mit Achondroplasie ist aufgrund von Stenosen im Bereich des Foramen magnum mit Kompressionen des Hirnstamms zu rechnen. In den letzten Jahren wurde darum häufig diskutiert, ob eine GH-Behandlung zu einer klinischen Verschlechterung bzw. zu einer akuten Einklemmung führen kann. Aus diesem Grund wurde in verschiedenen Studien das Foramen magnum mittels computertomographischer Verfahren vor und unter der Behandlung mit GH untersucht. Es zeigten sich keine Veränderungen der Dimensionen. Grundsätzlich muss aber auch hier auf die geringen Fallzahlen verwiesen werden. Eine abschließende Aussage ist daher noch nicht möglich. Aufgrund der oben beschriebenen Problematik gibt es Empfehlungen, eine Behandlung mit GH nicht vor dem Alter von 3–4 Jahren durchzuführen. Zu diesem Zeitpunkt ist die Endgröße des Foramen magnum erreicht.

3 Hypochondroplasie

Eine andere Skelettdysplasie, bei der mehrere Studien mit GH durchgeführt wurden, ist die Hypochondroplasie. Die Hypochondroplasie ist ebenfalls eine genetische Störung, die zu einem rhizomelen Kleinwuchs mit einer ausgeprägten Variabilität führt. Aufgrund der Variabilität ist die Abgrenzung z. B. zum familiären Kleinwuchs oder idiopathischen Kleinwuchs häufig problematisch. Röntgenaufnahmen der Wirbelsäule helfen im Rahmen der differentialdiagnostischen Abklärung. Die fehlende Zunahme der Abstände der Wirbelbögen von L1–L5 ist ein charakteristisches Symptom.

Tabelle 2. Ergebnisse der GH-Therapie bei Patienten mit Hypochondroplasie (nach Kanaka-Gantenbein 2001)

Patienten (n)	hGH-Dosis (IU/kg KG/Woche)	Therapiedauer (Monate)	Anstieg der Wachstumsgeschwindigkeit im 1. Jahr (Mittelwert in cm)	Alter bei Therapiebeginn (Jahre)	Akzeleration Knochenalter	Zunahme der Knochendisproportion	Literatur
84	0,85	12	(Zunahme Größen-SDS, 3,28)	4,3–12,8	nein	nein	Appan et al. (1990)
31	0,9	12	(Zunahme Größen-SDS, 2,09)		n. b.	nein	Bridges et al. (1991)
4	0,85	12	2,1	3–12	nein	nein	Shohat et al. (1996)
20	0,95	30	2,4	3–10	n. b.	n. b.	Key und Gross (1996)
6	0,5	24	2,2	6–11	n. b.	n. b.	Nishi et al. (1993)
7	0,5	12	4,4	1–12	ja	n. b.	Hagenäs et al. (1996)
64	0,7	36	(Zunahme Größen-SDS, 0,3)	4–13,5	nein	n. b.	Neyzi und Darendeliler (1999)

hGH, humanes Wachstumhormon; KG, Körpergewicht; n. u., nicht untersucht; n. b., nicht berichtet

Patienten mit Hypochondroplasie erreichen eine durchschnittliche Endgröße von 145–164 cm für Jungen und 133–151 cm für Mädchen. In vielen Fällen wird beschrieben, dass Betroffene eine normale Wachstumsrate bis zur Pubertät zeigen und dann durch einen fehlenden Pubertätswachstumsschub auffallen. Zu diesem Zeitpunkt zeigt sich dann auch die zunehmende Disproportion. Pathogenetisch ließ sich in einigen Fällen eine Mutation des *FGFR-3*-Gens nachweisen. In der Regel konnte aber bei Patienten mit geringerer Ausprägung des Kleinwuchses keine Mutation nachgewiesen werden.

Im Vergleich zur Achondroplasie wurden deutlich weniger Studien publiziert. Tabelle 3 beschreibt die wichtigsten davon. Insgesamt zeigt sich unter der Therapie im Vergleich zur Achondroplasie eine bessere Stimulation des Wachstums. Die meisten Autoren sind der Meinung, dass die besten Ergebnisse erreicht werden, wenn GH zum Zeitpunkt der Pubertät verabreicht wird. Der Einsatz vor der Pubertät scheint nicht vielversprechend. Die Angaben über die Akzeleration des Knochenalters sind sehr unterschiedlich. Es liegen keine Hinweise für eine Zunahme der Körperdisproportion vor, ebenso keine Ergebnisse über Endgrößen. Bevor Empfehlungen ausgesprochen werden, müssen kontrollierte Studien durchgeführt werden.

4 Osteogenesis imperfecta

Bei der Osteogenesis imperfecta handelt es sich um eine klinisch sehr heterogene Erkrankungsgruppe. Das herausragende Merkmal ist die Osteopenie mit gesteigerter Frakturrate. Pathogenetisch ließen sich die verschiedensten Gendefekte der Kollagensynthese nachweisen. Diese führen zu einer verminderten Rate der Kollagensynthese und zur Synthese modifizierter Kollagenmoleküle.

Untersuchungen der GH-Sekretion durch Stimulationstests zeigte bei den meisten Patienten normale Befunde. In einigen Publikationen finden sich Hinweise für eine verminderte Insulin-ähnlicher-Wachstumsfaktor-I(IGF-I)-Stimulation im Rahmen eines Generationstests. Die bisherigen Behandlungsprinzipien bestehen in der Verabreichung von Kalzitonin und – sehr erfolgreich, wie in den letzten Jahren beschrieben – Bisphosphonaten. Orthopädische Maßnahmen zur Stabilisierung der Knochen durch Nagelungen werden ebenfalls in vielen Fällen durchgeführt.

Über die Behandlung mit GH liegen nur sehr wenige Erfahrungen vor (Marini et al. 1993; Antoniazzi et al. 1996). Einige positive Kurzzeiteffekte hinsichtlich der Körperlängenentwicklung wurden beschrieben. Die wenigen Daten zeigten keine Knochenalterakzeleration, keine Zunahme der Frakturraten und eine Zunahme der Knochenmineraldichte. Leider finden sich keine Hinweise zur Körperzusammensetzung unter der Behandlung mit GH. Aufgrund der häufig bestehenden muskulären Hypotonie wäre die Untersuchung der Stimulation des Muskelwachstums unter GH, insbesondere bei begleitender Physiotherapie, wünschenswert.

5 Léri-Weill-Syndrom und Defekte des *SHOX*-Gens

Kürzlich konnte gezeigt werden, dass ein Gen, welches in der pseudoautosomalen Region an der Spitze des kurzen Arms des X-Chromosoms lokalisiert ist, mit dem Kleinwuchs beim Ullrich-Turner-Syndrom (UTS) zusammenhängt. Dieses Gen wurde „*short-stature homeobox-containing (SHOX) gene*" benannt. Das *SHOX*-Gen kodiert für ein Protein, das höchstwahrscheinlich als ein Transkriptionsfaktor wirkt. Ein allgemeines Merkmal solcher Gene ist, dass sie das Phänomen der Gen-Dosis zeigen. Bei diesem Gen findet keine X-Inaktivierung statt. Auf diese und andere Gründe stützt sich die Hypothese, dass die Haploinsuffizienz des *SHOX*-Gens eine zugrundeliegende Ursache des verminderten Wachstums von Patientinnen mit UTS ist. Eine Anzahl von Skelettanomalien, die bei Patientinnen mit UTS gefunden werden, hängt möglicherweise mit einer reduzierten SHOX-Expression während der Embryogenese zusammen, so zum Beispiel ein abnormes Verhältnis des Ober- zu Unterschenkels bzw. -arms sowie Mikrognathie (60 %), Cubitus valgus (45 %), Spitzbogengaumen (35 %), kurze Mittelhandknochen (35 %), Genu valbum (30 %), Skoliose (12 %) und Madelung-Deformität (7 %).

Mutationen und Deletionen des *SHOX*-Gens werden auch bei kleinwüchsigen Patienten beiderlei Geschlechts gefunden, bei denen kein UTS vorliegt. Das Erscheinungsbild dieser Patienten ist unterschiedlich: Einige sind vom Erscheinungsbild unauffällig, andere zeigen typische Skelettdysplasien, die z. B. als Léri-Weill-Syndrom bekannt sind. Das Léri-Weill-Syndrom ist eine autosomal-dominant vererbte Erkrankung mit einem beim weiblichen Geschlecht stärker ausgeprägten Phänotyp. Die häufigsten Anomalien sind Kleinwuchs mit einer durchschnittlichen Endgröße zwischen 135 cm und Normalgröße, kurze Unterarme mit Madelung-Deformität und kurze Unterschenkel. Die homozygote Form der Léri-Weill-Dyschondrosteosis wird als mesomelische Dysplasie Langer bezeichnet. Es handelt sich hierbei um ein sehr seltenes Syndrom, das mit extremem Kleinwuchs und einer entsprechenden Skelettdysplasie einher geht. Aufgrund der erfolgreichen Behandlung der Wachstumsstörung beim UTS mit GH wird zur Zeit untersucht, ob die Körperlängenentwicklung bei Patienten mit isolierten *SHOX*-Mutationen in gleicher Weise behandelt werden kann (Binder et al. 2000).

6 Andere Skelettdysplasien

Die Erfahrungen bei anderen Skelettdysplasien sind noch spärlicher und erlauben es noch weniger, allgemein gültige Empfehlungen auszusprechen (Brook und de Vries 1998). Da dies auch zukünftig problematisch sein wird, sollten insbesondere für diese Krankheitsbilder nationale oder internationale Register erstellt werden, die z. B. individuelle Heilversuche erfassen.

7 Zusammenfassung und Perspektiven

Die Beurteilung der vorliegenden Daten zur GH-Behandlung bei Skelettdysplasien ist erschwert aufgrund der zum Teil kleinen Fallzahlen, der Heterogenität des Therapiebeginns, der Dosis, der Injektionsfrequenz und der Beobachtungszeiten. Insgesamt liegen keine publizierten Endgrößen unter der Behandlung mit GH vor.

Auffallend in nahezu allen Publikationen ist die ausgeprägte Variabilität des Ansprechens auf die Therapie innerhalb der verschiedenen Krankheitsbilder. Insbeson-

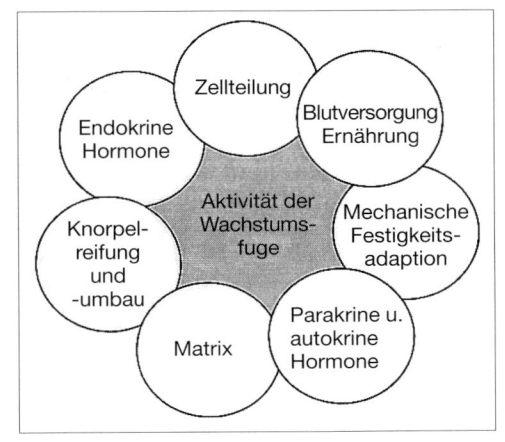

Abb. 2. Die wichtigsten vernetzten Regelkreise der Wachstumsfuge (ohne Anspruch auf Vollständigkeit)

dere bei Kleinwuchsformen, die nicht durch einen klassischen GH-Mangel bedingt sind, ist die therapeutische Beeinflussung der verschiedenen, miteinander vernetzten Regelkreise im Bereich der Wachstumsfuge sehr variabel und schwierig vorhersehbar (Abb. 2). Aus diesem Grund scheint es gerechtfertigt, dass nicht die Frage relevant ist, ob eine Erkrankung eine Indikation für eine GH-Therapie darstellt, sondern ob es innerhalb eines Krankheitsbildes Patienten mit guten und schlechten Therapieaussichten gibt. Zur Klärung dieser Fragen können möglicherweise die zur Zeit diskutierten Prädiktionsbzw. Response-Modelle beitragen.

Literatur

Antoniazzi F, Bertoldo F, Mottes M, Valli M, Sirpresi S, Zamboni G, Valentini R, Tato L (1996) Growth hormone treatment in osteogenesis imperfecta with quantitative defect of type I collagen synthesis. J Pediatrics 129(3):432–439

Appan S, Laurent S, Chapman M, Hindmarsh PC, Brook CGD (1990) Growth and growth hormone therapy in hypochondroplasia. Acta Paediatr Scand 79:796–803

Binder G, Schwarze CP, Ranke MB (2000) Identification of short stature caused by SHOX defects and therapeutic effect of recombinant human growth hormone. J Clin Endocrinol Metab 85:245–249

Bridges NA, Hindmarsh PC, Brook CG (1991) Growth of children with hypochondroplasia treated with growth hormone for up to three years. Horm Res 36[Suppl 1]:56–60

Brook CGD, de Vries BBA (1998) Skeletal dysplasias. Arch Dis Child 79:285–289

Hagenäs L, Ritzén M, Eklof O, Ollars B, Müller J, Hertel NT, Sipila I, Kaitila I, Aagenaes O, Mohnike A (1996) Two years results on growth hormone treatment in prepubertal children with achondroplasia and hypochondroplasia: a dose study. Horm Res 46[Suppl 2]:A106

Horton WA, Hecht JT, Hood J, Marshall RN, Moore WV, Hollowell JG (1992) Growth hormone therapy in achondroplasia. Am J Med Genet 42:667–670

Kanaka-Gantenbein C (2001) Present status of the growth hormone in short children with bone diseases (diseases of the skeleton). J Pediatr Endocrinol Metab 14:17–26

Key LL, Gross AJ (1996) Response to growth hormone in children with chondroplasia. J Pediatr 128:14–17

Marini JC, Bordenick S, Heavner G, Rose S, Hintz R, Rosenfeld R, Chrousos GP (1993) The growth hormone and somatomedin axis in short children with osteogenesis imperfecta. J Clin Endocrinol Metab 76:251–256

Neyzi O, Darendeliler F (1999) Growth hormone treatment in some types of skeletal dysplasia and in some syndromes with short stature in KIGS. In: Ranke MB, Wilton P (Hrsg) Growth hormone therapy in KIGS – 10 years' experience. Edition J & J, Johann Ambrosius Barth, Heidelberg, Leipzig. S 281–295

Nishi Y, Kajiyama M, Miyagawa S, Fujiwara M, Hamamoto K (1993) Growth hormone therapy in achondroplasia. Acta Endocrinol 128:394–396

Ramaswami U, Rumsby G, Spoudeas HA, Hindmarsh PC, Brook CGD (1999) Treatment of achondroplasia with growth hormone: six years of experience. Pediatr Res 46:435–439

Seino Y, Moriwake T, Tanaka H, Inoue M, Kanzaki S, Tanaka T, Matsuo N, Niimi H (1999) Molecular defects in achondroplasia and the effects of growth hormone treatment. Acta Paediatr 428 [Suppl]:118–120

Schiller S, Spranger S, Schechinger B, Fukami M, Merker S, Drop SL, Troger J, Knoblauch H, Kunze J, Seidel J, Rappold GA (2000) Phenotypic variation and genetic heterogeneity in Leri-Weill syndrome. Eur J Hum Genet 8:54–62

Shohat M, Tick D, Barakat S, Bu X, Melmed S, Rimoin DL (1996) Short-term recombinant human growth hormone treatment increases growth rate in achondroplasia. J Clin Endocrinol Metab 81:4033–4037

Stanoyannou L, Karachaliou F, Papataxiarchou K, Pistevos G, Bartsocas CS (1997) Growth and growth hormone therapy in children with achondroplasia: a two-year experience. Am J Med Genet 72:71–76

Tanaka H, Kubo T, Yamate T, Ono T, Kanzaki S, Seino Y (1998) Effect of growth hormone therapy in children with achondroplasia: growth pattern, hypothalamic-pituitary function and genotype. Eur J Endocrinol 138:275–280

Weber G, Prinster C, Meneghel M, Russo F, Mora S, Puzzovio M, Del Maschio M, Chiumello G (1996) Human growth hormone treatment in prepubertal children with achondroplasia. Am J Med Genet 61:396–400

Yamate T, Kanazaki S, Tanaka H, Kubo T, Moriwake T, Inouc M, Seino Y (1993) Growth hormone treatment in achondroplasia. J Pediatr Endocrinol 6:45–52

14 Aspekte der Wachstumshormontherapie bei Meningomyelozele

REGINA TROLLMANN und HELMUTH-GÜNTHER DÖRR

1 Einführung

Die Meningomyelozele (MMC) stellt mit einer Inzidenz von 1: 1000 Neugeborenen die klinisch bedeutsamste Form eines Neuralrohrdefektes dar. Fortschritte in der operativen Therapie und in der interdisziplinären Langzeitbetreuung der mehrfachbehinderten Patienten verbesserten die Lebenserwartung und Rehabilitation entscheidend. 80–95 % der Patienten erreichen heute mit überwiegend normaler geistiger Entwicklung das Jugend- und Erwachsenenalter. Mehr als die Hälfte der Kinder und Erwachsenen ist kleinwüchsig (Greene et al. 1985; Roberts et al. 1991; Atenico et al. 1992). Frauen erreichen mittlere Endgrößen von 142–147 cm, Männer 152–159 cm (Atenico et al. 1992; Rotenstein et al. 1995). Dabei ist in der Literatur einheitlich der Zusammenhang mit dem Ausmaß der motorischen Läsion belegt (Roberts et al. 1991; Atenico et al. 1992): Bei thorakalem Lähmungsniveau ist eine mittlere Endgröße um 130 cm, bei sakraler Läsion um 150–160 cm zu erwarten (Rotenstein et al. 1995). Folgen der spinalen Läsion mit motorischen, sensiblen und trophischen Störungen der unteren Extremitäten, Skelettdeformitäten (insbesondere Beugekontrakturen, Skoliose), Immobilisation, Infektionen und Ernährungsstörungen liegen als wesentliche Ursachen des Kleinwuchses der Patienten nahe (Tabelle 1).

Neben den neuroorthopädischen Anomalien als Ursache der Wachstumsstörungen gewann in den letzten Jahren der Einfluss neuroendokriner Störungen, deren Ätiologie in Zusammenhang mit den komplexen ZNS-Anomalien vermutet wird, zunehmende Beachtung. Intermittierende Druckläsionen durch einen assoziierten Hydrozephalus internus, der bei mehr als 90 % der Patienten vorliegt, Mittellinienanomalien wie die Arnold-Chiari-Anomalie und primäre Anlagestörungen der Adenohypophyse werden als Ursachen der hypothalamo-hypophysären Störungen diskutiert (Greene et al. 1985; Kjaer et al. 1996), die mit einer Inzidenz von 10–20 % vorkommen (Greene et al. 1985; Elias 1994; Hochhaus et al. 1997; Trollmann et al. 1998b).

Tabelle 1. Wachstumslimitierende Faktoren bei Meningomyelozele

Motorische und trophische Störungen
Kontrakturen
Wirbelkörperanomalien
Skoliose
Immobilität
Ernährungsstörungen
Infektionen

Hydrozephalus internus
Mittelliniendefekte des Zentralnervensystems

Wachstumshormonmangel
Pubertas praecox
Hypothyreose

2 Wachstumshormontherapie bei MMC

2.1 Erfahrungen aus der Literatur

Ein Wachstumshormon(GH)-Mangel als zusätzliche Ursache des Kleinwuchses bei MMC ist seit langem bekannt. Nach den Ergebnissen einer systematischen biochemischen Analyse (Hochhaus et al. 1997) liegt die Inzidenz bei 17,8 %. Erstmals berichteten Rotenstein et al. (1989) über den Einsatz von GH und positive Therapieeffekte bei MMC-Patienten über ein Intervall von 6 Monaten. Derzeit kann man nach Literaturberichten von mindestens 150 behandelten MMC-Patienten ausgehen. Ein Vergleich der bisher publizierten Studien, die eine Bewertung der Therapie über ein maximales Therapieintervall von 6 Jahren erlauben, zeigt, dass sowohl eine Reihe von Fragen zu Indikation und Zielen der Therapie ungeklärt sind, als auch die Beurteilung des Therapieerfolges durch heterogene Kollektive erschwert ist (Tabelle 2).

Die GH-Therapie wird hinsichtlich einer signifikanten Verbesserung von Wachstumsgeschwindigkeit, Körperlänge, Armspannweite sowie den Serumspiegel von Insulin-ähnlichem Wachstumsfaktor I (IGF-I) und IGF-bindendem Protein 3 (IGFBP-3) positiv bewertet (Rotenstein und Reigel 1996; Satin-Smith et al. 1996; Hochhaus et al. 1999; Trollmann et al. 2000). Rotenstein und Reigel (1996) fanden nach einem mittleren Therapieintervall von 37,6 Monaten ($n = 22$) eine Verbesserung der Wachstumsgeschwindigkeit von $3,3 \pm 1,3$ cm/Jahr auf $7,2 \pm 1,9$ cm/Jahr und des standard deviation score (SDS) der Körperlänge von $-2,9 \pm 1,2$ SDS auf $-1,9 \pm 1,2$ SDS. Der Vergleich der Ergebnisse mit anderen Studien ist dadurch erschwert, dass bei lediglich neun Patienten des untersuchten Kollektives ein GH-Mangel vorlag. Weitere 13 Patienten wurden aufgrund des Kleinwuchses ohne nachgewiesenen GH-Mangel behandelt. Der Therapieeffekt wurde zwischen beiden Gruppen nicht differenziert. Sieben Patienten waren bei Therapiebeginn bereits in der Pubertät.

Tabelle 2. Literaturberichte zur GH-Therapie bei Meningomyelozele

Autoren	Patienten (n)	Patienten mit GHD (n)	Intervall (Jahre)	GH-Dosis (IU/kg KG/Woche)	SDS der Körperlänge (CA) Start → Untersuchungsintervall (cm/Jahr)
Rotenstein et al. (1989)	7	5	0,5	1	GV 1,7 → 7,9
Rotenstein und Breen (1996)	74	54	1–4	1	− 4,0 → − 2,2
Rotenstein und Reigel (1996)	22	9	1–6	1	− 2,9 → − 1,9
Satin-Smith et al. (1996)	5	5	3	0,8	− 4,9 → − 3,8
Hochhaus et al. (1999)	23	23	2	0,5	− 4,4 → − 2,2
Trollmann et al. (1998 a, b; 2000)	7	7	3	0,5	− 4,7 → − 3,3

CA, chronologisches Alter; GHD, GH-Mangel; GV, Wachstumsgeschwindigkeit

Da Störungen der Pubertätsentwicklung wie eine Pubertas praecox oder ein beschleunigtes Tempo der Pubertät bei MMC häufig sind (Greene et al. 1985; Elias 1994; Trollmann et al. 1998b), könnte eine – kurzfristig – gute Wachstumsrate durch den zusätzlichen Anstieg der Sexualsteroide bedingt sein.

In einer weiteren Studie stellten Rotenstein und Breen (1996) den Therapieeffekt bei präpubertären MMC-Patienten zusammen, die auf multizentrischen Daten der *National Cooperative Growth Study* basierten und ein Therapieintervall von 1 ($n = 46$) bis 4 Jahren ($n = 11$) umfassten. 71 % der Patienten hatten einen GH-Mangel. Im 4. Therapiejahr lag die mittlere Wachstumsgeschwindigkeit bei 6,6 cm/Jahr (vor Therapie, 4,5 cm/Jahr) und der mittlere SDS der Körperlänge bei $-2,2 \pm 1,4$ SDS (vor Therapie, $-4,0 \pm 1,2$ SDS). Ähnliche Ergebnisse berichteten Satin-Smith et al. (1996) und Hochhaus et al. (1999) (Tabelle 2). GH wurde in den verschiedenen Studien in einer Dosis von 0,5–1 IU/kg Körpergewicht (KG)/Woche verabreicht.

2.2 Erlanger Ergebnisse

Unsere eigenen Ergebnisse zur Therapie mit GH bei sieben präpubertären MMC-Patienten mit GH-Mangel zeigten ebenfalls eine signifikante Verbesserung der Wachstumsgeschwindigkeit, des SDS der Körperlänge und der Armspannweite sowie der IGF-I- und IGFBP-3-Serumspiegel über ein einheitliches Therapieintervall von 3 Jahren (Trollmann et al. 2000). Bezogen auf das Knochenalter aber wurde ab dem 2. Therapiejahr keine weitere Verbesserung des SDS der Körperlänge erreicht. Diese Beobachtung weist darauf hin, dass Langzeiteffekte der Therapie weiterhin kritisch zu beurteilen sind, zudem tatsächlich erreichte Endgrößen unter Therapie bisher in der Literatur nicht vorliegen.

Die Armspannweite, die primär von der neurologischen Läsion nicht betroffen ist, wird als wichtiger Parameter zur Beurteilung des Wachstums bei MMC angesehen (Satin-Smith et al. 1996; Quan et al. 1998; Trollmann et al. 1998). Im Verlauf der GH-Therapie kann eine Normalisierung der Armspannweite erwartet werden (Satin-Smith et al. 1996; Hochhaus et al. 1999; Trollmann et al. 2000).

2.3 Metabolische Effekte von GH

Neben der Beschleunigung des Längenwachstums weisen erste Beobachtungen darauf hin, dass GH bei MMC-Patienten auch die Muskelmasse und damit die Mobilität verbessern kann. Verlaufsuntersuchungen von Rotenstein und Reigel (1997), die 18 präpubertäre MMC-Patienten über einen Zeitraum von 1 Jahr erfassten, ergaben eine Zunahme des Grundumsatzes bei gleichzeitiger Abnahme der Fettfaltendicke und Verbesserung der Muskelkraft im Verlauf der GH-Therapie. Kontrollierte Studien zu metabolischen und osseären Effekten von GH bei MMC-Patienten liegen in der Literatur nicht vor. Möglicherweise kann GH eine Adipositas, die insbesondere bei pubertären und erwachsenen Patienten häufig vorliegt (Roberts et al. 1991), und eine verminderte Knochendichte (Quan et al. 1998) positiv beeinflussen. Aus zahlreichen Studien ist belegt, dass die aktive Muskelkraft entscheidend Knochendichte und -stabilität bestimmt. Für Patienten mit MMC liegen hierzu nur wenige Daten vor. Dass die Verminderung der Knochendichte der unteren Extremitäten mit der Höhe der motorischen Läsion korreliert (Rosenstein et al. 1989), entspricht den klinischen Beobachtungen einer schweren Demineralisation und erhöhten Frakturrate bei immobilisierten MMC-Patienten mit thorakalem und hochlumbalem Lähmungsniveau (Lock und Arondson 1989). Durch Vergleich der Knochendichte von 6- bis 19-jährigen MMC-Patienten mit gesunden Kontrollen konnten Quan et al. (1998) nicht nur eine erhöhte

Demineralisation an den unteren Extremitäten feststellen, vielmehr zeigten die Autoren eine Verminderung der Knochendichte des distalen Radius von MMC-Patienten als möglichen Hinweis auf systemische Effekte der eingeschränkten Mobilität. Eine erniedrigte Knochendichte des distalen Radius korrelierte signifikant mit einer erhöhten Frakturrate der Patienten.

2.4 Begleitkomplikationen

Schwerwiegende Nebenwirkungen der GH-Therapie bei MMC sind nicht bekannt. Im Therapieverlauf wurde über Einzelfälle eines symptomatischen Tethered-cord-Syndroms und einer progredienten Skoliose berichtet (Rotenstein und Reigel 1996; Trollmann et al. 2000). Ob durch eine Wachstumsstimulation die Progredienz einer Skoliose früher manifest wird, kann aus den bisherigen Daten nicht beurteilt werden, insbesondere unter Einbeziehung von Risikofaktoren der Grunderkrankung wie assoziierten spinalen Anomalien (Tethered cord, Syringomyelie, s. Abb. 1), die einer Skolioseentwicklung bei MMC häufig zugrunde liegen. Im Gegensatz zur idiopathischen Skoliose verläuft eine Lähmungsskoliose bei MMC (ohne GH-Therapie) häufig bereits im frühen Kindesalter progredient. Für MMC-Patienten liegen in der Literatur keine Langzeitstudien über die Skolioseprogredienz unter GH-Therapie vor. Ein frühzeitiges operatives Detethering wird als Möglichkeit diskutiert, eine progrediente Skoliose bei MMC-Patienten unter der Wachstumsstimulation zu verhindern (Rotenstein et al. 1996). Ein Ausschluss von MMC-Patienten mit höhergradiger Skoliose von einer GH-Therapie sowie engmaschige klinische und radiologische Kontrollen des Wirbelsäulenbefundes im Therapieverlauf erscheinen nach diesen Beobachtungen und nach eigenen Erfahrungen gerechtfertigt (Trollmann et al. 2000).

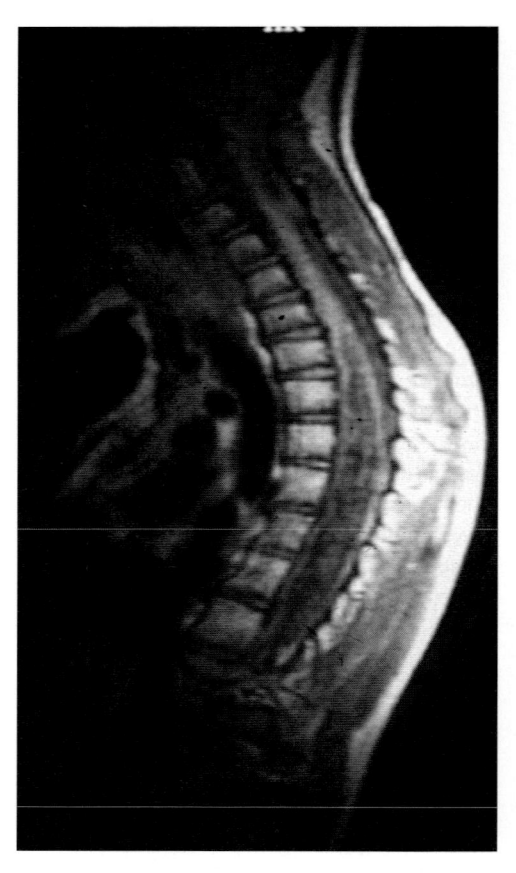

Abb. 1. MRT des Spinalkanals einer 10-jährigen MMC-Patientin mit progredienter Skoliose. Darstellung einer langstreckigen Syringomyelie

3 Diskussion

Gerade bei MMC-Patienten mit einer Mehrfachbehinderung stellt sich bei der Beurteilung des Therapieerfolges von GH die Frage, nach welchen Kriterien dieser bewertet werden kann. Der effektive Längengewinn unter GH-Therapie ist durchschnittlich geringer als der von Kindern mit idiopathischem GH-Mangel. Unter Berücksichtigung der möglichen zusätzlichen Einflussfaktoren auf das Wachstum (z. B. Verlauf der Skelettdeformitäten, erhöhte Inzidenz von Pubertas praecox mit Akzeleration des Knochenalters,

Immobilität) können bisher keine Aussagen über eine tatsächlich erreichbare Verbesserung der Endgröße und die Entwicklung der Körperproportionen getroffen werden. Ein Konsens über die Kriterien der Patientenauswahl und die optimale GH-Dosis liegt nicht vor.

4 Schlussfolgerung

Nach ersten Ergebnissen mit Therapieintervallen bis zu 6 Jahren zeigte sich unter dem Einsatz von GH bei Kindern mit MMC und GH-Mangel eine Verbesserung des Längenwachstums, eine Normalisierung der Armspannweite sowie eine mögliche Verbesserung von Muskelkraft und Körpermassenindex, so dass für eine Reihe dieser Patienten durchaus positive Effekte auf Wachstum, Rehabilitation und Mobilität erwartet werden können. In welchem Maß die Folgen der peripheren und zentralnervösen Anomalien sowie assoziierte endokrine Störungen, insbesondere eine Pubertas praecox, Wachstum und Körperproportionen im Langzeitverlauf beeinflussen, ist nicht bekannt. Einzelfälle einer signifikanten Skolioseprogredienz und eines symptomatischen Tethered cord wurden unter GH beobachtet.

Eine interdisziplinäre Betreuung und eine multizentrische Dokumentation auxologischer Daten und psychosozialer Aspekte im Rahmen einer Anwendungsbeobachtung kann die Basis für eine entsprechende Beurteilung der GH-Langzeiteffekte bei MMC schaffen.

Literatur

Atenico PL, Ekvall SW, Oppenheimer S (1992) Effect of level of lesion and quality of ambulation on growth chart measurements in children with myelomeningocele: a pilot study. J Am Diet Assoc 92:858–861

Elias RE (1994) Precocious puberty in girls with myelodysplasia. Pediatrics 3:521–522

Greene SA, Frank M, Zachmann M, Prader A (1985) Growth and sexual development in children with meningomyelocele. Eur J Pediatr 144:146–148

Hochhaus F, Butenandt O, Schwarz HP, Ring-Mrozik E (1997) Auxological and endocrinological evaluation of children with hydrocephalus and/or meningomyelocele. Eur J Pediatr 156:598–601

Hochhaus F, Butenandt O, Ring-Mrozik E (1999) One-year treatment with recombinant human growth hormone of children with meningomyelocele and growth hormone deficiency: a comparison of supine length and arm span. J Pediatr Endocrinol Metab 12:153–159

Kjaer I, Fischer, Hansen B, Keeling JW (1996) Axial skeleton and pituitary gland in human fetuses with spina bifida and cranial encephalocele. Pediatr Pathol 16:909–926

Lock T, Arondson D (1989) Fractures in patients who have myelomeningocele. J Bone Joint Surg 71A:1153–1157

Quan A, Adams R, Ekmark E, Baum M (1998) Bone mineral density in children with myelomeningocele. Pediatrics 102:34–39

Roberts D, Shepherd RW, Shepherd K (1991) Anthropometry and obesity in myelomeningocele. J Paediatr Child Health 27:83–90

Rosenblum MF, Finegold DN, Charney EB (1983) Assessment of stature of children with meningomyelocele and usefulness of arm-span measurement. Dev Med Child Neurol 25:338–342

Rosenstein BD, Greene WB, Herrington RT, Blum AS (1989) Bone density in myelomeningocele: the effect of ambulatory status and other factors. Dev Med Child Neurol 29:486–494

Rotenstein D, Breen TJ (1996) Growth hormone treatment of children with myelomeningocele. J Pediatr 128:S28–S31

Rotenstein D, Reigel DH (1996) Growth hormone treatment of children with neural tube defects: results from 6 months to 6 years. J Pediatr 128:184–187

Rotenstein D, Reigel DH (1997) Effect of growth hormone treatment on muscle strength, obesity and growth symmetry for children with myelomeningocele. Endocrinol Metab 4[Suppl A]:56(abstract)

Rotenstein D, Reigel DH, Flom LL (1989) Growth hormone treatment accelerates growth of short children with neural tube defects. J Pediatr 115:417–420

Rotenstein D, Adams M, Reigel DH (1995) Adult stature and anthropomorphic measurements of patients with myelomeningocele. Eur J Pediatr 154:398–402

Rotenstein D, Reigel DH, Lucke JF (1996) Growth of growth hormone treated and nontreated children before and after tethered spinal cord release. Pediatr Neurosurg 24:237–241

Satin-Smith MS, Katz LL, Thornton P, Gruccio D, Moshang T (1996) Arm span as measurement of response to growth hormone (GH) treatment in a group of children with meningomyelocele and GH deficiency. J Clin Endocrin Metab 81:1654–1656

Trollmann R, Strehl E, Wenzel D, Dörr HG (1998a) Arm span, serum IGF1 and IGFBP3 levels as screening parameters for the diagnosis of growth hormone deficiency in patients with myelomeningocele: preliminary data. Eur J Pediatr 157:451–455

Trollmann R, Strehl E, Dörr HG (1998b) Precocious puberty in children with myelomeningocele: treatment with GnRH analogues. Dev Med Child Neurol 40:38–43

Trollmann R, Strehl E, Wenzel D, Dörr HG (2000) Does growth hormone enhance growth in growth hormone-deficient children with myelomeningocele? J Clin Endocrinol Metab 85:2740–2744

15 Wachstumshormontherapie bei Kindern und Jugendlichen mit zystischer Fibrose

DIRK SCHNABEL

1 Einleitung

Die Mukoviszidose (zystische Fibrose, CF) ist die häufigste Stoffwechselstörung der weißen Bevölkerung (Inzidenz 1 : 2500 Lebendgeborene). Veränderungen im Genproduktes CFTR des CF-Gens führen in der Zellmembran zu einem Ionentransport-Defekt. Daraus resultieren die klinischen Symptome der Erkrankung:
- erhöhte Schweißelektrolyt-Konzentrationen
- chronische Lungenerkrankung
- exokrine Pankreasinsuffizienz mit Maldigestion.

Die Therapie der Mukoviszidose ist sehr umfangreich und lebenslang. Die therapeutischen Maßnahmen – Physiotherapie und Inhalationen, Antibiotika-Therapie, hochkalorische Ernährung mit adäquater Pankreasferment- und Vitaminsupplementation – sollen eine möglichst normale Lungenfunktion erhalten und eine altersentsprechende Körperlängen- und Gewichtsentwicklung ermöglichen.

Unter diesen Therapiemaßnahmen konnte die mittlere Lebenserwartung der Patienten deutlich, auf 31,7 Jahre (1999), verbessert werden. Das mittlere Alter der CF-Patienten liegt in Deutschland derzeit bei 16,3 Jahren, 42 % der Patienten erreichen das Erwachsenenalter (Deutsches CF-Register 1999).

2 Wachstum und Endlängen bei Patienten mit Mukoviszidose

Die Verbesserung der Lebensqualität gewinnt für die Betroffenen zunehmend an Bedeutung. Für Kinder und Jugendliche ist diese sehr von einem altersgerechten Wachstum und dem Erreichen einer Endlänge im Normalbereich abhängig.

2.1 Wachstumsverlauf

In utero kommt es bereits zu einem verlangsamten Wachstum, so sind die Neugeborenen mit CF bereits durchschnittlich etwas kleiner (40. Perzentile). Die Wachstumsgeschwindigkeit ist dann bis zum Zeitpunkt der Diagnosestellung vermindert. Farrell et al. (2001) fanden in der weltweit größten CF-Pilotstudie, dass die klinisch diagnostizierten CF-Patienten bei Diagnosestellung durchschnittlich deutlich kleiner waren (25. Perzentile) als die im CF-Screening gefundenen und somit früh behandelten Patienten (44. Perzentile). Nach Beginn der spezifischen CF-Therapie verläuft das Wachstum entlang des Perzentilenkanals, ohne dass es zu einem Aufholwachstum auf die genetische Zielperzentile kommt. In der Präpubertät ist die Wachstumsgeschwindigkeit in der Regel altersentsprechend (Haeusler et al. 1994). Der Beginn der Pubertätsentwicklung ist bei 15 % der weibli-

Tabelle 1. Wachstum und Endlängen bei CF-Patienten: Literaturübersicht

Autor	Patienten (n)	Körperhöhen-Perzentile (Median)
Sproul und Huang (1964)	50	10.
Mitchell-Heggs (1976)	20 (w) 25 (m)	25.–50. (w/m)
Corey et al. (1988)	k. A.	42. (w) 43. (m) Endlängen
Haeusler et al. (1994)	38 (w) 32 (m)	25. (w/m) Endlängen
Lai et al. (1998)	5887 (w) 6605 (m)	22. (w) 21. (m)
Schnabel und Staab (1999)	143 (w) 131 (m)	25. (w/m) Endlängen

w, weiblich; m, männlich; k. A., keine Angabe

chen und bei 20 % der männlichen Patienten verzögert (Schnabel und Staab 1999). Haeusler et al. (1994) fanden bei ihren longitudinalen Untersuchungen, dass bei Mädchen der pubertäre Wachstumsschub um 2 Jahre, bei Jungen um 1 Jahr nicht nur verzögert auftrat, sondern zudem auch noch geringer ausgeprägt war.

Als Ergebnis der Wachstumsverluste zu den Zeitpunkten in utero, im Kleinkindalter bis zum Zeitpunkt der Diagnose und in der Pubertät, erreichen derzeit erwachsene Männer und Frauen eine durchschnittliche Endlänge im Bereich der 25. Perzentile (Männer, 173,1 cm, Frauen, 162,6 cm) (Schnabel und Staab 1999).

Die Literaturübersicht der Tabelle 1 zeigt, dass sich in Bezug auf das Wachstum die deutschen CF-Patienten in einer international vergleichbaren Größenordnung befinden. Die Auswertung der Daten 18- bis 20-jähriger CF-Patienten, die in deutschen CF-Ambulanzen betreut werden (Qualitätssicherung Mukoviszidose 1999), ergab, dass 20,3 % der Frauen eine Endgröße unterhalb der 10. Perzentile erreichen und insgesamt 4,3 % kleinwüchsig (< 3. Perzentile) sind. Bei den erwachsenen CF-Männern ist die Beeinträchtigung der Endgröße sehr viel ausgeprägter: 28,7 % liegen unterhalb der 10. Perzentile, 16,2 % sind als Erwachsene kleinwüchsig (< 3. Perzentile).

Hauptursachen der Wachstumsstörung bei CF sind der progressive Lungenfunktionsverlust und die z. T. erhebliche Dystrophie der Patienten.

3 Indikationen und Effekte der Wachstumshormontherapie

Obwohl schon lange bekannt ist, dass die Lebenserwartung der CF-Patienten eng mit ihrer Gewichtsentwicklung verknüpft ist (Kraemer et al. 1978), stellt die Dystrophie (Längen-Sollgewicht < 90 %) immer noch ein Hauptproblem in der Betreuung dar.

Untergewichtige Patienten haben im Vergleich zu gleichaltrigen, aber normalgewichtigen Betroffenen nicht nur eine deutlich schlechtere Lebenserwartung, sondern sind auch kleinwüchsiger und haben oft eine Pubertätsstörung. Der Lungenfunktionsverlust dieser Patienten verläuft rascher (Arora und Rochester 1982; Gaskin et al. 1982), sie neigen vorzeitiger zu Osteopenie und Osteoporose (Henderson und Madsen

1996) und sind aufgrund ihrer verminderten körperlichen Leistungsfähigkeit (Coates et al. 1980) bei der Bewältigung von Alltagsanforderungen deutlich stärker limitiert.

Nach Auswertung der Daten der Arbeitsgruppe „Qualitätssicherung Mukoviszidose" (Stichtag 31.12.1999) von 275 CF-Patienten im Alter von 18–20 Jahren sind 27,5 % der Frauen und 53,5 % der Männer in dieser Altersgruppe untergewichtig (Längen-Sollgewicht < 90 %).

Die metabolischen Wirkungen des Wachstumshormons (GH), insbesondere auf den Proteinstoffwechsel, sind seit vielen Jahren bekannt (Beck und McGarry 1957). GH findet, aufgrund seiner anabolen Wirkung, in den letzten Jahren zunehmend bei Patienten seinen klinischen Einsatz, deren Krankheitsverlauf von einer ausgeprägten katabolen Stoffwechselsituation geprägt ist: bei chirugischen Operationen (Ward et al. 1987; Mjaaland et al. 1993), zur Förderung von Wundheilungen nach großflächigen Verbrennungen (Herndon et al. 1990), bei schweren Infektionen (Voerman et al. 1992), bei Langzeittherapie mit Steroiden (Bennett und Haymond 1992), bei HIV-Patienten im Rahmen des Wasting-Syndroms (Mulligan et al. 1993) sowie bei Kurzdarm-Patienten (Byrne et al. 1995).

3.1 Vier Studien zum Einsatz der GH-Therapie

Über den Einsatz von GH bei CF-Patienten berichteten erstmals Meacham et al. (1991) und Taylor et al. (1991).

Schnabel et al. (1997) untersuchten bei 12 präpubertären Patienten (drei weiblich, neun männlich) im Alter von 12,0 ± 1,8 Jahren die metabolischen und respiratorischen Effekte einer 6-monatigen GH-Therapie (0,11–0,14 IU/kg Körpergewicht [KG] × d) im Vergleich zu einer 6-monatigen Kontrollphase mit alleiniger hochkalorischer Ernährung (Kalorienzufuhr > 120 % der Altersnorm, adäquate Enzym- und Vitaminsupplementation). Die Patienten waren im Mittel dystroph (Längen-Sollgewicht, 89,7 ± 6,4 %) und/oder kleinwüchsig (Körperlängen-Standard Deviation Score (SDS) – 1,98 ± 0,49).

Der Proteinstoffwechsel wurde mit der ^{15}N-Tracertechnik (^{15}N-Glyzin-Priming-/-Infusion) untersucht, dabei fand sich während der gesamten Kontroll-Phase eine katabole Stoffwechselsituation mit leicht negativer Nettoproteinbilanz, während es in der GH-Phase zu einem anhaltenden anabolen Effekt mit einer konstant positiven Nettoproteinbilanz kam. Die Körperzusammensetzung (Verhältnis der Mager- zur Fettmasse) wurde mittels bioelektrischer Impedanzmessung (BIA) untersucht: Veränderungen der Mager- und Fettmasse traten in der Kontroll-Phase nicht auf, während es unter GH bereits nach 4 Wochen zu einer signifikanten Zunahme der Magermasse kam, die dann über die gesamten 6 Monate konstant blieb. Die Fettmasse änderte sich unter GH nur gering. Die Lungenfunktionsparameter VC (Vitalkapazität l), Forciertes expiratorisches Volumen der 1. Sekunde (FEV_1) und Forcierte expiratorische Vitalkapazität (FVC), waren in der Kontrollphase im Wesentlichen konstant und verbesserten sich in der GH-Phase geringfügig. Die körperliche Leistungsfähigkeit (*Exercise capacity*) wurde mit einem standardisierten stufenförmigen Maximaltest auf dem Fahrradergometer überprüft. Dabei wurden unter GH-Wirkung Verbesserungen der maximalen Leistungsfähigkeit (P_{max}) und der maximalen Sauerstoffaufnahme (VO_2) bezogen auf die Magermasse beobachtet. In der Kontrollphase änderten sich sowohl P_{max} als auch VO_2 nicht (Abb. 1). Somatotrope Hormonachse: Die GH-Sekretion war sowohl im Nachtprofil (6 h), als auch in den GH-Stimulationstesten (Arginin, Insulin) regelrecht. Die deutlich erniedrigten Insulinähnlichen-Wachstumsfaktor-I (IGF-I)- und IGF-bindendes-Protein(IGFBP)-(3)-Plasmakonzentrationen (–1,4 ± 0,7 SDS bzw. –0,3 ± 0,6 SDS) sind somit dystrophiebedingt. Unter der GH-Therapie kam es dann anhaltend zu IGF-I- und IGFBP 3-Plasmakonzentrationen im Normalbereich (–0,3 ± 0,4 SDS bzw. 0,6 ± 0,5 SDS).

Gewicht und Wachstum

In der Kontroll-Phase kam es nur zu einer leichten Gewichtsänderung (2,0 ± 0,9 kg/Jahr), während unter GH die Gewichtszunahme 6,8 ± 1,0 kg/Jahr ($P < 0,005$) betrug (Abb. 2). Das Erreichen einer anabolen Stoffwechselsituation war die Grundlage für eine deutliche Stimulation des Wachstums. Die Wachstumsgeschwindigkeit konnte im Vergleich zur Kontroll-Phase (5,0 ± 0,9 cm/Jahr), auf 10,2 ± 0,9 cm/Jahr ($P < 0,005$) unter GH-Therapie verbessert werden (Abb. 3).

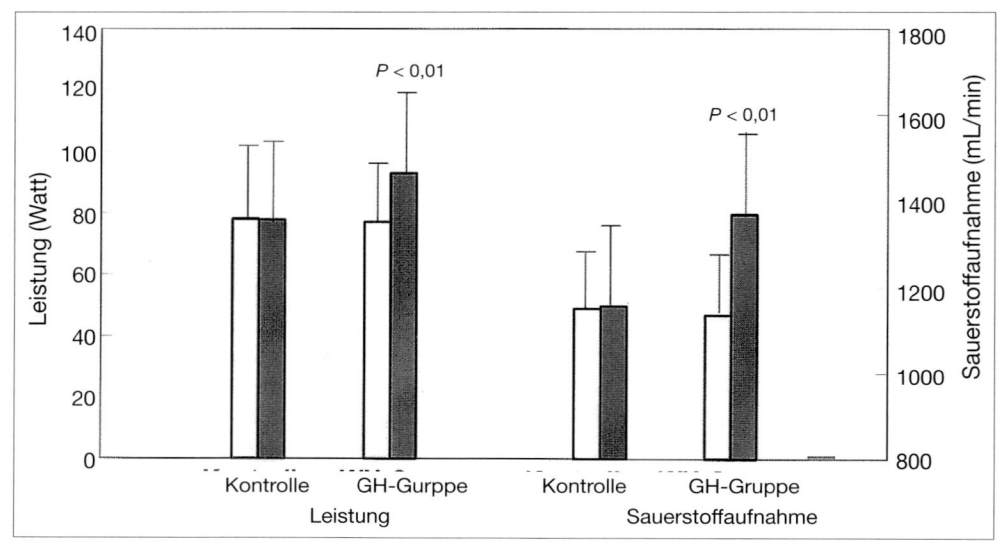

Abb. 1. Körperliche Leistungsfähigkeit

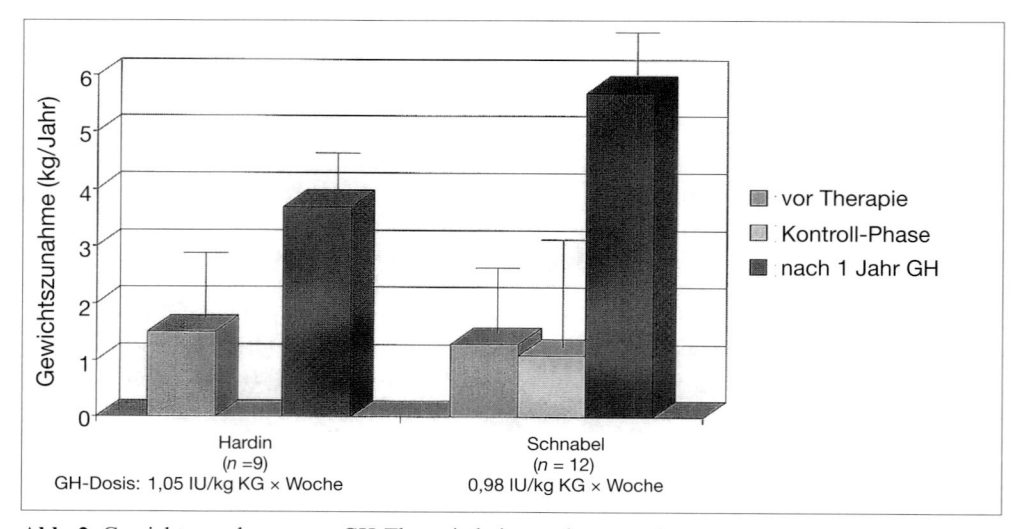

Abb. 2. Gewichtszunahme unter GH-Therapie bei präpubertären CF-Patienten

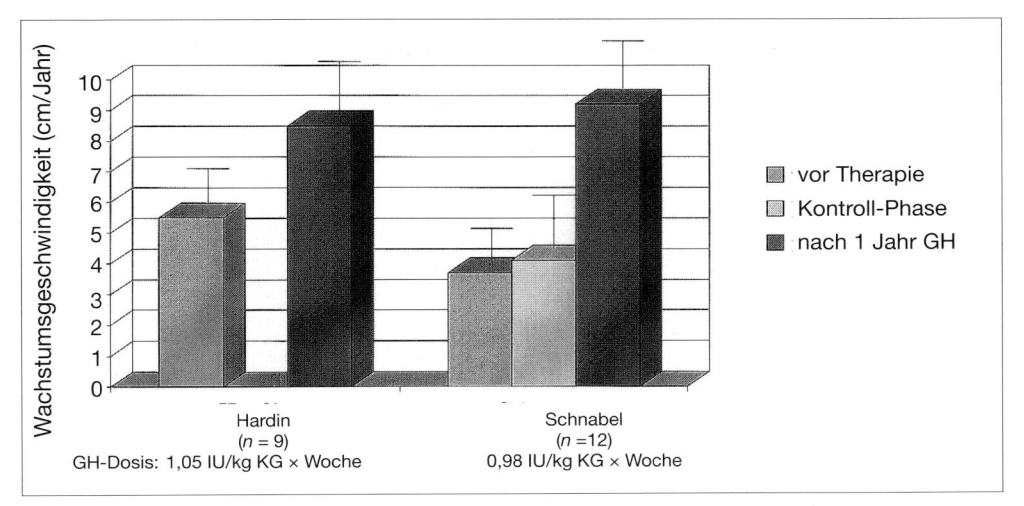

Abb. 3. Wachstumsgeschwindigkeit unter GH-Therapie bei präpubertären CF-Patienten

3.2 Weitere veröffentliche Studien

In der Literatur gibt es noch fünf weitere Studien, die, mit Ausnahme der National Cooperative Growth Study (Hardin und Sy 1997), jedoch alle nur mit kleineren Fallzahlen durchgeführt wurden und fast ausschließlich die Veränderungen des Gewichts und des Wachstum erfassten (Tabelle 2). GH wurde zumeist bei Kindern bzw. Jugendlichen in einer Dosierung von 0,81–1,05 IU/kg KG/Woche eingesetzt.

Die Untersuchungen von Hardin et al. (1998) sind von der Patientengruppe, -anzahl, der verwendeten GH-Dosierung und den Untersuchungskriterien am ehesten mit der Studie von Schnabel et al. (1997) vergleichbar. Sie fanden ebenfalls eine stärkere Gewichtszunahme unter GH im Vergleich zur Phase vor Therapiebeginn (3,7 ± 0,6 vs. 1,5 ± 1,0 kg/Jahr), eine Verbesserung der Wachstumsgeschwindigkeit (8,5 ± 1,7 vs. 5,5 ± 1,2 cm/Jahr), einen Anstieg der Magermasse sowie eine Muskelkraftverbesserung. In den Abbildungen 2 und 3 sind die Untersuchungsergebnisse beider Studien zum Wachstum und zur Gewichtsänderung gegenübergestellt.

Die Lungenfunktion (FEV$_1$, FVC) blieb in den GH-Phasen (6 bzw. 12 Monate) der einzelnen Studien konstant. Diese Stabilisierung der pulmonalen Funktionseinschränkung ist sicherlich als sehr positiv zu bewerten, konstatieren doch verschiedene Autoren jährliche Verluste der FEV$_1$ von 3–12 % (Levy et al. 1985).

In Tabelle 2 sind alle bisher publizierten Studien zum Einsatz von GH bei Mukoviszidose zusammengestellt.

4 Mögliche Nebenwirkungen

In den vorliegenden Studien wurden keine relevanten Nebenwirkungen unter den verwendeten GH-Dosierungen gefunden. Die Untersuchungen des Einflusses supraphysiologischer GH-Konzentrationen auf die Glukosehomöostase sind bei CF-Patienten von besonderer Wichtigkeit.

Der Kohlenhydrat-Stoffwechsel unterliegt bei CF-Patienten aufgrund der hochkalorischen Ernährung besonderen Belastungen. Zudem kommt es bei den Patienten im Krankheitsverlauf durch progressive Organveränderungen des Pankreas zu einer endo-

Tabelle 2. Literaturübersicht: Anwendung von GH bei zystischer Fibrose (Stand: 1.09.2001)

Autoren[a]	Zeitschrift	Patienten	GH-Dosis / Therapie-Dauer	Ergebnisse (vor / unter GH-Therapie)
Taylor et al. (1991) Sackey et al. (1995)	J Physiol 438:359, J Hum Nutr Dietet 8:185	$n = 7$ präpubertär	0,49 IU / kg × Woche 6–12 Monate	Wachstum: 0,3 / 4,1 cm/Jahr Gewichtsänderung: 5 +, 2– FEV_1 %: konstant
Huseman et al. (1996)	Pediatr Pulmonol 22:90	$n = 9$ präpubertär (CA: 5,5–9,8 Jahre, SA: 4,5–9 Jahre)	0,81 IU / kg × Woche 6–12 Monate	Wachstum: 5,8 ± 0,3 / 7,7 ± 0,4 cm/Jahr Gewicht: 1,9 ± 0,1 / 3,2 ± 0,3 kg/Jahr FEV_1 %: konstant Proteinmetabolismus: ↑
Meacham et al. (1991)	Pediatr Res 29:82	$n = 7$ präpubertär	0,94 IU / kg × Woche	Glukosehomöostase: unverändert
Heiden et al. (1996)	Horm Res 46 [Suppl 2]: 52	Kontrollen ($n = 10$) GH-Gruppe ($n = 10$) Alter: 10–23 Jahre	30 IU /m² × Woche 12 Monate	Gewicht: 1,9 ± 2,2 / 2,5 ± 2,0 kg/Jahr Zunahme der Magermasse Exercise-capacity-Verbesserung VO_2-Zunahme FEV_1 %: konstant
Hardin und Sy (1997)	J Pediatr 131:S 65–69	$n = 24$, präpubertär (21) pubertär (3) CA: 10,3 ± 4,3 Jahre SA: 7,5 ± 3,6 Jahre	0,87 IU / kg × Woche 12–36 Monate	Wachstum: 3,7 ± 2,5 / 7,7 ± 1,7 cm/Jahr Gewicht: 0,0 ± 1,2 / 0,3 ± 0,7 SDS (nach 2 Jahren)
Hardin et al. (1998)	Horm Metab Res 30:636	$n = 9$ präpubertär Alter: 5,4–12,2 Jahre	1,05 IU / kg×Woche 12 Monate	Wachstum: –1,9 ± 0,6 / –1,3 ± 0,9 SDS Gewicht: 1,7 ± 1,0 / 3,8 ± 1,6 kg Zunahme der Magermasse Muskelkraftverbesserung HbA1c unverändert FEV_1 %: konstant
Alemzadeh et al. (1998)	J Am Coll Nutr 17:419	$n = 5$ präpubertär Alter: 3,2 ± 0,8 Jahre	0,90 IU / kg × Woche 24 Monate	Wachstum: –2,8 ± 0,3 / –0,9 ± 0,2 SDS Gewicht: –2,0 ± 0,2 / –0,1 ± 0,0 SDS (nach 2 Jahren) maximale Sauerstoffsättigung ↑

CA, chronologisches Alter; FEV_1, forciertes expiratorisches Volumen der 1. Sekunde; SA, Skelettalter, VO_2, maximale Sauerstoffsättigung

Tabelle 3. Überprüfung möglicher Nebenwirkungen der Wachstumshormon-Therapie

	vor Therapie	nach Therapie	Signifikanz
Glukose-Toleranz			
BZ (0 min)	71,3 ± 4,4 mg%	78,4 ± 12,3 mg%	n. s
BZ (oGTT, 120 min)	94,2 ± 22,9 mg%	78,0 ± 28,0 mg%	n. s
HbA1c	5,73 ± 0,34 %	5,77 ± 0,47 %	n. s.
Skelettentwicklung			
$\Delta SA/\Delta CA$	0,67 ± 0,32	0,87 ± 0,23	n. s

BZ, Blutzucker; CA, chronologisches Alter; n. s., nicht signifikant; oGTT, oraler Glukose-Toleranz-Test; SA, Skelettalter

krinen Funktionseinschränkung, die insbesondere die Insulinausschüttung betrifft. Die Prävalenz der Sonderform des Diabetes mellitus, Cystic fibrosis related Diabetes mellitus (CF-RD) ist altersabhängig und beträgt bei Patienten unterhalb von 10 Jahren 0,7 %, unter 15 Jahren 3,5 % und unter 20 Jahren 10,5% (FitzSimmons 1993).

In unseren Untersuchungen des Kohlenhydrat-Metabolismus zeigten sich weder in der Kontrollphase, noch in der Phase zusätzlicher GH-Gaben signifikante Veränderungen des Nüchtern-Blutzuckers, des 120-Wertes im oralen Glukose-Toleranz-Test und des glykosylierten Hämoglobins (Tabelle 3). Eine gestörte Glukosetoleranz gemäß den Kriterien des National Diabetes Data Group (NDDG) (1979) und der WHO (1980) fand sich bei keinem Patienten.

Taylor et al. (1991) und Meacham et al. (1991) kamen bei ihren Untersuchungen mit präpubertären CF-Patienten zu vergleichbaren Ergebnissen.

Eine inadäquate Knochenreifungsakzeleration unter GH wurde nicht beobachtet (Tabelle 3).

Bei keinem Patienten stieg das IGF-I unter GH in den supraphysiologischen Bereich (> 2 SDS).

5 Zukunftsperspektiven

Die vorliegenden Pilotstudien zeigen die Wirksamkeit von GH zur Induktion einer anabolen Stoffwechselsituation bei zumeist präpubertären CF-Patienten.

In klinischen Studien (doppelblind, plazebokontrolliert) sind nunmehr diese Hinweise zwingend zu prüfen. Darin sollten unbedingt der Einfluss einer GH-Therapie auf die Gewichtsentwicklung, die pulmonale Funktionseinschränkung, die Frequenz pulmonaler Exerzerbationen mit konsekutiver Antibiotika-Intervention und/oder zusätzlich erforderlichen Krankenhausaufenthalten sowie der Einfluss auf die Lebensqualität untersucht werden.

Prinzipiell ist eine GH-Therapie für CF-Patienten im Rahmen klinischer Studien zu erwägen, wenn trotz hochkalorischer Ernährung und adäquater Vitamin- und Pankreasenzymsubstitution eine Dystrophie (Längen-Sollgewicht < 90%) und/oder ein deutlicher Kleinwuchs vorliegen. Auch könnte der temporäre Einsatz von GH bei CF-Patienten vor geplanter Lungentransplantation zur Beeinflußung der bei dieser Gruppe zumeist sehr ausgeprägten katabolen Stoffwechselsituation eine weitere mögliche Indikation sein.

Die GH-Therapie bei CF-Patienten sollte aber auf jeden Fall immer nur zeitlich begrenzt durchgeführt werden und muss individuell erfolgen, um eine vorzeitigere

Erschöpfung der Insulin-produzierenden Zellen des Pankreas und um eine mögliche zusätzliche pulmonale Belastung (erhöhter Grundumsatz) zu vermeiden.

Sollte es durch die GH-Intervention möglich sein, eine anhaltend stabile anabole Stoffwechselsituation zu erreichen, so wäre diese eine wesentliche therapeutische Option zur Verbesserung der Lebenserwartung, aber auch der Lebensqualität. Die Verbesserung der Endlänge der Patienten sowie eine altersgerechte Pubertätsentwicklung wären dann erreichbare Therapieziele.

6 Literatur

Alemzadeh R, Upchurch L, Mc Carthy V (1998) Anabolic effects of growth hormone treatment in young children with cystic fibrosis. J Coll Am Nutr 17:419–424

Arora NS, Rochester DF (1982) Respiratory muscle strength and maximal voluntary ventilation in undernourished patients. Am Rev Respir Dis 126:5–8

Beck JC, McGarry EE (1957) Metabolic effects of human and monkey growth hormone in man. Science 125:884–885

Bennet MW, Haymond MW (1992) Growth hormone and lean tissue catabolism during long-term glucocorticoid treatment. Clin Endocrinol 36:161–164

Byrne TA, Persinger RL, Young LS, Ziegler TR, Wilmor DW (1995) A new treatment for patients with short-bowel syndrome: growth hormone, glutamine, and a modified diet. Ann Surg 222:243–255

Coates AL, Boyce P, Muller D, Mearns M, Godfrey S (1980) The role of nutritional status, airway obstruction, hypoxia, and abnormalities in serum lipid composition in limiting exercise tolerance in children with cystic fibrosis. Acta Paediatr Scand 69:353–358

Corey M, McLaughlin FJ, Williams M, Levison H (1988) A comparison of survival, growth, and pulmonary function in patients with cystic fibrosis in Boston and Toronto. J Clin Epidemiol 41(6):583–591

Deutsches CF-Register (1999)

Farrell PM, Kosorok MR, Rock MJ, Laxova A, Zeng L, Lai H-C, Hoffman G, Laessig RH, Splaingard ML (2001) Early diagnosis of cystic fibrosis through neonatal screening prevents severe malnutrition and improves long-term growth. Pediatrics 107:1–13

FitzSimmons SC (1993) The changing epidemiology of cystic fibrosis. J Pediatr 122:1–9

Gaskin K, Gurwitz D, Durie P, Corey M, Levison H, Forstner G (1982) Improved respiratory prognosis in patients with cystic fibrosis with normal fat absorption. J Pediatr 100: 857-862

Haeusler G, Frisch H, Waldhör T, Götz M (1994) Perspektives of longitudinal growth in cystic fibrosis from birth to adult age. Eur J Pediatr 153:158–163

Hardin DS, Sy JP (1997) Effects of growth hormone treatment in children with cystic fibrosis: The National Cooperative Growth Study experience. J Pediatr 131:65–69

Hardin DS, Stratton R, Kramer JC, Reyes de la Rocha S, Govaerts K, Wilson DP (1998) Growth hormone improves weight velocity and height velocity in prepubertal children with cystic fibrosis. Horm Metab Res 30:636–641

Heiden R; Kraemer R, Birrer P, Waldegg G, Mullis PE (1996) Effect of growth hormone (RHGH) treatment on working capacity, body composition, lung function and immunological parameters in patients with cysic fibrosis. Horm Res 46 [Suppl]:52

Henderson RC, Madsen CD (1996) Bone density in children and adolescents with cystic fibrosis. J Pediatr 128:28–34

Herndon DN, Barrow RE, Kunkel KR, Broemeling L, Rutan RL (1990) Effects of recombinant human growth hormone on donor-site healing in severely burnt children. Ann Surg 212:424–429

Huseman CA, Colombo JL, Brooks MA, Smay JR, Geger NG, Sammut PH, Bier DM (1996) Anabolic effect of biosynthetic growth hormone in cystic fibrosis patients. Pediatr Pulmonol 22:90–95

Kraemer R, Rüdeberg A, Hadorn , Rossi E (1978) Relative underweight in cystic fibrosis and its prognostic value. Acta Paediatr Scand 67:33–37

Lai HC, Kosorok MR, Sondel SA, Chen ST, FitzSimmons SC, Green CG, Shen G, Walker S, Farrell PM (1998) Growth status in children with cystic fibrosis based on the National Cystic Fibrosis Patient Registry data: evaluation of various criteria used to identify malnutrition. J Pediatr 132(3):478–485

Levy LD, Durie PR, Pencharz PB, Corey ML (1985) Effects of long-term nutritional rehabilitation on body composition and clinical status in malnourished children and adolescents with cystic fibrosis. J Pediatr 107:225–230

Meacham LR, Wilson DP, Kramer JC, Culler FL (1991) Growth hormone (hGH) treatment of children with cystic fibrosis (CF) does not result in significant insulin resistance. Pediatr Res 29:82A

Mjaaland M, Unneberg K, Larsson J, Nilsson L, Revhaug A (1993) Growth hormone after abdominal surgery attenuated forearm glutamine, alanine, 3-methylhistidine and total amino acid efflux in patients receiving total parenteral nutrition. Ann Surg 217:413–422

Mulligan K, Grunfeld C, Hellerstein MK, Neese RA, Schambelan M (1993) Anabolic effects of recombinant human growth hormone in patients with wasting associated with human immunodeficiency virus infection. J Clin Endocrinol Metab 77:956–962

National Diabetes Data Group (1979) Classification and diagnosis of diabetes mellitus and other categories of glucose intolerance. Diabetes 28:1039–1057

Qualitätssicherung Mukoviszidose (2000) Überblick über den Gesundheitszustand der Patienten in Deutschland 1999. Zentrum für Qualitätsmanagement im Gesundheitswesen, Hannover

Sackey AH, Taylor CJ, Barraclough M, Wales JKH, Pickering M (1995) Growth hormone as a nutritional adjunct in cystic fibrosis: results of a pilot study. J Hum Nutr Dietet 8:185–191

Schnabel D, Staab D (1999) Wachstum und Pubertät bei Patienten mit zystischer Fibrose. Monatschr Kinderheilkd 147 [Suppl 2]:S 44

Schnabel D, Staab D, Tacke A, Brösicke H, Wahn U, Grüters A (1997) Effects of growth hormone treatment (hGH) on whole body protein turnover and body composition in patients with cystic fibrosis (CF). Horm Res 48 [Suppl 2]:71

Taylor CJ, Sackey AH, Duggan MB, Halliday D (1991) Pilot study of the effect of growth hormone in cystic fibrosis in man. J Physiol 438:359

Voerman HJ, Schijndel S, Groeneveld AB, de Boer H, Nauta JP, van der Veen EA, Thijs LG 1992) Effects of recombinant human growth hormone in patients with severe sepsis. Ann Surg 216:648–655

Ward HC, Halliday D, Sim AJW (1987) Protein and energy metabolism with biosynthetic human growth hormone after gastrointestinal surgery. Ann Surg 206:56–61

World Health Organization Expert Committee on Diabetes mellitus (1980) Second report. Technical report series 646. WHO, Genf

16 Wachstumshormontherapie bei rheumatoider Arthritis

Susanne Bechtold und Hans-Peter Schwarz

1 Einführung

Störungen von Wachstum und Entwicklung bei chronischen Krankheiten sind häufig und gut bekannt. Auch bei der juvenilen chronischen Arthritis (JCA) stellen Wachstumsstörungen ein großes Problem dar. Schon Still (1897) berichtete über einen Wachstumsstillstand, wenn die Krankheit in früher Kindheit begann. Nach einer Studie von Sänger (1974) waren unter 872 Kindern mit rheumatoider Arthritis 146 kleinwüchsig (16,7 %). Bezogen auf Patienten mit systemischer JCA (SJCA) oder einer nicht-systemischen Polyarthritis lagen 118 von 362 Patienten unter der 3. Perzentile (32 %) (Sänger 1974). Von 65 erwachsenen dänischen Patienten mit einer Vorgeschichte von JCA waren 10,7 % längenmäßig mit einem standard deviation score (SDS) unterhalb von −2 SDS (Zak et al. 1999a). Am häufigsten sind Störungen des linearen Wachstums bei aktiver systemischer Erkrankung von langer Dauer (Ansell und Bywaters 1956; Butenandt et al. 1962).

Die genaue Ursache der Wachstumsverzögerung ist nicht bekannt, es sind jedoch viele Faktoren beteiligt. Von besonderer Wichtigkeit sind die Aktivität der Erkrankung und Medikamente wie Glukokortikoide (Sänger 1974). Über Wachstumsstörungen bei JCA wurde jedoch schon lange vor dem therapeutischen Einsatz der Glukokortikoide berichtet (Kienböck 1915/ 16). Glukokortikoide spielen bei der Entstehung von Wachstumsstörungen sicher eine wesentliche Rolle wegen ihrer katabolen Wirkung und ihres negativen Einflusses auf Sekretion und Wirkung von Wachstumshormon (GH) (Hyams und Carey 1988; Falcini et al. 1991; Robinson et al. 1995; Allen et al. 1998). Sehr viele Untersuchungen über Konzentration und Sekretion von GH bei Patienten mit verschiedenartigen chronischen Erkrankungen unter Therapie mit Glukokortikoiden wurden durchgeführt. Die Resultate waren teilweise widersprüchlich: Bei JCA wurden niedrige Konzentrationen von insulinähnlichem Wachstumsfaktor I (IGF-I) und IGF-bindendem Protein 3 (IGFBP-3) gefunden (Butenandt et al. 1974; Bennett et al. 1988; Aitman et al. 1989; De Benedetti et al. 1997).

Eine Folge der Wachstumsstörung ist der bleibende Kleinwuchs. Osteopenie, Osteoporose und Knochenbrüchigkeit sind weitere Komplikationen (Michel et al. 1991; Woo 1994; Kotaniemi 1997). Über eine Verbesserung der Wachstumsgeschwindigkeit durch GH wurde bei einigen Patienten mit JCA berichtet. Mehrere unkontrollierte Studien über GH-Behandlung von Patienten mit JCA wurden publiziert; die Fallzahlen waren jedoch meistens klein (Svantesson 1991; Davies et al. 1994, 1997; Touati et al. 1998). Tabelle 1 gibt eine Übersicht.

Tabelle 1. GH-Therapie bei Patienten mit juveniler chronischer Polyarthritis unter Steroiden

Autoren	Patienten (n)	Alter (Jahre)	Körpergröße vor Therapie (SDS)	GH-Dosis	Dauer der GH-Therapie (Monate)	Wachstumsrate vor Therapie	Wachstumsrate während GH-Therapie
Svantesson (1991)	7	13,7 (11,7–17,1)	−3,4 (−2,4 bis −6,1)	0,7 IU/kg KG/Woche (0,5–1,4)	6–36	2,8 cm/Jahr (0,3–5,7)	6,7 cm/Jahr
Davies et al. (1994)	10	9,2 (6,5–12,4)	−3,0 (−2,1 bis −3,7)	12 IU/m² KOF/Woche	12	2,4 ± 1,6 cm/Jahr −3,1 ± 1,9 SDS	4,5 ± 1,5 cm/Jahr −1,1 ± 1,3 SDS
	10	10,6 (8,7–13,6)	−3,4 (−1,5 bis −6,2)	24 IU/m² KOF/Woche	12	2,0 ± 1,6 cm/Jahr 2,9 ± 1,5 SDS	6,1 ± 2,4 cm/Jahr 0,5 ± 1,2 SDS
Touati et al. (1998)	14	9,8 (6,2–14,3)	−4,3 (−2,5 bis −8,0)	1,4 IU/kg KG/Woche	12	2,1 ± 1,8 cm/Jahr −4,7 ± 2,2 SDS	Δ1,9–Δ5,4 cm/Jahr
Bechtold et al. (2001)	5	10,5 (8,5–12,9)	−3,7 (−0,9 bis −4,2)	0,5 IU/kg KG/Woche	24	2,0 cm/Jahr (1,7–3,2) −3,7 SDS (−4,2 bis −0,9)	−1,0 ± 1,1 SDS (1. Behandlungsjahr)
	14	9,7 (4,9–12,8)	−2,6 (−1,4 bis −6,2)	1,0 IU/kg KG/Woche	24	2,9 cm/Jahr (0,5–5,1) −2,9 SDS (−4,6 bis −0,7)	0,85 ± 2,0 SDS (1. Behandlungsjahr)

KG, Körpergröße; KOF, Körperoberfläche

2 Patienten und Methoden

Wir führten eine kontrollierte Studie durch, um Wirkung und Sicherheit von GH bei JCA zu untersuchen. 2 Jahre lang wurden 19 präpubertäre Kinder mit SJCA oder nicht-systemischer Polyarthritis und verminderter Wachstumsgeschwindigkeit mit GH behandelt. Die Resultate bezüglich Wachstum und Knochenindizes wurden mit denjenigen einer unbehandelten Kontrollgruppe von 16 unbehandelten präpubertären Patienten mit SJCA oder nicht-systemischer Polyarthritis verglichen.

2.1 Patienten

46 präpubertäre Patienten im Alter unter 14 Jahren, welche die Klassifikationskriterien der American College of Rheumatology für eine schwere SJCA oder nichtsystemische Polyarthritis erfüllten, wurden für die Studie vorgesehen (Cassidy et al. 1986). Alle hatten während mindestens 6 Monaten vor Einschluss in die Studie eine verminderte Wachstumsgeschwindigkeit gezeigt (unter der 30. Perzentile oder unter $-0,3$ SDS), und alle waren unter stabiler Behandlung mit Glukokortikoiden. Ausschlusskriterien waren Endokrinopathien, andere metabolische oder kongenitale Störungen, Nierenerkrankungen, nephrotisches Syndrom, Diabetes mellitus, Herzversagen, Lebererkrankungen oder vorgängige GH-Behandlung.

Bei allen 46 Patienten wurde ein GH-Stimulationstest mit Clonidin durchgeführt. Bei einem GH-Anstieg auf unter 10 ng/mL wurde ein zweiter Test mit Arginin oder Insulin gemacht. Neun Patienten hatten nach Definition einen GH-Mangel. Sekundär ausgeschlossen wurden elf Patienten: acht wegen Pubertätsbeginn während der Studie, zwei wegen mangelhafter Compliance und ein Patient wegen Reaktivierung der Grundkrankheit bei Beginn der GH-Therapie.

Definitiv in die Studie eingeschlossen und ausgewertet wurden dann 35 Patienten (21 Mädchen, 14 Knaben) mit einem mittleren Alter von 8,9 Jahren (4,2–12,9 Jahre), einem mittleren Körpermassenindex (BMI) auf der 25. Perzentile (fünf Patienten waren cushingoid und adipös), einem mittleren Alter bei Beginn der JCA von 3,7 Jahren und einer mittleren Behandlungsdauer mit Steroiden von 3,5 Jahren.

2.2 Begleitmedikamente

Alle Patienten erhielten vor und während der Studie täglich Glukokortikoide. Die Behandlung wurde nach Bedarf der Krankheitsaktivität angepasst und beinhaltete nicht-steroidale Antirheumatika (NSAID), langsam wirkende antirheumatische Agentien (SAARD), Methotrexat (MTX) oder Cyclosporin.

2.3 Studiendesign

Die Studie dauerte 2 Jahre und war von der Ethikkommission der Universität München geprüft und gebilligt worden. Das Einverständnis von Eltern und Patienten wurde eingeholt. Alle Kinder waren während mindestens 6 Monaten vor Studienbeginn exakt gemessen worden. Während der Studie wurden die behandelten Patienten alle 3 Monate untersucht und gemessen, die unbehandelten alle 6 Monate. Die Höhe wurde aus dem Mittel von drei Messungen am Stadiometer ermittelt; die Pubertätsstadien nach Tanner (1962) und der Gelenkbefall wurden vom gleichen erfahrenen Untersucher dokumentiert. Das Knochenalter wurde anhand eines Röntgenbildes der linken Hand alle 12 Monate bestimmt (Greulich und Pyle 1959).

Fünf Patienten mit einem GH-Mangel wurden mit rekombinantem GH (Genotropin, Pharmacia GmbH, Erlangen) in einer Dosis von 0,17 mg/kg Körpergewicht (KG)/Woche behandelt (GH-Mangelgruppe). Die übrigen 30 Patienten wurden randomisiert zu einer Studiengruppe (14 Patienten), die GH in einer Dosis von 0,33 mg/kg KG/Woche erhielt und zu einer unbehandelten Kontrollgruppe (16 Patienten). GH wurde einmal pro Tag am Abend subkutan von den Eltern oder dem Patienten selbst gespritzt. Als Behandlungserfolg wurde ein Anstieg der Wachstumsgeschwindigkeit um mehr als 2 SDS im Vergleich zum Vorwert angesehen.

2.4 Laboruntersuchungen

Alle 3 Monate wurden folgende Parameter bestimmt: Hämoglobin, Leukozyten, Thrombozyten, Blutsenkung, C-reaktives Protein (CRP), Harnstoff, Kreatinin, Nüchternglukose, HbA_{1c}, Cholesterin, Albumin, Kalzium, Phosphat, alkalische Phosphatase (AP); IGF-I und IGFBP-3.

Mindestens alle 6 Monate wurden bestimmt: IgA, IgG, IgM, Serumelektrophorese; Thyreoid-stimulierendes Hormon (TSH), freies Thyroxin (fT_4), freies Triiodthyronin (fT_3), 25-Hydroxyvitamin-D sowie Parathyreoidea-Hormon.

GH wurde immunenzymometrisch gemessen (EASIA, HGH, Biosource, Fleurus, Belgien). IGF-I wurde ebenfalls immunenzymometrisch bestimmt (OCTEIA IGF-I, IDS, Boldon, UK), IGFBP-3 mittels Radioimmunoassay (Nichols Institute, San Juan Capistrano, CA, USA).

2.5 Knochenmetabolismus

Alle 6 Monate wurde zusätzlich die knochenspezifische alkalische Phosphatase (bAP) mittels einer kolorimetrischen Methode (Roche Diagnostics, Mannheim) und das C-terminale Propeptid des Typ-1-Kollagens (CICP) mittels Enzymimmunoassay (Metra Biosystems, Osnabrück) bestimmt.

Die Knochendichte wurde bei Studienbeginn und dann alle 12 ± 3 Monate mittels dual-energy X-ray absorptiometry (DEXA) an L2–L4 gemessen (Hologic QDR-1000/W, Waltham, MA, USA). Diese Stelle besteht fast ausschließlich aus trabekulärem Knochen. Variationskoeffizient der Messung war unter 1 %, die effektive Dosis unter 10 µSv. Zur Bestimmung der volumetrischen Knochendichte wurde ein Algorithmus verwertet (Kroger et al. 1992).

2.6 Statistik

Die Wachstumsraten in Zentimeter pro Jahr wurden aus Messungen von jeweils 6 Monaten Abstand extrapoliert und als standard deviation score angegeben (Prader et al. 1989). Signifikanzen wurden je nach Gegebenheit mit dem gepaarten oder ungepaarten Student-t-Test oder dem nicht-parametrischen Mann-Whitney-Test berechnet. Eine 2-seitige Wahrscheinlichkeit von unter 0,05 wurde als statistisch signifikant angesehen. Zur Berechnung von Korrelationen wurde der Pearson-Test herangezogen.

3 Resultate

3.1 Patienten und Medikamente

Insgesamt 35 Patienten in drei Gruppen wurden während 2 Jahren prospektiv verfolgt. Es gab zwei behandelte Gruppen, eine Studiengruppe mit 14 Patienten und eine GH-Mangelgruppe mit fünf Patienten, sowie eine unbehandelte Kontrollgruppe mit 16 Patienten. Die drei Gruppen unterschieden sich nicht voneinander bezüglich Art der JCA, Höhe, Wachstumsgeschwindigkeit, Alter bei Beginn der Erkrankung und täglicher Prednisolonäquivalenzdosis. Die Patienten der zwei behandelten Gruppen waren jedoch signifikant älter als die der Kontrollgruppe, hatten damit eine längere Krankheitsdauer und eine höhere kumulative Steroiddosis erhalten.

Mit Ausnahme von fünf Patienten lagen längenmäßig alle unter der 3. Perzentile.

Das Knochenalter war bei allen drei Gruppen deutlich retardiert, wegen der teilweise fortgeschrittenen Knochenveränderungen im Rahmen der Grundkrankheit jedoch oft schwierig zu bestimmen. Die destruktiven Knochenveränderungen und funktionellen Einschränkungen im Bereich der linken Hand betrugen im Mittel Grad 2 bis 3 (Steinbrocker et al. 1949).

Alle Patienten bekamen auch während der gesamten Studie Glukokortikoide. Die Steroiddosis fiel in der Studiengruppe von $0,22 \pm 0,13$ mg/kg KG/Tag zu Beginn ab auf $0,6 \pm 0,14$ mg/kg KG/Tag am Ende von 2 Jahren ($P < 0,05$). In der Kontrollgruppe war der Abfall nicht signifikant ($0,28 \pm 0,11$ respektive $0,23 \pm 0,10$ mg/kg KG/Tag). Die meisten Patienten erhielten zusätzlich eine Begleitmedikation mit MTX, Cyclosporin, NSAID und SAARD, die sich im Verlauf der Studie nicht wesentlich änderte. Laborwerte wie Hämoglobin, Thrombozyten, Blutsenkung, CRP sowie HbA_{1c} waren nicht unterschiedlich zwischen den Gruppen und änderten sich im Verlauf der Studie nicht signifikant.

3.2 Wachstum

Die mediane Wachstumsgeschwindigkeit der Studiengruppe verbesserte sich von $-2,9$ SDS vor Therapie auf $+0,85$ SDS nach 1 Jahr und $+0,25$ SDS nach 2 Jahren GH-Behandlung, diejenige der GH-Mangelgruppe von $-3,1$ SDS auf $-1,0$ SDS und $-0,45$ SDS, diejenige der Kontrollgruppe von $-3,2$ SDS auf $-2,2$ SDS und $-1,2$ SDS (Abb. 1). GH verbesserte die Wachstumsgeschwindigkeit bei allen außer drei Kindern; der Effekt war aber von einem Patienten zum anderen sehr unterschiedlich. Eine deutliche, aber geringere Verbesserung der Wachstumsgeschwindigkeit zeigte sich während der 2 Jahre ebenfalls in der Kontrollgruppe. Keiner der Patienten zeigte jedoch Pubertätszeichen.

Während der 2 Jahre GH-Behandlung betrug der mediane Größenzuwachs in der Studiengruppe 14,9 cm, in der GH-Mangelgruppe 8,9 cm und in der Kontrollgruppe 8,0 cm. In den behandelten Gruppen verbesserte sich der Körpergrößen-SDS deutlich, obwohl nicht dramatisch; in der Kontrollgruppe dagegen sank er leicht ab (Abb. 2).

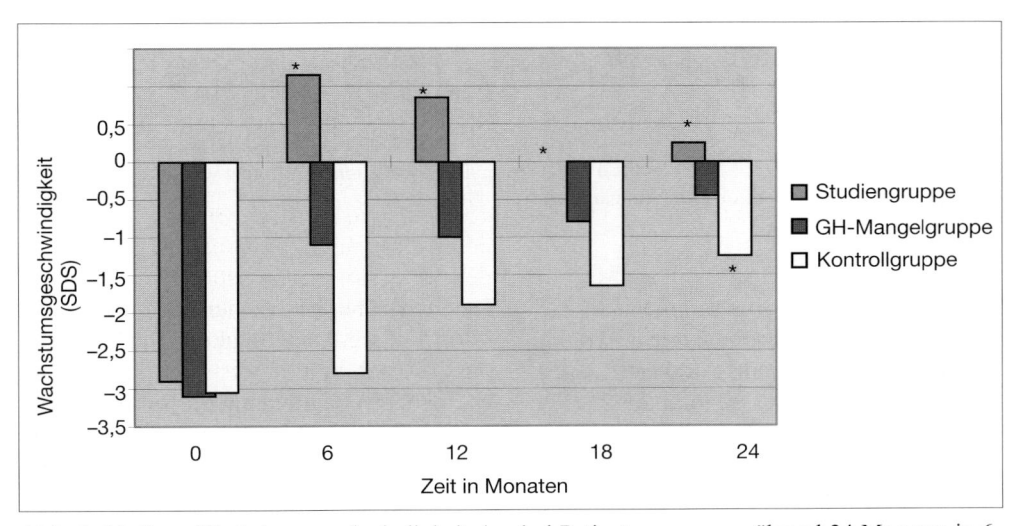

Abb. 1. Mediane Wachstumsgeschwindigkeit der drei Patientengruppen während 24 Monaten in 6-Monats-Intervallen (* signifikant unterschiedlich zum Ausgangswert)

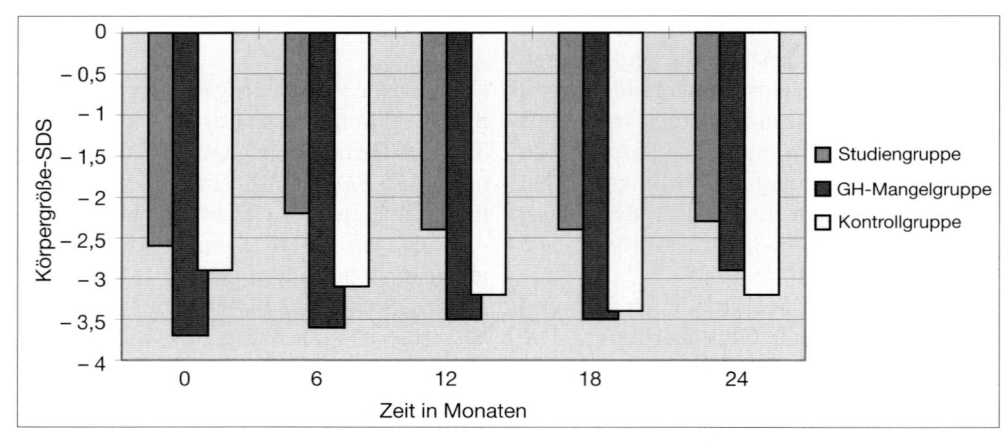

Abb. 2. Medianer Körpergrößen-SDS der drei Patientengruppen während 24 Monaten

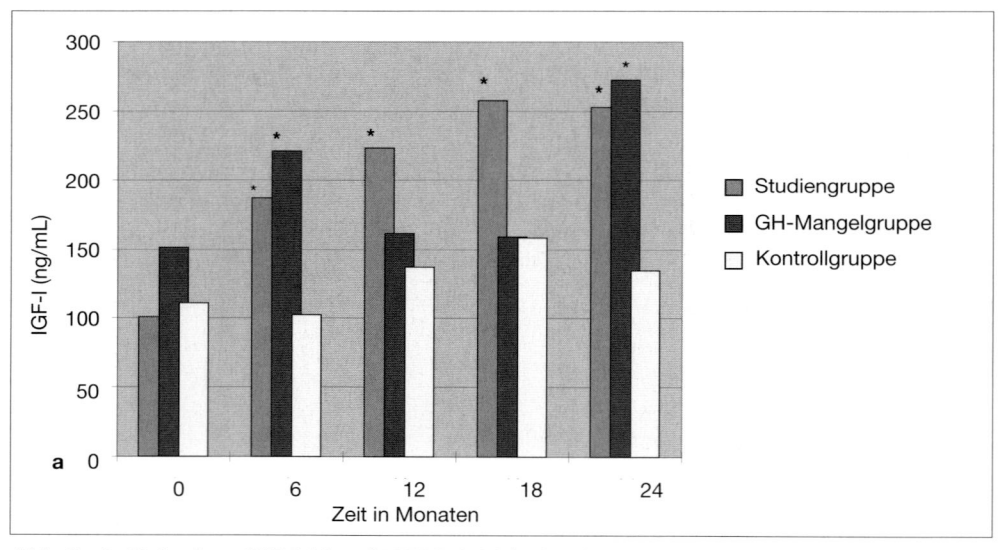

Abb. 3a, b. Verlauf von IGF-I (**a**) und IGFBP-3 (**b**) in den drei Patientengruppen während 24 Monaten (* signifikant unterschiedlich zum Ausgangswert)

Die medianen Konzentrationen von IGF-I und IGFBP-3 im Serum waren anfänglich bei allen Patienten niedrig und lagen altersbezogen zwischen der 10. und der 25. Perzentile. Bei den behandelten Gruppen stiegen die Konzentrationen beider Werte eindeutig an und blieben nach 2 Jahren signifikant erhöht gegenüber den Ausgangswerten (Abb. 3). Bei der Kontrollgruppe änderten sich die Konzentrationen von IGF-I und IGFBP-3 während der Studiendauer nur unwesentlich.

Bei den behandelten Gruppen zeigte sich im 2. Jahr eine inverse Korrelation zwischen SDS der Wachstumsgeschwindigkeit und CRP ($r = 0{,}642$; $P < 0{,}01$). Bei der Kontrollgruppe war keine Korrelation herzustellen. Nicht unerwartet zeigte sich auch

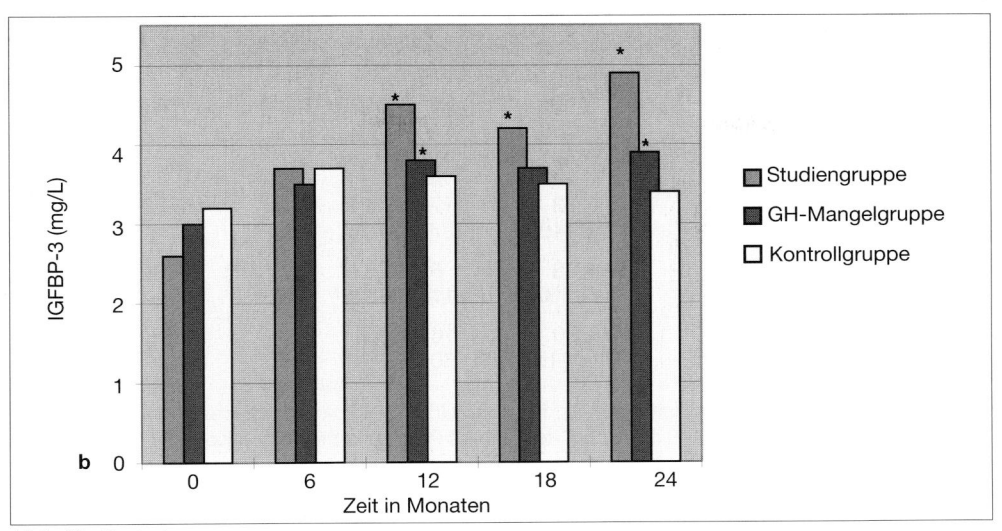

Abb. 3b. Fortsetzung

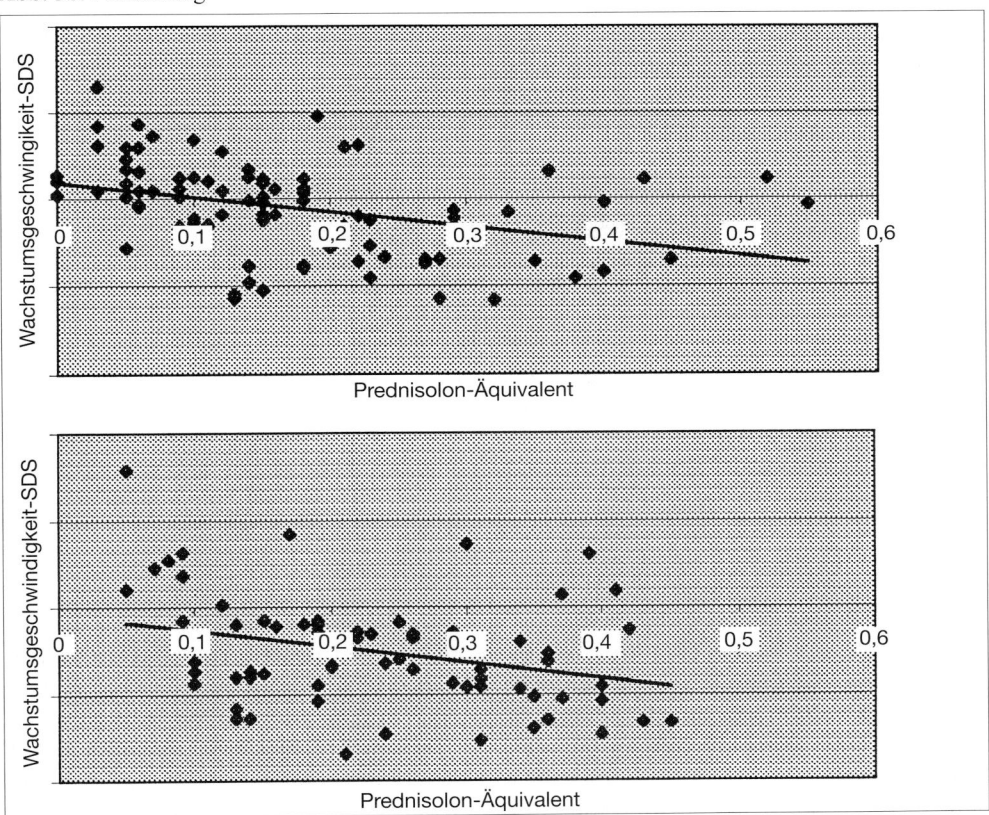

Abb. 4. Korrelation zwischen Wachstumsgeschwindigkeit (WG) und Prednisolon-Äquivalenzdosis in den behandelten Gruppen (oben) und in der unbehandelten Gruppe (unten). Es besteht eine inverse Korrelation: $y = -6{,}728x + 0{,}7073$; $R^2 = 0{,}1323$; $P < 0{,}01$ (*oben*)
$y = -7{,}3997x - 0{,}03409$; $R^2 = 0{,}1074$, $P < 0{,}01$ (*unten*)

Tabelle 2. Wirkung von GH über 2 Jahre auf Parameter des Knochenstoffwechsels (Mittelwert ± SD)

Parameter	Zeitpunkt	Studiengruppe (1 IU/kg KG/Woche)	GH-Mangelgruppe (0,5 IU/kg KG/Woche)	Kontrollgruppe
AP (U/L)	zu Beginn	174 ± 73	179 ± 42	163 ± 43
	nach 2 Jahren	343 ± 143 **	273 ± 102	212 ± 70 *
bAP (U/L)	zu Beginn	69 ± 39	69 ± 28	66 ± 39
	nach 2 Jahren	194 ± 137 **	118 ± 95	100 ± 57 *
CICP (µg/L)	zu Beginn	193 ± 60	189 ± 83	201 ± 128
	nach 2 Jahren	314 ± 115 **	308 ± 164	274 ± 337

Normalwerte: alkalische Phosphatase (AP), 125–500 U/L (25° C); knochenspezifische alkalische Phosphatase (bAP), 80–430 U/L (25° C); C-terminales Propeptid des Typ-1-Kollagens (CICP), 180–450 µg/L
* $P < 0,05$; ** $P < 0,01$

eine inverse Korrelation zwischen SDS der Wachstumsgeschwindigkeit und der Prednisolon-Äquivalenzdosis, sowohl bei den behandelten als auch bei den unbehandelten Patienten. Bei jeder Steroiddosis wuchsen jedoch die GH-behandelten Patienten besser als die unbehandelten (Abb. 4).

3.3 Knochenstoffwechsel

Ungeachtet der Krankheitsaktivität hatten die meisten Kinder normale Serumwerte von ionisiertem Kalzium, Phosphat, Parathyreoidea-Hormon, 25-Hydroxyvitamin-D und Schilddrüsenhormonen. Diese Werte blieben auch während der Studiendauer im Normbereich. AP, bAP und CICP lagen initial im unteren Normbereich und waren auch nach 2 Jahren in der Studiengruppe signifikant höher (Tabelle 2). Eine signifikante positive Korrelation zeigte sich zwischen CICP nach 6 Monaten GH-Behandlung und dem Ausmaß des Größenzuwachses nach zwei Jahren ($r = 0,45$, $P < 0,001$). Die Knochendichte wurde bei 13 GH-behandelten Patienten gemessen. Nach 2 Jahren kam es bei neun Patienten zu einer Verbesserung, bei vier Patienten zu einer leichten Verschlechterung der Knochendichte.

3.4 Andere Auswirkungen der Behandlung

Der funktionelle Gelenkzustand, im Mittel Grad 2 bis 3 nach Steinbrocker, veränderte sich während der Studiendauer bei keiner der drei Gruppen. Auch die Blutdruckwerte blieben bei allen unverändert. Bei den Laborwerten blieben unter anderem unverändert: Nüchternglukose, HbA_{1c}, Harnstoff, Kreatinin, Cholesterin, Albumin, Immunglobuline, Serumelektrophorese und Schilddrüsenwerte. Einige Eltern berichteten über vermehrte Aktivität und verbessertes Wohlbefinden ihrer Kinder während der GH-Behandlung.

Augenärztliche Untersuchungen wurden alle 3 Monate durchgeführt. Kein Patient klagte über länger andauernde Kopfschmerzen, kein Patient erlitt eine Epiphysiolyse. Bei einem Patienten bestand ein Papillenödem, das aber schon vor der GH-Behandlung vorhanden war und sich während der Behandlung nicht verschlechterte. Bei einem Patienten wurde eine Synovektomie am Hüftgelenk durchgeführt. Ein Patient hatte ausgeprägte Kontrakturen von Hüften und Knien und zeigte eine Verstärkung der Lendenlordose. Ein Patient der Kontrollgruppe verstarb 2,5 Jahre nach Studienbeginn an einer schweren systemischen Erkrankung mit Polyserositis.

4 Diskussion

Bei Kindern mit JCA sind Wachstumsstörungen mit Kleinwuchs häufig, besonders bei systemischen und nicht-systemischen polyartikulären Formen (Ansell und Bywaters 1956; Sänger 1974). Faktoren, die das Wachstum bei JCA ungünstig beeinflussen, sind Dauer und Aktivität der Erkrankung, Immobilisation, Malnutrition und Medikamente, besonders Glukokortikoide (De Benedetti et al. 1977; Underman und Philipps 1985; Kaufmann et al. 1988; Ortoft et al. 1992). Auch die Untergruppe der Erkrankung spielt eine Rolle. Patienten mit JCA waren bei gleicher Steroidtherapie viel stärker wachstumsretardiert als solche mit systemischem Lupus erythematodes (Bernstein et al. 1977). Schlechtes Wachstum bei hoher Krankheitsaktivität kann gutem Spontanwachstum bei Remission weichen (Ansell und Bywaters 1956).

Es war naheliegend, eine Störung der GH-Sekretion für die Wachstumsverzögerung bei JCA zu vermuten. Tatsächlich berichtete Butenandt 1974, dass 10 von 20 Kindern mit JCA und lang dauernder, abnormer Wachstumsgeschwindigkeit eine eingeschränkte GH-Sekretion auf pharmakologische Stimuli aufwiesen. Wir beobachteten einen verminderten GH-Anstieg in zwei Stimulationstests bei neun von 46 Kindern mit JCA unter Steroidbehandlung. Rein formal weisen diese Kinder einen klassischen GH-Mangel auf; infolge Steroidbehandlung ist jedoch die Bedeutung abnormer GH-Stimulationstests in solchen Fällen unklar. Trotzdem sind wahrscheinlich Störungen der physiologischen GH-Sekretion unter Steroidtherapie häufig (Allen et al. 1998). Fast die Hälfte der Kinder in der Studie von Touati et al. (1998) hatten eine verminderte GH-Spontansekretion.

Mehrere unkontrollierte Studien haben gezeigt, dass die Wachstumsgeschwindigkeit bei Kindern mit JCA durch exogen zugeführtes GH verbessert werden kann (Butenandt 1979; Svantesson 1991; Davies et al. 1994, 1997; Touati et al. 1998). Die Wirkung von GH auf das Wachstum war jedoch individuell stark unterschiedlich. Unsere behandelte Gruppe zeigte ein gutes Ansprechen auf GH und wuchs deutlich besser als die Kontrollgruppe, bei der es im Verlauf der Studie ebenfalls zu einer spontanen signifikanten Verbesserung der Wachstumsgeschwindigkeit kam. Die kleine Gruppe mit GH-Mangel wuchs schlechter als die Studiengruppe, welche die doppelte GH-Dosis von 0,33 mg/kg KG/Woche erhielt. Wir hatten postuliert, dass bei JCA-Patienten mit GH-Mangel die übliche GH-Substitutionsdosis von 0,17 mg/kg KG/Woche genügen würde, um eine gleiche Wirkung wie bei der Studiengruppe zu erzielen. Dies bewahrheitete sich nicht. Einerseits war die GH-Gruppe sehr klein, andererseits sind GH-Stimulationstests während einer Steroidbehandlung sicher nicht ebenso zu bewerten wie Tests ohne Behandlung (Giustina et al. 1990; Mehls et al. 1993).

Wir fanden eine signifikante inverse Korrelation zwischen SDS der Wachstumsgeschwindigkeit und Steroiddosis einerseits und CRP andererseits. Bei sehr hohem CRP verschwand der wachstumsstimulierende Effekt von GH gänzlich. Bei hohen Steroiddosen war der GH-Effekt deutlich abgeschwächt, blieb jedoch nachweisbar. Es ist bekannt, dass GH der katabolen Wirkung von Prednison entgegenwirken kann (Horber und Haymond 1990). Ein Zusammenhang zwischen Krankheitsaktivität und hoher Steroiddosis einerseits sowie verminderter Wachstumsgeschwindigkeit andererseits wurde auch von anderen Autoren gefunden (Rivkees et al. 1994).

Die Wirkung von GH auf die Körperhöhe im Verlauf von 2 Jahren war weniger eindrücklich. Allerdings verhinderte GH eine weitere Verschlechterung, ausgedrückt in SDS, während bei der Kontrollgruppe der SDS der Körperhöhe etwas absank. Bei Patienten mit schweren chronischen Erkrankungen wie JCA kann jedoch auch die Verhinderung eines weiteren Abfalls vom Wachstumskanal einen gewissen Erfolg bedeuten (Allen und Goldberg 1992).

Wir fanden initial niedrige Serumspiegel von IGF-I und IGFBP-3 bei den Patienten, was auch von anderen beschrieben wurde (Bennett et al. 1988; Aitman et al. 1989; Allen et al. 1991). Während der GH-Behandlung stiegen die Werte von IGF-I und IGFBP-3 deutlich an, wie auch in anderen Studien berichtet wurde (Davies et al. 1997; Touati et al. 1998). Verminderte Spiegel und verminderte Bioverfügbarkeit von IGF-I bei JCA kann im Zusammenhang mit Malnutrition, aber auch mit der Akkumulation von hemmenden Bindungsproteinen wie IGFBP-1 stehen. IGFBP-1-Spiegel werden durch Glukokortikoide erhöht und haben einen negativen Einfluss auf das Wachstum (Picco et al. 1995; Rejkumar et al. 1995; Underwood 1999).

Niedrige IGF-I-Spiegel spielen ebenfalls eine wichtige Rolle in der Pathophysiologie der Osteoporose. Junge Männer, die mit IGF-I behandelt wurden, zeigten innerhalb einer Woche einen signifikanten Anstieg von biochemischen Knochenmarkern (Johansson et al. 1992). Knochenmarker wie AP, Osteokalzin und CICP, ein Spaltprodukt bei der enzymatischen Konversion von Prokollagen zu Kollagen, sind als Folge von Immobilisierung, Krankheitsaktivität und Medikation bei chronischen Krankheiten vermindert (Hyams et al. 1988; Trivedi et al. 1991; Reeve et al. 1993). Wir fanden einen deutlichen und bleibenden Anstieg von AP und CICP in der Studiengruppe. Dabei erwies sich der Anstieg von CICP nach 6 Monaten sogar als prädiktiv für den Höhenzuwachs nach 2 Jahren. Frühzeitige und lang anhaltende Effekte von GH auf den Knochenmetabolismus sind bekannt (Allen und Goldberg 1992; Saggese et al. 1993).

Es ist zu hoffen, dass GH langfristig auch die Knochendichte bei Kindern mit JCA günstig beeinflusst. Bei 13 von uns behandelten Kindern zeigte sich nach 2 Jahren im Mittel eine leichte, aber nicht signifikante Zunahme der lumbalen Knochendichte. Leider wurden bei der Kontrollgruppe keine Messungen der Knochendichte vorgenommen. Osteopenie und Osteoporose bei Kindern (Kotaniemi et al. 1993) und Erwachsenen mit JCA (Zak et al. 1999a) sind häufig, ebenfalls deren Folgen wie Frakturen (Michel et al. 1991).

In unserer Studie gab es keine schwerwiegenderen klinischen oder labormäßigen Nebenwirkungen der GH-Behandlung. Ein vorzeitiger Abbruch der GH-Behandlung wurde in keinem Fall nötig. Nüchternglukose, HbA$_{1c}$ sowie TSH blieben während der Studie im Normbereich. GH führt zu einer Insulinresistenz, besonders in Kombination mit Steroiden. Ein leichter Blutzuckeranstieg war bei uns wie in anderen Untersuchungen nachzuweisen (Allen und Goldberg 1992; Touati et al. 1998). Die Krankheitsaktivität änderte sich bei den Patienten während der Dauer der Studie nicht wesentlich und blieb von der GH-Behandlung unbeeinflusst.

5 Schlussfolgerung

GH führte in der Dosis von 0,33 mg/kg KG/Woche bei Patienten mit JCA zu einer signifikanten und andauernden Verbesserung der Wachstumsgeschwindigkeit. Bei hoher Krankheitsaktivität, gemessen anhand von CRP, war dieser Effekt nicht mehr nachweisbar. Glukokortikoide hemmten den

GH-Effekt ebenfalls, er war aber auch bei hohen Steroiddosen noch vorhanden. Ausgeprägt war der GH-Effekt ebenfalls auf Marker des Knochenstoffwechsels, so dass ein günstiger Einfluss auf die Knochendichte langfristig gut denkbar ist. Weiterhin zeigt die Studie, dass das Mitführen einer Kontrollgruppe bei einer Krankheit mit stark wechselndem Verlauf wie bei der JCA unbedingt erforderlich ist. Da keine relevanten Nebenwirkungen der GH-Behandlung auftraten, sollten weitere Langzeitstudien geplant und durchgeführt werden.

Literatur

Aitman TJ, Palmer RG, Loftus J, Ansell BM, Royston JP, Teale JD, Clayton RN (1989) Serum IGF-I levels and growth failure in juvenile chronic arthritis. Clin Exp Rheumatol. 7:557–561

Allen DB, Goldberg BD (1992) Stimulation of collagen synthesis and linear growth by growth hormone in glucocorticoid-treated children. Pediatrics. 89:416–421

Allen RC, Jimenez M, Cowell CT (1991) Insulin-like growth factor and growth hormone secretion in juvenile chronic arthritis. Ann Rheum Dis 50:602–606

Allen DB, Julius JR, Breen TJ, Attie KM (1998) Treatment of glucocorticoid-induced growth suppression with growth hormone. J Clin Endocrinol Metab 83:2824–2829

Ansell BM, Bywaters EGL (1956) Growth in Still's disease. Ann Rheum Dis 15:295–319

Bennett AE, Silverman ED, Miller JJ, Hintz RL (1988) Insulin-like growth factors I and II in children with systemic onset juvenile arthritis. J Rheumatol 15:655–658

Bernstein BH, Stobie D, Singsen BH (1977) Growth retardation in juvenile rheumatoid arthritis. Arthritis Rheumatol 20:212–216

Butenandt O (1979) Rheumatoid arthritis and growth retardation in children: treatment with human growth hormone. Eur J Pediatr 130:15–28

Butenandt O, Knorr D, Stöber E (1962) Ursachen der Wachstumshemmung bei rheumatoider Arthritis (primär-chronischer Polyarthritis) im Kindesalter. Z Rheumaforsch 21:280–297

Butenandt O, Kelch, A Rajmann (1974) Growth hormone studies in patients with rheumatoid arthritis with or without glucocorticoid therapy. Z Kinderheilk 118:53–62

Butenandt O, Eder R, Clados-Kelch A (1976) Wachstumshormonbestimmungen bei Kindern mit rheumatoider Arthritis und Still-Syndrom. Verh Dtsch Ges Rheumatol 4:47–53

Cassidy JT, Levinson JE, Bass JE, Brewer Jr EJ, Fink CW, Hanson V, Jacobs JC, Masi AT, Schaller JG et al. (1986) A study of classification criteria for a diagnosis of juvenile rheumatoid arthritis. Arthritis Rheumatol 29:274–278

Davies UM, Rooney M, Preece MA, Ansell BM, Woo P (1994) Treatment of growth retardation in juvenile chronic arthritis with recombinant human growth hormone. J Rheumatol 21:153–158

Davies UM, Jones J, Reeve J, Camacho-Hubner C, Charlett A, Ansell BM, Preece MA, Woo PMM (1997) Juvenile rheumatoid arthritis: effects of disease activity and recombinant human growth hormone and insulin-like growth factor 1, insulin-like growth factor binding proteins 1 and 3, and osteocalcin. Arthritis Rheum 40:332–340

De Benedetti F, Alonzi T, Moretta A, Lazzaro D, Costa P, Poli V, Martini A, Ciliberto G, Fattori E (1997) Interleukin 6 causes growth impairment in transgenic mice through a decrease in insulin-like growth factor one. J Clin Invest 99:643–650

Falcini F, Taccetti G, Trapani S, Tafi L, Volpi M (1991) Growth retardation in juvenile chronic arthritis patients treated with steroids. Clin Exp Rheumatol 9:37–40

Greulich WW, Pyle SI (1959) Radiographic atlas of skeletal development of the hand and wrist, 2. Aufl. Stanford University Press, Palo Alto, CA

Giustina A, Girelli A, Doga M, Bodini C, Bossoni S, Monanelli G, Wehrenberg WB (1990) Pyridostigmin blocks the inhibitory effect of glucocorticoids on growth hormone-releasing hormone stimulated growth hormone in normal men. J Clin Endocrinol Metab 71:580–584

Horber FF, Haymond MW (1990) Human growth hormone prevents the protein catabolic effects of prednisone in humans. J Clin Invest 86:265–272

Hyams JS, Carey DE (1988) Corticosteroids and growth. J Pediatr 113:249–254

Hyams JS, Moore RE, Leichtner AM, Carey DE, Goldberg BD (1988) Relationship of type 1 procollagen to corticosteroid therapy in children with inflammatory bowel disease. J Pediatr 112:893–898

Johannson AG, Lindh E, Ljunghall (1992) Insulin-like growth factor-1 stimulates bone turnover in osteoporosis. Lancet 339:1619

Kaufmann S, Jones KL, Wehrenberg WB, Culler FL (1988) Inhibition by prednisone of growth hormone (GH) response to GH-releasing hormone in normal men. J Clin Endocrinol Metab. 67:1258–1261

Kienböck R (1915/16) Über infantile chronische Polyarthritis. Fortschr Röntgenstr 23/24:343–365

Kotaniemi A (1997) Growth retardation and bone loss as determinants of axial osteopenia in juvenile chronic arthritis. Scand J Rheumatol 26:14–18

Kontamieni A, Savolainen A, Kautiainen H, Kröger H (1993) Estimation of central osteopenia in children with chronic polyarthritis treated with glucocorticoids. Pediatrics 93:1127–1130

Kröger H, Kotaniemi A, Vainio P, Alhava E (1992) Bone densitometry of the spine and femur in children by dual-energy x-ray absorptiometry. Bone Miner 17:75–85

Mehls O, Tönshoff B, Kovacs G, Mayer C, Oh J (1993) Interaction between glucocorticoids and growth hormone. Acta Paediatr[Suppl]388:77–82

Michel BA, Bloch DA, Fries JF (1991) Predictors of fractures in early rheumatoid arthritis. J Rheumatol 18:804–808

Ortoft G, Oxlund H, Jorgensen HP, Andreassen TT (1992) Glucocorticoid treatment and food deprivation counteract the stimulating effect of growth hormone on rat cortical bone strength. Acta Peadiatr 81:912–917

Picco P, Gattorno M, Buoncompani A, Sarni P, Borrone P (1995) Effects of aggressive glucocorticoid treatment on growth hormone secretion and plasma concentration of insulin-like growth factor 1 in children affected by juvenile chronic arthritis. Acta Paediatr[Suppl]411:121

Prader A, Largo RH, Molinari L, Issler C (1989) Physical growth of Swiss children from birth to 20 years of age. First Zurich longitudinal study of growth and development. Helv Pediatr Acta[Suppl]52:1–125

Reeve J, Loftus J, Hesp R, Ansell BM, Wright DJ, Woo PMM (1993) Biochemical prediction of changes in spinal bone mass in juvenile chronic (or rheumatoid) arthritis treated with glucocorticoids. J Rheumatol 20:1189–1195

Rejkumar K, Barron D, Lewitt MS, Murphy LJ (1995) Growth retardation and hyperglycemia in insulin-like growth factor binding protein 1 transgenic mice. Endocrinology 136:4029–4034

Rivkees SA, Danon M, Herrin J (1994) Prednisone dose limitation of growth hormone treatment of steroid-induced growth failure. J Pediatr 125:322–325

Robinson ICAF, Gabrielsson B, Klaus G, Mauras N, Holmberg C, Mehls O (1995) Glucocorticoids and growth problems: workshop report. Acta Paediatr[Suppl]411:81–86

Saggese G, Baronelli GI, Bertelloni S, Cinquanta L, DiNero G (1993) Effects of long-term treatment with growth hormone on bone and mineral metabolism in children with growth hormone deficiency. J Pediatr 122:37–45

Sänger L (1974) Klinische Verlaufsuntersuchungen der Wachstumsretardierung von Kindern mit rheumatoider Arthritis und Still-Syndrom. Mschr Kinderheilk 122:331–336

Steinbrocker O, Traeger CH, Battermann RC (1949) Therapeutic criteria in rheumatoid arthritis. JAMA 140:659–662

Still GF (1897) On a form of chronic joint disease in children. Med-Chir Trans 80:47–59. Reprint in Arch Dis Child (1941) 16:156–165

Svantesson H (1991) Treatment of growth failure with human growth hormone in patients with juvenile chronic arthritis: a pilot study. Clin Exp Rheumatol 9[Suppl 6]:47–50

Tanner JM (1962) Growth at adolescence, 2. Aufl. Blackwell Scientific, Oxford

Touati G, Prieur AM, Ruiz JC, Noel M, Czernichow P (1998) Beneficial effects of one-year growth hormone administration to children with juvenile chronic arthritis on chronic steroid therapy: effects on growth velocity and body composition. J Clin Endocrinol Metab 83:403–409

Trivedi P, Risteli J, Risteli L, Hindmarsh PC, Brook CGD, Mowat AP (1991) Serum concentrations of the type I and III procollagen propeptides as biochemical markers of growth velocity in healthy infants and children with growth disorders. Pediatr Res 30:276–280

Underman TG, Phillips LS (1985) Glucocorticoid effects on somatomedins and somatomedin inhibitors. J Clin Endocrinol Metab 61:618–626

Underwood LE (1999) Growth retardation in chronic disease: possible mechanisms. Acta Paediatr[Suppl]428:93–96

Woo PMM (1994) Growth retardation and osteoporosis in juvenile chronic arthritis. Clin Exp Rheumatol. 12[Suppl 10]:87–90

Zak M, Hassager C, Lovell DJ, Nielsen S, Henderson CJ, Pedersen FK (1999) Assessment of bone mineral density in adults with a history of juvenile chronic arthritis. Arthritis Rheum. 42:790–798

Zak M, Müller J, Pedersen FK (1999) Final height, armspan, subischial leg length and body proportions in juvenile chronic arthritis. Horm Res 52:80–85

17 Wachstumshormontherapie bei chronisch-entzündlichen Darmerkrankungen

JOBST HENKER

1 Einführung

Die chronisch-entzündlichen Darmerkrankungen Morbus Crohn und Colitis ulcerosa manifestieren sich in etwa einem Drittel aller Fälle vor dem 20. Lebensjahr (Mendeloff und Calkins 1988; Grand et al. 1995). Die Inzidenz wird für M. Crohn in europäischen Ländern bei Kindern bis zum 16. Lebensjahr mit 2,3 bis 3,11 pro 100 000 angegeben (Barton et al. 1989; Cosgrove et al. 1996), für Nordamerika bei 10- bis 19-Jährigen mit 3,5 pro 100 000 bzw. 2 pro 100 000 (Calkins et al. 1984). Für Colitis ulcerosa liegen die entsprechenden Zahlen etwa um die Hälfte niedriger: bei 0,71 bis 1,56 pro 100 000 (Calkins et al. 1984; Barton et al. 1989; Cosgrove et al. 1996). Die Prävalenz der chronisch-entzündlichen Darmerkrankungen beträgt im Kindesalter 20 auf 100 000 (Hildebrand et al. 1994; Cosgrove et al. 1996). Insbesondere M. Crohn zeigt in Ländern mit hohem Lebensstandard in den letzten Dekaden sowohl bei Kindern als auch bei Erwachsenen eine zunehmende Tendenz (Garland et al. 1981; Dirks 1991).

2 Entwicklungsstörungen bei betroffenen Kindern und Jugendlichen

Wachstums- und Entwicklungsstörungen bei Kindern und Jugendlichen mit einer chronisch-entzündlichen Darmerkrankung sind schwerwiegende Komplikationen, die der eigentlichen Krankheitsmanifestation um Jahre vorausgehen können und bei der Betreuung solcher Patienten eine besondere Herausforderung darstellen. Neben der Beeinträchtigung des Längenwachstums gehören dazu mangelhafte Körpergewichtszunahme, die Retardierung der Knochenentwicklung und der verzögerte Pubertätseintritt.

Beurteilungskriterien für die Wachstumsstörung sind:
- Körpergröße unterhalb der 3. Perzentile,
- Wachstumsgeschwindigkeit unterhalb der 3. Perzentile,
- progressiver Abfall des linearen Wachstums (Körpergröße für Alter und Geschlecht) in einen niedrigeren Perzentilkanal.

Eine Wachstumsstörung ist praktisch immer mit einer verzögerten Skelettreifung – in der Regel um mehr als 2 Jahre – verbunden. Je nachdem, welcher Parameter zur Beurteilung der Wachstumsstörung verwendet wird, findet man bei bis zu 88 % der Patienten diese Komplikation, insbesondere bei Crohn-Patienten (Tabelle 1). Je schwerer die klinische Symptomatik ist, um so ausgeprägter ist auch die Wachstumsstörung (Saha et al. 1998).

Für die Wachstums- und Entwicklungsstörungen sind verschiedene Mechanismen

Tabelle 1. Wachstumsstörung bei Kindern und Jugendlichen mit chronisch-entzündlichen Darmerkrankungen

Literatur	Patienten (n)	Wachstumsstörung M. Crohn (%)	Colitis ulcera (%)	Bewertungskriterium
Burbige et al. (1975)	58	30		KL < 3. Perzentile
Gryboski und Spiro (1978)	127	32,6	18	KL < 3. Perzentile
Castile et al. (1980)	176	26		KL < 3. Perzentile
Kanof et al. (1988)	50	88		Wachstumsgeschwindigkeit ↓
Evans und Walker-Smith (1989)	96	23		KL < 3. Perzentile
Kirschner (1990)		36	14	KL < 3. Perzentile
Griffiths et al. (1993)	100 100	21 49		KL < 3. Perzentile Wachstumsgeschwindigkeit ↓
Markowitz und Daum (1994)		33	10	KL < 3. Perzentile
Hildebrand et al. (1994)	124	13 24	3	KL < 3. Perzentile Wachstumsgeschwindigkeit ↓

KL, Körperlänge

verantwortlich zu machen. Eine ganz wichtige Rolle spielt dabei die Imbalance zwischen Kalorienzufuhr und Kalorienbedarf. Die Kalorienaufnahme ist durch Inappetenz infolge von chronisch-rezidivierenden Bauchschmerzen, rezidivierenden Fieberschüben, Zinkmangel und erhöhten Serumwerten von Zytokinen, speziell von Tumornekrosefaktor α (TNF-α) (Murch et al. 1991) und Interleukin-6 (Kishimoto 1989) vermindert. Hinzu kommen Verdauungsstörungen durch bakterielle Überwucherung im Dünndarm, Resorptionsstörungen bei Dünndarmbefall und Kurzdarmsyndrom sowie Kalorienverluste bei Bestehen einer eiweißverlierenden Enteropathie. Da bei Crohn-Patienten im Wachstum zudem noch ein erhöhter Ruheenergiebedarf besteht (Zoli et al. 1996; Varille et al. 1996), sollte die Energiezufuhr 120 bis 140 % der für das Alter und Geschlecht empfohlenen Kalorien betragen.

Wie muss man sich nun aus heutiger Sicht die Zusammenhänge zwischen Ernährungsstörung und Beeinträchtigung des Körperwachstums vorstellen?

3 Ernährung, Endokrinium und Wachstum

3.1 Konzentrationen von Insulinähnlichem Wachstumsfaktor und Wachstumshormon

Genetische, hormonelle und Ernährungsfaktoren bestimmen das körperliche Wachstum und die Körperendgröße. Studien zur Untersuchung der Wachstumshormon-(GH)-Sekretion (basal, nach Provokation, nächtliche Sekretionsraten) bei Kindern und Jugendlichen mit einer chronisch-entzündlichen Darmerkrankung lassen in der

Regel kaum Abweichungen von der Norm erkennen (Gotlin und Dubois 1973; Tenore et al. 1977; Kelts et al. 1979; Kirschner et al. 1979; Farthing et al. 1981; Chong et al. 1984).

Anders lautende Ergebnisse sind dagegen selten (McCaffery et al. 1970; Green et al. 1977). Dagegen ist die Serumkonzentration von Insulin-ähnlichem Wachstumsfaktor I (IGF-I) bei Kindern mit chronisch-entzündlicher Darmerkrankung und Wachstumsstörung (Kirschner 1990; Thomas et al. 1993) und mit aktivem M. Crohn (Thomas et al. 1993) meist erniedrigt.

Unter einer adäquaten medikamentösen und Ernährungstherapie wird regelmäßig ein IGF-I-Anstieg beobachtet (Hintz et al. 1978; Phillips et al. 1978; Isley et al. 1983; Clemmons et al. 1985; Unterman et al. 1985; Kirschner und Sutton 1986; Thomas et al. 1993).

Eine verminderte hypophysäre GH-Sekretion scheint somit bei den meisten Patienten mit chronisch-entzündlicher Darmerkrankung nicht die Ursache für die Wachstumsstörung zu sein. Wahrscheinlicher ist eine periphere Resistenz des Skelettsystems auf die endokrinen Stimuli, wobei den IGFs als Bindeglied zwischen Wachstum und Ernährung eine besondere Bedeutung zuzukommen scheint.

Bei ungenügender Energie- und insbesondere Eiweißversorgung des Organismus – sei es durch mangelhafte Zufuhr, gestörte Verdauung oder Resorption – ist die IGF-I-Konzentration im Serum vermindert. Das konnte bei Kindern mit Marasmus (Smith et al. 1981) und Kwashiorkor (Hintz et al. 1978), bei Patienten mit Anorexia nervosa (Counts et al. 1992) und florider Zöliakie (Lecornu et al. 1978) und auch bei Kindern mit chronisch-entzündlichen Darmerkrankungen (Kirschner und Sutton 1986; Kirschner 1990; Thomas et al. 1993) nachgewiesen werden. Die Serum-Spiegel von GH sind dagegen im Hungerzustand häufig erhöht (Pimstone et al. 1966, 1968; Parra et al. 1973, 1975; Merimee und Fineberg 1974; Soliman et al. 1986; Ho et al. 1988).

Damit kommt ein GH-Mangel als Ursache der Gedeihstörung eher nicht in Frage, auch wenn es Mitteilungen über normale oder verminderte GH-Sekretion bei Unterernährung gibt (Monckeberg et al. 1963; Beas und Muzzo 1973; Robinson et al. 1973). Thissen et al. (1994) diskutieren eine verminderte hepatische IGF-I-Bildung als Folge einer verminderten hepatischen Bindungskapazität bzw. Resistenz für GH bei Ernährungsstörungen. Dieselbe Arbeitsgruppe hält aufgrund eigener tierexperimenteller Studien auch einen Postrezeptor-Defekt als Ursache der IGF-I-Verminderung für möglich. Aus Tierexperimenten ist weiterhin bekannt, dass exogen zugeführter TNF-α die Plasmakonzentration von IGF-I und GH reduziert (Fan et al. 1995).

Da TNF-α als wichtiger Regulator der GH–IGF-Achse gilt (Fan et al. 1995), könnte die vermehrte Bildung und Freisetzung von TNF-α beim intestinalen Entzündungsprozess von M. Crohn und Colitis ulcerosa zu einer Störung dieser Achse führen.

Neben der geschilderten endokrinen Dysfunktion bei Patienten mit chronisch-entzündlicher Darmerkrankung sind als weitere Faktoren für die Wachstumsstörung eine Kortikoidtherapie und ein Zinkmangel zu diskutieren. Die Beeinträchtigung des Körperwachstums durch Kortikoide ist eine bekannte Tatsache (Allen 1996; Lai et al. 2000), wobei die Auswirkungen bei einer Langzeittherapie und bei Verwendung höherer Dosen gravierender sind (Motil et al. 1993). Meist ist auch nach Absetzen der Kortikoide das Aufhol-(*catch-up-*)Wachstum nur unvollständig, was dann zu einer geringeren Endgröße führt (Lam und Arneil 1968; Allen et al. 1994).

Der Dünndarm ist ein wichtiges Organ bei der Steuerung der Zinkhomöostase, so dass grundsätzlich jede chronische Darmerkrankung mit Dünndarmbeteiligung zu einer Störung des Zinkmetabolismus führen kann. Zinkmangelzustände bei M. Crohn sind wiederholt beschrieben worden (Solomons et al. 1977; McClain et al. 1980; Nishi et al. 1980).

Zink wird im oberen Dünndarm resorbiert. Biologisch wirkt es als Bestandteil von Zink-Metallenzymen, zu denen auch die alkalische Phosphatase gehört. Zink spielt eine wichtige Rolle bei der Proteinsynthese und im Nukleinsäurestoffwechsel. Zinkmangel kann zu Gewichtsabnahme, Wachstumsretardierung, Anorexie, gestörter Wundheilung und psychischen Störungen führen.

4 Körperendgröße bei chronisch-entzündlichen Darmerkrankungen

Die Endgröße von Kindern und Jugendlichen mit chronisch-entzündlichen Darmerkrankungen ist relativ häufig beeinträchtigt; die diesbezüglichen Angaben sind allerdings sehr unterschiedlich. Grund dafür sind vor allem unterschiedliche Bewertungskriterien für die Körperlänge, weniger die unterschiedlichen Therapiekonzepte; denn wenn der Einfluss von bestimmten Therapiemaßnahmen auf die Endgröße verglichen wird, finden sich meist keine Unterschiede (Castile et al. 1980). Insbesondere bei Patienten mit M. Crohn ist eine verminderte Endgröße zu erwarten.

In der Studie von Kirschner (1990) lagen 30 % der Patienten mit chronisch-entzündlicher Darmerkrankung mit ihrer Endgröße unter der 5. Perzentile. Hildebrand et al. (1994) fanden bei 7 % der Patienten mit M. Crohn eine verminderte Endgröße, Markowitz et al. (1993) stellten – je nach Beurteilungskriterium – bei 19 % bzw. 35 % ein bleibendes Wachstumsdefizit fest. Auch Castile et al. (1980) sowie Griffiths et al. (1993) fanden bei ihren Untersuchungen, dass bei der Manifestation des M. Crohn im Kindesalter die Patienten als Erwachsene mit ihrer Größe durchschnittlich unter der der Normalpopulation liegen. Dies betraf insbesondere Kinder, die bereits bei Manifestation der Erkrankung kleinwüchsig waren.

5 Behandlung der Wachstumsstörung

5.1 Chirurgische Intervention

Zahlreiche Publikationen belegen, dass eine adäquate medikamentöse Behandlung einschließlich Kortikoiden zusammen mit einer energiereichen Ernährung sowie Ausgleich eines Zinkdefizits die Wachstumsstörung günstig beeinflusst. Es wird jedoch immer wieder darauf hingewiesen, dass das Wachstum dabei selten vollständig ist (Motil et al. 1982; Bartonk und Ferguson 1990; Griffiths et al. 1993; Golden 1994). Kontrovers sind die Ergebnisse und Meinungen zur chirurgischen Intervention bei wachstumsgestörten Kindern mit M. Crohn oder Colitis ulcerosa. Da Kinder mit Colitis ulcerosa unter einer konservativen Therapie praktisch immer eine normale Endgröße erreichen, ist ein chirurgisches Vorgehen heute nur noch bei nicht beherrschbarer, vital bedrohlicher Blutung, bei therapierefraktärem toxischem Megakolon, bei freier oder gedeckter Perforation oder sehr häufigen Rezidiven indiziert.

Bezüglich M. Crohn besteht auch derzeit keine einheitliche Meinung darüber, ob eine Wachstumsstörung alleinige Indikation für eine chirurgische Intervention ist. Meist handelt es sich in den Studien um kleine Fallzahlen und kurze Nachbeobachtungszeiten. Fast immer werden zudem operierte Crohn-Patienten insgesamt betrachtet, unabhängig von der Operationsindikation.

Davies und Mitarbeiter (1990) untersuchten 40 Kinder mit einem Durchschnittsalter von 14 Jahren – bei allerdings nur einjähriger postoperativer Beobachtungszeit –

und stellten bei 89 % eine Verbesserung der Wachstumsgeschwindigkeit fest.

McLain und Mitarbeiter (1990) untersuchen 17 Kinder mit M. Crohn und Darmresektion. In ihrer Studie profitierte etwa die Hälfte der Kinder von einem chirurgischen Eingriff, unabhängig vom Alter und vom Pubertätsstadium. Allerdings wurde bei diesen Patienten postoperativ die Ernährung optimiert, was sicherlich zur Verbesserung des Wachstums beigetragen hat. Kirschner und Mitarbeiter (1978) empfehlen ebenfalls bei Versagen von medikamentöser und Ernährungstherapie, eine chirurgische Intervention in das Therapiekonzept von wachstumsgestörten Crohn-Patienten einzubeziehen.

Die Ergebnisse zahlreicher anderer Studien zeigen allerdings, dass zwischen darmresezierten und nicht operierten Patienten bezüglich der Körperlängenentwicklung oder der Endgröße kaum Unterschiede bestehen, wenn auch meist unmittelbar nach der Operation ein Wachstumsschub zu verzeichnen ist (McCaffery et al. 1970; Voinchet et al. 1973; Guttmann 1974; Homer et al. 1977; Castile et al. 1980; Alpertstein et al. 1985; Griffiths et al. 1993; Hildebrand et al. 1994). Bedacht werden sollte immer, dass eine Operation ein Rezidiv nicht verhindert – die Rezidivrate liegt bei etwa 50 % (Besnard et al. 1998) – und dass zur Vermeidung eines Kurzdarmsyndroms nach Möglichkeit eine darmerhaltende Strikturoplastik durchgeführt werden sollte. Zweifellos sind Perforationen, Stenosen, Fisteln, Abszesse und vital bedrohliche Blutungen nach wie vor klassische Operationsindikationen.

Resümiert man den Behandlungserfolg in Bezug auf das Körperlängenwachstum und die Endgröße, muss konstatiert werden, dass trotz adäquater medikamentöser und Ernährungstherapie sowie Darmresektion bei einigen Crohn-Patienten das Körperlängenwachstum unbefriedigend bleibt. Unter diesem Eindruck ist eine Therapie mit GH diskussionswürdig, zumal GH neben der Wachstumsförderung noch andere positive Effekte bei Crohn-Patienten zu haben scheint.

5.2 GH-Behandlung bei Morbus Crohn

Bisher sind die Berichte über eine GH-Behandlung bei Patienten mit M. Crohn sehr spärlich. McCaffery et al. berichteten 1974 über drei Adoleszente mit M. Crohn, die sie über einen Zeitraum von 6 Monaten mit GH behandelten, jedoch ohne Effekt auf die Wachstumsgeschwindigkeit.

Redmond et al. publizierten 1985 ihre Erfahrungen mit der GH-Behandlung von vier Patienten mit M. Crohn mit sehr geringen Dosen (bis zu 6 IU 3-mal/Woche). Dabei konnte innerhalb von 6 Monaten nur bei einem Patienten eine Verbesserung der Wachstumsrate beobachtet werden. In beiden Studien wurde humanes GH aus Leichenhypophysen verwendet. Wir konnten bei drei jugendlichen Crohn-Patienten mit rekombinantem GH einen recht günstigen Effekt auf die Wachstumsrate erzielen (Henker 1996). Während ein 14,7 Jahre alter Knabe im Präpubertätsstadium nach 2 Jahren GH-Therapie um 26 cm gewachsen ist, war die Wachstumsrate bei den beiden anderen 16,2 bzw. 17,2 Jahre alten Jugendlichen mit bereits eingetretener Pubertät dennoch 20 cm bzw. 12,4 cm (nach 1,5 Jahren). Die GH-Dosierung betrug 0,9 bis 1 IU/kg Körpergewicht (KG) und Woche, verteilt auf tägliche Gaben.

5.3 Trophische Wirkung von GH

Neben dem wachstumsfördernden Effekt von GH ist in Zusammenhang mit chronisch-entzündlichen Darmerkrankungen noch dessen trophische Wirkung auf die Darmmukosa und der Einfluss auf immunologische Abläufe zu diskutieren. Im Tierexperiment konnte der trophische Effekt von GH auf die Dünndarmmukosa mehrfach nachgewiesen werden; einerseits in Form einer Erhöhung der Mitoserate von Kryptenepithelzellen (Leblond und Carriere 1955), andererseits in einer Mukosahypertrophie und damit Erhöhung des Darmgewichts pro Flächeneinheit sowie einer Darmlängenzunahme (Christensen et al. 1990; Shulman et al. 1992). Challacombe u. Wheeler (1995) beobachteten ähnliche Effekte von GH auch an der humanen Duodenalschleimhaut. Bei Kultivierung von Dünndarmbiopsien konnte bei Zugabe von GH die Proliferation von Kryptenzellen gesteigert werden. Schließlich konnte die Arbeitsgruppe um Byrne (1995) zeigen, dass bei Patienten mit Kurzdarmsyndrom unter GH-Gabe zusammen mit Glutamin und einer kohlenhydratreichen Kost die resorptive Darmfunktion verbessert werden kann (Byrne et al. 1995a, b).

5.4 Rolle von GH bei Immunität und Entzündung

Darüber hinaus muss noch erwähnt werden, dass GH und IGF-I eine wichtige Rolle bei der Regulation von Immunität und Entzündung spielen (Kelley 1956; Edwards et al. 1992; Manfredi et al. 1994; Auernhammer und Strasburger 1995; Warwick-Davies et al. 1995; Saito et al. 1996; Matsuda et al. 1998; Heemskerk et al. 1999) und damit einen direkten Effekt auf den entzündeten Darm bei Colitis ulcerosa oder M. Crohn haben könnten. Die Ätiopathogenese von beiden Erkrankungen ist nach wie vor unklar. Bekannt ist aber, dass bei dem autoimmunologischen Prozess eine Imbalance von pro- und kontrainflammatorischen Faktoren an der Darmmukosa mit Überwiegen der entzündungsfördernden Faktoren besteht.

Die guten Ergebnisse der Studie von Slonim und Mitarbeitern (2000) könnten Ausdruck einer immunmodulatorischen Wirkung von GH und damit auch von IGF-I sein. Die Autoren behandelten in einer doppelblinden und Plazebo-kontrollierten Studie 37 erwachsene Crohn-Patienten 4 Monate lang mit GH und einer eiweißreichen Kost und konnten eine signifikante klinische Besserung bei drei Viertel der Patienten in der Verum-Gruppe beobachten. Die medikamentöse Therapie konnte bei dieser Patientengruppe im Vergleich zu den mit Plazebo behandelten Patienten deutlich reduziert oder abgesetzt werden.

6 Zusammenfassung

Eine Wachstumsstörung wird bei über 30 % der Kinder und Jugendlichen mit einer chronisch-entzündlichen Darmerkrankung beobachtet. Sie kann zur passageren oder permanenten Beeinträchtigung der Körperlänge und damit zu Kleinwuchs im Erwachsenenalter führen. Unter einer adäquaten medikamentösen und Ernährungstherapie ist die Wachstumsstörung in den meisten Fällen gut zu behandeln. Fast alle Kinder mit einer Colitis ulcerosa gedeihen normal und erreichen eine normale Endgröße. Bei einem Teil der Patienten mit M. Crohn ist die Körperlängenentwicklung aber trotz aller Bemühungen unbefriedigend, das Aufholwachstum meist unvollständig. In solchen Fällen ist bei Nachweis eines umschriebenen, stenosierenden Prozesses eine Darmresektion zu erwägen. Andererseits sollte mit Eltern und Patienten eine Behandlung mit rekombinantem GH erörtert werden.

GH hat sehr wahrscheinlich nicht nur direkten Einfluss auf das Körperlängenwachstum, sondern wirkt möglicherweise in trophischer und resorptiver Hinsicht auch günstig auf die Darmmukosa und moduliert im positiven Sinn die immunologischen Vorgänge beim M. Crohn. Diese Überlegungen müssen allerdings durch weitere Studien belegt werden.

Die Entscheidung zur Darmresektion oder zur Therapie mit rekombinantem GH sollte nach Möglichkeit in der Präpubertät erfolgen. Es scheint, dass dann die Wachstumsgeschwindigkeit und damit auch die absolute Körperlängenzunahme größer ist, als während oder nach Abschluss der Pubertät (Walker-Smith 1996). Eine gute körperliche Entwicklung mit normaler Körpergröße ist für Patienten mit einer chronischen Erkrankung von eminenter Wichtigkeit, weil ihnen gerade dadurch die soziale Integration erleichtert wird.

Eine umfassende Betreuung von Kindern und Jugendlichen mit einer chronisch-entzündlichen Darmerkrankung, bei der sowohl individuelle Besonderheiten berücksichtigt, aber auch Gruppengespräche und Fortbildungsveranstaltungen organisiert werden, ist am besten in einem Zentrum für pädiatrische Gastroenterologie gewährleistet.

Literatur

Allen DB (1996) Growth suppression by glucocorticoid therapy. Endocrinol Metab Clin North Am 25:699–717

Allen DB, Mullen M, Mullen B (1994) A meta-analysis of the effect of oral and inhaled corticosteroids on growth. J Allergy Clin Immunol 93:967–976

Alperstein G, Daum F, Fisher SE, Aiges H, Markowitz J, Becker J, So H, Schwartz D, Silverberg M, Schneider K (1985) Linear growth following surgery in children and adolescents with Crohn's disease: relationship to pubertal status. J Pediatr Surg 20:129–133

Auernhammer ChJ, Strasburger ChJ (1995) Effects of growth hormone and insulin-like growth factor I on the immune system. Eur J Endocrinol 133:635–645

Barton JR, Ferguson A (1990) Clinical features, morbidity and mortality of Scottish children with inflammatory bowel disease. Q J Med 75:423–439

Barton JR, Gillon S, Ferguson A (1989) Incidence of inflammatory bowel disease in Scottish children between 1968 and 1983; marginal fall in ulcerative colitis, three-fold rise in Crohn's disease. Gut 30:618–622

Beas F, Muzzo S (1973) Growth hormone and malnutrition: the chilean experience. In: Gardner LI, Amacher P (Hrsg) Endocrine aspects of malnutrition. The Kroc Foundation Symposia, Santa Ynez, CA, S 1–18

Besnard M, Jaby O, Mougenot JF, Ferkdadji L, Debrun A, Faure C, Delagausie P, Peuchmaur M, Aigrain Y, Navarro J, Cézard JP (1998) Postoperative outcome of Crohn's disease in 30 children. Gut 43:634–638

Burbige EJ, Huang SS, Bayless TM (1975) Clinical manifestations of Crohn's disease in children and adolescents. Pediatrics 55:866–871

Byrne TA, Morrissey TB, Nattakom TV, Ziegler TR, Wilmore DW (1995a) Growth hormone, glutamine, and a modified diet enhance nutrient absorption in patients with severe short bowel syndrome. J Parenter Enteral Nutr 19:296–302

Byrne TA, Persinger RL, Young LS, Ziegler TR, Wilmore DW (1995b) A new treatment for patients with short-bowel syndrome: growth hormone, glutamine, and a modified diet. Ann Surg 222:243–255

Calkins BM, Lilienfeld AM, Carland CF, Mendeloff AI (1984) Trends in incidence rates of ulcerative colitis and Crohn's disease. Dig Dis Sci 29:913–920

Castile RG, Telander RL, Cooney DR, Ilstrup DM, Perrault J, van Heerden J, Stickler GB (1980) Crohn's disease in children: assessment of the progression of disease, growth, and prognosis. Pediatr Surg 15:462–469

Challacombe DN, Wheeler EE (1995) The trophic action of human growth hormone on human duodenal mucosa cultured in vitro. J Pediatr Gastroenterol Nutr 21:50–53

Chong SKF, Grossman A, Walker-Smith JA, Rees LH (1984) Endocrine dysfunction in children with Crohn's disease. J Pediatr Gastroenterol Nutr 3:529–534

Christensen H, Jorgensen PH, Oxlund H (1990) Growth hormone increases the mass, the collagenous proteins, and the strength of rat colon. Scand J Gastroenterol 25:1137–1143

Clemmons DR, Underwood LE, Dickerson RN, Brown RO, Hak LJ, MacPhee RD, Heizer WD (1985) Use of plasma somatomedin-C/insulin-like growth factor I measurements to monitor the response to nutritional repletion in malnourished patients. Am J Clin Nutr 41:191–198

Counts DR, Gwirtsman H, Carlsson LMS, Lesem M, Cutler GB (1992) The effect of anorexia nervosa and refeeding on growth hormone-binding protein, the insulin-like growth factors (IGFs), and the IGF-binding proteins. J Clin Endocrinol Metab 75:762–767

Cosgrove M, Al-Atia RF, Jenkins HR (1996) The epidemiology of paediatric inflammatory bowel disease. Arch Dis Child 74:460–461

Cunningham BC, Ultsch M, De Vos AM, Mulkerrin MG, Clauser KR, Wells JA (1991) Dimerization of the extracellular domain of the human growth hormone receptor by a single hormone molecule. Science 254:821–825

Davies G, Evans CM, Shand WS, Walker-Smith JA (1990) Surgery for Crohn's disease in childhood: influence of site of disease and operative procedure on outcome. Br J Surg 77:891–894

D'Ercole AJ, Stiles AD, Underwood LE (1984) Tissue concentrations of somatomedin-C: further evidence for multiple sites of synthesis and paracrine or autocrine mechanisms of action. Proc Natl Acad Sci USA 81:935–939

Dirks E (1991) Die Epidemiologie des Morbus Crohn und der Colitis ulcerosa. Verdauungskrankheiten 9:162–167

Edwards CK, Arkins S, Yunger LM, Blum A, Dantzer R, Kelley KW (1992) The macrophage-activating properties of growth hormone. Cell Mol Neurobiol 12:499–510

Evans M, Walker-Smith J (1989) Recording growth and development in children with inflammatory bowel disease. BMJ 298:1312–1313

Fan J, Char D, Bagby GJ, Gelato MC, Lang CH (1995) Regulation of insulin-like growth factor-I (IGF-I) and IGF-binding proteins by tumor necrosis factor. Am J Physiol 269:R1204–R1212 15

Farthing MJG, Campbell CA, Walker-Smith J, Edwards CRW, Rees LH, Dawson AM (1981) Nocturnal growth hormone and gonadotrophin secretion in growth retarded children with Crohn's disease. Gut 22:933–938

Garland CF, Lilienfield AM, Mendeloff AI, Markowitz JA, Terrell KB, Garland FC (1981) Incidence rates of ulcerative colitis and Crohn's disease in fifteen areas of the United States. Gastroenterology 81:1115–1124

Golden MH (1994) Is complete catch-up possible for stunted malnourished children? Eur J Clin Nutr 48[Suppl 1]:58–70

Gotlin RW, Dubois RS (1973) Nyctohemeral growth hormone levels in children with growth retardation and inflammatory bowel disease. Gut 14: 191-195

Grand RJ, Ramakrishna J, Calenda KA (1995) Inflammatory bowel disease in the pediatric patient. Gastroenterol Clin North Am 24:613–632

Green JRB, O'Donoghue DP, Edwards CRW, Dawson AM (1977) A case of apparent hypopituitarism complicating chronic inflammatory bowel disease in childhood and adolescence. Acta Paediatr Scand 66:643–647

Griffiths AM, Nguyen Ph, Smith C, MacMillan JH, Sherman PHM (1993) Growth and clinical course of children with Crohn's disease. Gut 34:939–943

Gryboski JD, Spiro HM (1978) Prognosis in children with Crohn's disease. Gastroenterology 74:807–817

Guttmann FM (1974) Granulomatous enterocolitis in childhood and adolescence. J Pediatr Surg 9:115–121

Han VKM, D'Ercole AJ, Lund PK (1987) Cellular location of somatomedin (insulin-like growth factor) messenger RNA in the human fetus. Science 236:193–197

Heemskerk VH, Daemen MARC, Buurman WA (1999) Insulin-like growth factor-1 (IGF-1) and growth hormone (GH) in immunity and inflammation. Cytokine Growth Factor Rev 10:5–14

Henker J (1996) Therapy with recombinant growth hormone in children with Crohn disease and growth failure. Eur J Pediatr 155: 1066-1067

Hildebrand H, Karlberg J, Kristiansson B (1994) Longitudinal growth in children and adolescents with inflammatory bowel disease. J Pediatr Gastroenterol Nutr 18:165–173

Hintz RL, Suskind R, Amatayakul K, Thanangkul O, Olson R (1978) Plasma somatomedin and growth hormone values in children with protein-calorie malnutrition. J Pediatr 92:153–156

Ho KY, Veldhuis JD, Johnson ML, Furlanetto R, Evans WS, Alberti KGMM, Thorner MO (1988) Fasting enhances growth hormone secretion and amplifies the complex rhythms of growth hormone secretion in man. J Clin Invest 81:968–975

Homer DR, Grand RJ, Colodny AH (1977) Growth, course, and prognosis after surgery for Crohn's disease in children and adolescents. Pediatrics 59:717–725

Isley WL, Underwood LE, Clemmons DR (1983) Dietary components that regulate serum somatomedin-C concentrations in humans. J Clin Invest 71:175–182

Kanof ME, Lake AM, Bayless TM (1988) Decreased height velocity in children and adolescents before the diagnosis of Crohn's disease. Gastroenterology 95:1523–1527

Kelley KW (1990) The role of growth hormone in modulation of the immune response. Ann N Y Acad Sci 594:95–103

Kelts DG, Grand RJ, Shen G, Watkins JB, Werlin SL, Boehme C (1979) Nutritional basis of growth failure in children and adolescents with Crohn's disease. Gastroenterology 76:720–727

Kirschner BS (1990) Growth and development in chronic inflammatory bowel disease. Acta Paediatr Scand 366[Suppl]:98–104

Kirschner BS, Sutton MM (1986) Somatomedin-C levels in growth-impaired children and adolescents with chronic inflammatory bowel disease. Gastroenterology 91:830–836

Kirschner BS, Voinchet O, Rosenberg IH (1978) Growth retardation in inflammatory bowel disease. Gastroenterology 75:504–511

Kirschner BS, Thorp FK, Rosenfield RL, Rosenberg IH (1979) Endocrine studies in children with growth retardation due to Crohn's disease. Gastroenterology 76:1171 (Abstr)

Kishimoto T (1989) The biology of interleukin-6. Blood 74:1–10

Lai HC, FitzSimmons SC, Allen DB, Kosorok MR, Rosenstein BJ, Campbell PW, Farrell PM (2000) Risk of persistent growth impairment after alternate-day prednisone treatment in children with cystic fibrosis. New Engl J Med 342:851–859

Lam CN, Arneil GC (1968) Long-term dwarfing effects of corticosteroid treatment for childhood nephrosis. Arch Dis Child 43:589–594

Leblond CP, Carriere R (1955) The effect of growth hormone and thyroxine on the mitotic rate of the intestinal mucosa of the rat. Endocrinology 56:261–266

Lecornu M, David L, Francois R (1978) Low serum somatomedin activity in celiac disease. Helv Paediatr Acta 33:509-516

Markowitz J, Daum F (1994) Growth impairment in pediatric inflammatory bowel disease. Am J Gastroenterol 89:319–326

Markowitz J, Grancher K, Rosa J, Aiges H, Daum F (1993) Growth failure in pediatric inflammatory bowel disease. J Pediatr Gastroenterol Nutr 16:373–380

Manfredi R, Tumietto F, Azzaroli L, Zucchini A, Chiodo F, Manfredi G (1994) Growth hormone (GH) and the immune system: impaired phagocytic function in children with idiopathic GH deficiency is corrected by treatment with biosynthetic GH. J Pediatr Endocrinol 7:245–251

Matsuda T, Saito H, Inoue T, Fukatsu K, Han I, Furukawa S, Ikeda S, Muto T (1998) Growth hormone inhibits apoptosis and up-regulates reactive oxygen intermediates production by human polymorphonuclear neutrophils. J Parenter Enteral Nutr 22:368–374

McCaffery TD, Nasr K, Lawrence AM, Kirsner JB (1970) Severe growth retardation in children with inflammatory bowel disease. Pediatrics 45:386–393

McCaffery TD, Nasr K, Lawrence AM, Kirsner JB (1974) Effect of administered human growth hormone on growth retardation in inflammatory bowel disease. Dig Dis 19:411–416

McClain C, Soutor C, Zieve L (1980) Zinc deficiency: a complication of Crohn's disease. Gastroenterology 78 272–279

McLain BI, Davidson PM, Stokes KB, Beasley SW (1990) Growth after gut resection for Crohn's disease. Arch Dis Child 65:760–762

Mendeloff AI, Calkins BM (1988) The epidemiology of idiopathic inflammatory bowel disease. In: Kirsner JB, Shorter RG (Hrsg) Inflammatory bowel disease. Philadelphia, Lea & Febiger, S 3–34

Merimee TJ, Fineberg SE (1974) Growth hormone secretion in starvation: a reassessment. J Clin Endocrinol Metab 39:385–386

Monckeberg F, Donoso G, Oxman S, Pak N, Meneghello J (1963) Human growth hormone in infant malnutrition. Pediatrics 31:58–64

Motil KJ, Grand RJ, Maletskos CJ, Young VR (1982) The effect of disease, drug, and diet on whole body protein metabolism in adolescents with Crohn disease and growth failure. J Pediatr 101:345–351

Motil KJ, Grand RJ, Davis-Kraft L, Ferlic LL, Smith EO (1993) Growth failure in children with inflammatory bowel disease: a prospective study. Gastroenterology 105:681–691

Murch Sh, Lamkin VA, Savage MO, Walker-Smith JA, Mac Donald TT (1991) Serum concentrations of tumour necrosis factor a in childhood chronic inflammatory bowel disease. Gut 32:913–917

Nishi Y, Lifshitz F, Bayne MA, Daum F, Silverberg M, Aiges H (1980) Zinc status and its relation to growth retardation in children with chronic inflammatory bowel disease. Amer J Clin Nutr 33:2613–2621

Parra A, Garza C, Garza Y, Saravia JL, Hazelwood CF, Nichols BL (1973) Changes in growth hormone, insulin and thyroxine values and in energy metabolism of marasmic infants. J Pediatr 82:133–142

Parra A, Klish W, Cuellar A, Serrano PA, Garcia G, Argote RM, Canseco L, Nichols BL (1975) Energy metabolism and hormonal profile in children with edematous protein-calorie malnutrition. J Pediatr 87:307–314

Phillips LS, Young HS (1976) Somatomedin and nutrition. I. Effect of fasting and refeeding on serum somatomedin activity and cartilage growth activity in rats. Endocrinology 99:304–314

Phillips LS, Orawski AT, Belosky DC (1978) Somatomedin and nutrition. IV. Regulation of somatomedin activity and growth cartilage activity by quantity and composition of diet in rats. Endocrinology 103:121–127

Pimstone BL, Wittmann W, Hansen JDL, Murray P (1966) Growth hormone and kwashiorkor. Lancet II:779–780

Pimstone BL, Barbezat G, Hansen JDL, Murray P (1968) Studies on growth hormone secretion in protein-calorie malnutrition. Am J Clin Nutr 21:482–487

Rechler MM, Nissley SP (1985) The nature and regulation of the receptors for insulin-like growth factors. Annu Rev Physiol 47:425–442

Redmond GP, Wylie R, Michener WM (1985) Endocrine therapy in adolescents with Crohn's disease. J Adolesc Health Care 6:345

Robinson H, Cocks T, Kerr D, Picou D (1973) Fasting and postprandial levels of plasma insulin and growth hormone in malnourished Jamaican children during catch-up growth and after complete recovery. In: Gardner LI, Amacher P (Hrsg) Endocrine aspects of malnutrition. The Kroc Foundation, Santa Ynez, CA, S 45–72

Saha MT, Ruuska T, Laippala P, Lenko HL (1998) Growth of prepubertal children with inflammatory bowel disease. J Pediatr Gastroenterol Nutr 26:310–314

Saito H, Inoue T, Fukatsu K, Ming-Tsan L, Inaba T, Fukushima R, Muto T (1996) Growth hormone and the immune response to bacterial infection. Horm Res 45:50–54

Schwander JC, Hauri C, Zapf J, Froesch ER (1983) Synthesis and secretion of insulin-like growth factor and its binding protein by the perfused rat liver: dependence on growth hormone status. Endocrinology 113:297–305

Shulman DI, Hu CS, Duckett G, Lavallee-Grey M (1992) Effects of short-term growth hormone therapy in rats undergoing 75 % small intestinal resection. J Pediatr Gastroenterol Nutr 14:3–11

Slonim AE, Bulone L, Damore MB, Goldberg T, Wingertzahn MA, McKinley MJ (2000) A preliminary study of growth hormone therapy for Crohn's disease. New Engl J Med 342:1633–1637

Smith IF, Latham MC, Azabuike JA, Butler WR, Phillips LS, Pond WG, Enwonwu CO (1981) Blood plasma levels of cortisol, insulin, growth hormone and somatomedin in children with marasmus, kwashiorkor, and intermediate forms of protein-energy malnutrition. Proc Soc Exp Biol Med 167:607–611

Soliman AT, Hassan AE, Aref MK, Hintz RL, Rosenfeld RG, Rogeol AD (1986) Serum insulin-like growth factors I and II concentrations and growth hormone and insulin responses to arginine infusion in children with protein-energy malnutrition before and after nutritional rehabilitation. Pediatr Res 20:1122–1130

Solomons NW, Rosenberg IH, Sandstead HH, Vo-Khactu KP (1977) Zinc deficiency in Crohn's disease. Digestion 16:87–95

Tenore A, Berman WF, Parks JS, Bongiovannie AM (1977) Basal and stimulated serum growth hormone concentration in inflammatory bowel disease. J Clin Endocrinol Metab 44:622–628

Thissen JP, Ketelslegers JM, Underwood LE (1994) Nutritional regulation of the insulin-like growth factors. Endocr Rev 15:80–101

Thomas AG, Holly JMP, Taylor F, Miller V (1993) Insulin like growth factor-I, insulin like growth factor binding protein-1, and insulin in childhood Crohn's disease. Gut 34:944–947

Unterman TG, Vazquez RM, Slas AJ, Martyn PA, Phillips LS (1985) Nutrition and somatomedin. XIII. Usefulness of somatomedin-C in nutritional assessment. Am J Med 78:228–234

Varille V, Cézard JP, de Lagausie P, Bellaiche M, Tounian P, Besnard M, Faure C, Aigrain Y, Girardet JP, Navarro J (1996) Resting energy expenditure before and after surgical resection of gut lesions in pediatric Crohn's disease. J Pediatr Gastroenterol Nutr 23:13–19

Voinchet O, Kirsner JB, Rosenberg IH (1973) Growth retardation in children with inflammatory bowel disease: evaluation of surgical therapy. Gastroenterology 64:816

de Vos AM, Ultsch M, Kossiakoff AA (1992) Human growth hormone and extracellular domain of its receptor: crystal structure ot the complex. Science 255:306–312

Walker-Smith JA (1996) Management of growth failure in Crohn's disease. Arch Dis Child 75:351–354

Warwick-Davies J, Lowrie DB, Cole PJ (1995) Growth hormone is a human macrophage activating factor: priming of human monocytes for enhanced release of H_2O_2. J Immunol 154:1909–1918

Zoli G, Katelaris PH, Garrow J, Gasbarrini G, Farthing MJG (1996) Increased energy expenditure in growing adolescents with Crohn's disease. Digest Dis Sci 41:1754–1759

18 Wachstumshormontherapie bei schwer brandverletzten Kindern

Heinz W. Steinkamp

1 Einführung

Als schwer brandverletzt werden Patienten bezeichnet, bei denen mindestens 10 % der Körperoberfläche zweitgradig oder drittgradig verbrannt sind. Diese Terminologie lässt aber nicht ohne weiteres Rückschlüsse auf den tatsächlichen Schweregrad der Verletzung zu. Um den Schweregrad der Verletzung zu klassifizieren, sind die verschiedensten Scores gebräuchlich. Einige sind einfach zu handhaben, sie addieren z. B. nur die verbrannte Körperoberfläche (VKO) zum Lebensalter, andere sind komplex (z.B. abbreviated burn severity index, ABSI) und erfordern standardisierte Verfahren. Von prognostischer Bedeutung sind neben der VKO hauptsächlich pulmonologische Alterationen durch die Inhalation toxischer Gase und Stäube, des Weiteren vor allem mögliche innere Organverletzungen als Folge des Traumas oder umfangreiche Myolysen durch Blitzschlag oder Hochvoltunfälle.

In den modernen Industrieländern werden schwer brandverletzte Patienten in der Regel in speziellen Intensiveinheiten behandelt, in denen sich unfallchirurgische oder plastische Chirurgen mit speziellen Ausrüstungen und Teams auf die intensivmedizinische Betreuung dieser Patienten eingerichtet haben. Eine weitergehende Subspezialisierung auf die Betreuung schwer brandverletzter Kinder ist weltweit eine Rarität.

Bei Kindern hat ein Verbrennungstrauma sowohl akute als auch chronische Folgen. In dem vorliegenden Kapitel wird ausschließlich der Einsatz von Wachstumshormon (GH) bei schwer brandverletzten Kindern in der Akutphase behandelt. Bezüglich der Anwendung zur Behandlung der chronischen Folgen eines Verbrennungstraumas bei Kindern (Wachstumsstörung, Kleinwuchs, Narbenbildung) liegen auch bereits Erkenntnisse vor (Low et al. 1999; Barret et al. 1999). Diese sind Gegenstand weiterer klinischer Studien, vor allem in den USA, und nicht Thema dieser Übersicht.

2 Das Gesamtkörper-Inflammations-Syndrom

Ein Verbrennungstrauma, bei dem mehr als 10 % der Körperoberfläche zweit- oder drittgradig verbrannt werden, führt bei Kindern im Prinzip zu den gleichen metabolischen und neuroendokrinen Reaktionen wie bei Erwachsenen. Heute hat sich hierfür allgemein der Begriff „systemic inflammatory response syndrome" (SIRS) oder Gesamtkörper-Inflammations-Syndrom durchgesetzt (Hartl und Jauch 1994). Auf die metabolischen Komponenten muss hier nicht besonders eingegangen werden. Klinisch steht neben der traumainduzierten Immunsuppression vor allem die Katabolie, d. h. das Überwiegen des Proteinabbaus gegenüber dem Proteinaufbau, im Vordergrund. Seit Jahrzehnten ist bekannt, dass auch mit Mitteln der enteralen und parenteralen hochkalorischen Nutrition kein Ausgleich der Proteinhomöostase bei schwerem Trauma erzielt werden kann (Wilmore 1991). Insofern ist es logisch, dass auch bei schwer Brandverletzten verschiedene Anabolika auf ihre klinische Wirksamkeit untersucht wurden.

Bereits 1941 erschien eine tierexperimentelle Arbeit zum Einsatz von GH bei Brandverletzungen (Cuthbertson et al. 1941). Anfang der 60er Jahre erfolgte der erste klinische Einsatz von extraktiv gewonnenem GH (Lilijedahl et al. 1961). Diese Autoren waren sich wohl schon über die anabolen Effekte des GH im Klaren, kannten jedoch noch nicht die typischen zeitabhängigen Veränderungen der Hormonsekretion und des Hormonspiegels nach einem Trauma im Rahmen der systemischen Gesamtkörper-Inflammation (Soroff et al. 1995; Jauch et al. 1996).

2.1 Hypermetabolie

Nach einem Verbrennungsunfall sind die hypermetabolische Reaktion und der Schweregrad der Katabolie vor allem davon abhängig, wie schnell der Verunfallte einer kompetenten intensivmedizinischen Behandlung zugeführt werden kann. Weitere Weichteil- oder Knochenverletzungen, ein pulmonales Trauma durch Inhalation von Rauch oder toxischen Gasen und ggf. eine schwere Myolyse bei Blitz- oder Hochvoltunfällen können den Schweregrad entsprechend beeinflussen. Obwohl die maximale Hypermetabolie erst Tage nach dem traumatischen Ereignis auftreten kann, wissen Intensivmediziner, dass den schwer Brandverletzten unmittelbar nach dem Ereignis die maximal mögliche Nutrition zugeführt werden muss. Es gibt aber nach wie vor Ernährungsexperten, die erst mehrere Tage nach dem Unfall eine fettreiche, hochkalorische Nutrition einleiten. Der Verlust an Magermasse, d. h. Muskelmasse, korreliert jedoch direkt mit der Mortalität.

Obwohl verlässliche Zahlen nur für Erwachsene vorliegen (Demling und Seigne 2000), dürfte sich das Ergebnis dieser Untersuchungen unmittelbar auf Kinder übertragen lassen: Bei einem 10 %igen Verlust treten bereits eine gestörte Immunfunktion und gehäuft Infektionen auf, die Mortalität beträgt etwa 10 %. Bei einem 20 %igen Verlust der Magermasse kommt es zu Wundheilungs- und Atemstörungen, die Mortalität steigt auf ca. 30 %. Bei 30 % Verlust steigt die Mortalität auf etwa 50 %, und ein 40 %iger Verlust ist meist nicht mehr mit dem Leben vereinbar.

2.2 GH als anabole Substanz

Insofern war der bereits sehr frühe Einsatz von GH als anabol wirksame Substanz eine logische Entwicklung. Auf die konservative Therapie eines schwer Brandverletzten braucht an dieser Stelle nicht speziell eingegangen zu werden. Nach der Stabilisierung der vitalen Funktionen, einer ausreichenden Schmerzbekämpfung und einer Elektrolytsubstitution in Verbindung mit einer aggressiven parenteralen Nutrition (vor allem in den USA) wird heute primär eine frühzeitige chirurgische Entfernung des devitalisierten Gewebes angestrebt. Neben weiteren prophylaktischen Maßnahmen nehmen die Chirurgen heute in der Regel auch eine frühzeitige Transplantation autologer Spalthaut (mesh graft) vor.

Neben dem bekannten anabolen Effekt hat GH weitere verschiedene, direkte und indirekte Wirkungen, die wohl überwiegend insulinähnlicher-Wachstumsfaktor-I (IGF-I)-vermittelt sein dürften (Jeschke et al. 2000). GH beeinflusst schon in niedrigen Konzentrationen den Wasser- und Elektrolythaushalt. Es erhöht die Reabsorption verschiedener Elektrolyte, steigert aber auch die Osteoblasten- und

Osteoklastenaktivität, was zu einer entsprechenden Stimulierung des Knochenwachstums und Knochenumbaus führt. Es steigert die Stickstoffretention, hat einen starken anabolen Effekt auf die gestreifte Muskulatur und wirkt vor allem in hoher Dosierung lipolytisch. Auch eine kardiale Funktionssteigerung sowie eine Stimulierung der Nierendurchblutung, gemessen als Plasmafluss oder glomuläre Filtrationsrate (GFR) wurde publiziert.

Auf der Ebene des Substratstoffwechsels bewirkt die antiinsulinäre Wirkung eine verstärkte Lipolyse und Fettoxidation. Die Glukoseaufnahme durch die Muskulatur und die Glukoseoxidation wird vermindert, allerdings wird durch die Erhöhung des Energieumsatzes insgesamt die Kohlenhydratoxidation um etwa 60 % gesteigert. Absolut führt daher GH zu einer Steigerung der Fett- und Kohlenhydratoxidation und zu einer Reduktion der Proteinoxidation. Noch wichtiger als der Muskelproteinhaushalt ist der viszerale Pool der Proteine und deren weitere Bilanz im Verlauf der Behandlung nach dem Unfall. Als Maß hierfür wird meist das Albumin im Serum als Verlaufsparameter herangezogen. Immer mehr tritt jedoch die direkte Messung immunkompetenter Serumproteine in den Vordergrund. Auch spezifische Marker der Immunabwehr sind zunehmend einer direkten Messung zugänglich.

2.3 Klinische Parameter bei schwer Brandverletzten

Eine quantitative, anerkannte Methode zur Messung der Körperzusammensetzung bei schwer brandverletzten Patienten auf der Intensivstation, die in Spezialbetten bei 30° C Raumtemperatur untergebracht sind, ist praktisch nicht möglich. So sind aus technischen Gründen Messungen nach Methoden wie dual-energy X-ray absorptiometry (DEXA), periphere quantitative Computer-Tomographie (pqCT), Computertomographie (CT) oder Kernmagnetresonanz (MRT) nicht durchführbar. Die Verbrennungsmediziner mussten sich daher bei klinischen Studien von Anfang an auf andere klinische Parameter konzentrieren, die bei diesen schwer brandverletzten Patienten messbar sind und die darüber hinaus natürlich auch klinische Relevanz besitzen. Der in diesem Zusammenhang härteste Parameter, die Mortalität, erschien anfangs wenig geeignet, da sehr hohe Fallzahlen erforderlich sind, ein schwer Brandverletzter sich verständlicherweise kaum normieren lässt und komplizierende Faktoren (Inhalationstrauma, verbrannte Körperoberfläche, Myolyse) zu einer hohen Varianz führen. Es wurden jedoch gute Surrogatparameter definiert, die im klinischen Alltag praktikabel sind und für die wissenschaftliche Auswertung signifikante Aussagen erlauben.

Hier ist zunächst die Liegedauer auf der Intensivstation pro Prozent VKO zu nennen, die direkt die Beschleunigung der Heilungszeit erfassen hilft. Die Beurteilung der Wirkung von GH auf die Wundheilung ist bei der Verbrennungswunde selbst schwierig, wenn nicht unmöglich: Die Wunden sind unregelmäßig geformt, unterschiedlich tief, können sogar bis auf den Muskel oder Knochen hinabreichen und erst nach einer Hauttransplantation abheilen, wobei sekundäre Effekte (Adhäsion, Durchblutung, Qualität der chirurgischen Versorgung) das Ergebnis stark beeinflussen können. Gut standardisierte Wunden sind jedoch die „Verletzungen", die der Chirurg bei der Entnahme von Spalthaut mit dem elektrischen Skalpell von gesunden, unverbrannten Hautarealen standardisiert durchführt. Die Geschwindigkeit der Abheilung dieser iatrogenen Wunden wurde daher in der Verbrennungsmedizin meist als quantifizierbares Maß für die lokalen Effekte des Heilungsprozesses in klinischen Studien verwendet.

3 Studien zum Einsatz von GH bei schwer brandverletzten Kindern

In den letzten 15 Jahren führten Herndon und Mitarbeiter im Shriner's Burns Institute, Galveston, Texas, umfangreiche und vielschichtige Studien zum Einsatz von GH bei schwer brandverletzten Kindern durch. Bereits 1990 wurden zwei große, plazebokontrollierte, randomisierte Doppelblindstudien mit insgesamt 84 Patienten publiziert (Herndon et al. 1990). In der ersten dreiarmigen Studie wurde GH in einer Dosierung von 0,1 mg/kg Körpergewicht (KG)/Tag gegen das Doppelte dieser Dosis, 0,2 mg/kg KG/Tag, in einem plazebo-kontrollierten, randomisierten Design untersucht. Nach Auswertung von 30 Patienten zeigte sich eine signifikant bessere Wirksamkeit der höheren Dosierung. Daraufhin wurde die Studie abgebrochen.

In einer Folgestudie wurden die Patienten jetzt im Verhältnis 2 : 1 randomisiert, nur mit der höheren Dosis GH und Plazebo behandelt und mit weiteren 44 Kindern fortgesetzt. Alle Patienten waren 2–18 Jahre alt, hatten im Mittel 59 ± 5 % VKO und wurden durchschnittlich etwa 3 Tage nach dem Verbrennungsunfall mit GH bzw. Plazebo behandelt. Die Abheilung der Spenderareale verbesserte sich in der GH-Gruppe signifikant um etwa 2 Tage, bei der zweiten Ernte sogar um mehr als 3 Tage. Wegen einer schweren Hyperglykämie mussten etwa die Hälfte der mit GH behandelten, aber nur 25 % der mit Plazebo behandelten Patienten zur Beherrschung des Blutzuckers mit Insulin behandelt werden. Um herauszufinden, ob bereits die anabole Wirkung dieser Insulingabe eine Beschleunigung der Wundheilung bewirkt, wurden alle Patienten stratifiziert. Es zeigten sich jedoch keine Unterschiede der Heilungszeit bei den mit Insulin behandelten Patienten im Vergleich zu denen, deren Glukosespiegel ohne Intervention beherrschbar waren. Weitere Studien bestätigen den ausgeprägten Effekt von GH auf die Wundheilung, der sicher auch auf die Brandwunden übertragbar ist (Lal et al. 2000).

Durch die schnellere Heilung sowohl der Spenderareale als natürlich auch der quantitativ schwieriger zu messenden Verbrennungsareale ließ sich bei Kindern die Liegedauer auf der Intensivstation signifikant um etwa 43 % sowie im Krankenhaus insgesamt um 30 % senken (Herndon et al. 1990; Ramirez et al. 1998a, b). Unter Einrechnung der relativ hohen Kosten für das GH bei der verwendeten Dosierung, die etwa dem achtfachen der in Deutschland gebräuchlichen normalen Substitutionsdosis entspricht, lässt sich durch diese Reduzierung der Hospitalisation eine Kostenersparnis von ca. US-$ 25 000 pro Patient erreichen. Sowohl die Kosten für das GH als auch für die Liegekosten im Krankenhaus sind unter Berücksichtigung eines Umrechnungskurses von € 1,15 pro US-Dollar mit Deutschland vergleichbar.

4 Risiken der GH-Behandlung

Die Risiken eines Einsatzes von GH in pharmakologischer Dosierung sind überschaubar. Bei verschiedenen Formen des Kleinwuchses wurden bisher maximal 0,1 mg GH/kg KG/Tag verwendet. Außer einer möglichen reversiblen Störung der Glukosetoleranz bei chronischer Anwendung über Monate oder Jahre sind keine spezifischen Risiken bei ansonsten gesunden Kindern bekannt.

Die bei schwer brandverletzten Kindern verwendete Dosierung von 0,2 mg/kg KG/Tag ist doppelt so hoch, beschränkt sich allerdings auf wenige Wochen. Im Sektionsgut verstorbener Kinder fiel häufig eine starke Verfettung der Leber auf. Diese bei Intensivpatienten geläufige Organreaktion könnte durch GH verstärkt werden, da GH über die Induzierung der Lipolyse zu einem weiteren Anstieg der freien Fettsäuren im Plasma führen kann (Ramirez et al. 1998b). Der durch die diabetogene Wirkung von GH induzierte (zusätzliche) Anstieg des Blutzuckers ist intensivmedizinisch durch Insulininfusion leicht beherrschbar und ebenfalls nach Absetzen von GH schnell reversibel. Weitere spezifische schwerwiegende Nebenwirkungen wurden in den publizierten Studien bei Kindern nicht beobachtet.

5 Mortalität

5.1 Studien zur Mortalität

Aus Gründen, die bereits oben dargestellt wurden, kann die Mortalität bei schwer brandverletzten Patienten wegen verschiedener komplizierender Faktoren stark schwanken (Knox et al. 1995). Daher sind unterschiedliche Populationen nur mit Einschränkungen vergleichbar. Ohne oder nur mit leichten Komplikationen beträgt bei Erwachsenen die Mortalität bei 50 % VKO etwa 50 % (siehe Abb. 1). Nimmt die VKO weiter zu, steigt die Mortalität an, so dass bei über 70 % VKO ein Überleben kaum noch zu erwarten ist. Kinder scheinen gegenüber einem schweren Verbrennungsunfall robuster zu sein und weisen eine deutlich geringere Mortalität auf. Dies liegt sicherlich auch daran, dass in den Statistiken für Erwachsene auch ältere und multimorbide Patienten erfasst werden, deren Organfunktion (Herz/Kreislauf, Niere, Leber etc.) retrospektiv nach dem Verbrennungsunfall nicht analysiert wurde. Verunfallte Kinder von 2 bis 18 Jahren, die in klinischen Studien eingeschlossen wurden, können hingegen in der Regel als organgesund betrachtet werden. Daher ist es nicht verwunderlich, dass die Mortalität bei Kindern mit 50 % VKO in der Literatur mit nur 2–17 % angegeben wird (Ramirez et al. 1998a). Erst bei etwa 70–75 % VKO steigt bei Kindern die Mortalität auf etwa 50 % an.

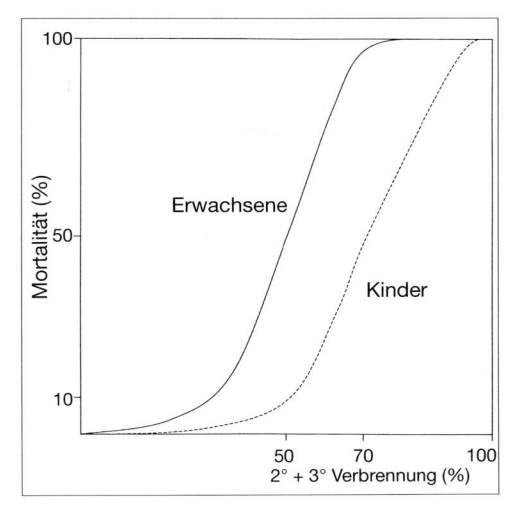

Abb. 1. Schematische Darstellung der Abhängigkeit der Mortalität von der Größe zweit- und drittgradig verbrannter Körperoberfläche bei Kindern und Erwachsenen. (Keine Angabe der Varianz, da unterschiedliche Populationen mit Studien verwendet wurden)

Sogar von einer signifikanten Anzahl verbrannter Kinder mit 80–90 % VKO wurde berichtet, dass sie überlebten.

Wegen dieser methodischen Schwierigkeiten standen anfangs Untersuchungen zur Mortalität nicht im Fokus der Forscher. Nachdem jedoch berichtet wurde, dass eine hoch dosierte GH-Therapie bei kritisch kranken erwachsenen Intensivpatienten mit Komplikationen zu einer deutlichen und signifikanten Erhöhung der Mortalität führen kann (Takala et al. 1999), fokussierte sich das Interesse einiger Arbeitsgruppen jetzt doch auf die Mortalität als den härtesten Parameter für den Erfolg einer Intervention. Die Arbeitsgruppe von Herndon analysierte in einer retrospektiven und zum Teil auch bei der Auswertung verblindeten Untersuchung (Histologie, Schweregrad, Zusammenhang) die Mortalität von 263 schwer brandverletzten Kindern, von denen 130 GH und 133 Plazebo erhielten bzw. als unbehandelte matched pairs zugeordnet wurden (Ramirez et al. 1998a). In den plazebokontrollierten Studien war die Mortalität mit

2 % sowohl in der mit Verum als auch in der mit Plazebo behandelten Gruppe identisch. Insgesamt war in den mit GH behandelten Gruppen die Mortalität mit 2–10 % geringfügig niedriger als in den unbehandelten Gruppen mit 2–17 %. Es zeigten sich aber keine statistisch signifikanten Unterschiede. Bei deutlich kleinerer Fallzahl fanden andere Forscher eine deutliche und signifikante Verringerung der Mortalität (Singh et al. 1998) nach Gabe von GH. Bei den mit GH behandelten Kindern betrug die Mortalität 8,3 %, bei den unbehandelten hingegen 44,5 %.

5.2 Tumornekrosefaktor-α

Bei der Betrachtung von Surrogatparametern der Mortalität zeigen diese ebenfalls deutliche und hoch signifikante, positive Effekte einer GH-Behandlung. Tumornekrosefaktor-α (TNF-α), das streng mit der Inzidenz eines Multiorganversagens korreliert, fiel in der mit GH behandelten Gruppe auf fast ein Viertel des Ausgangswerts nach 21 Tagen bzw. ein Fünftel des Werts 42 Tage nach dem Verbrennungsunfall (Chrysopoulo et al. 1999). Die mit Plazebo behandelten Kinder hingegen zeigten keine signifikante Veränderung. Aufgrund weiterer bislang publizierter Effekte von GH auf immunologische, humorale und zelluläre Faktoren ist insgesamt von einem positiven Einfluss von GH auszugehen (Ramirez et al. 1998a, b). Ob und welche Einflüsse bei multimorbiden, chronisch katabolen und intensivpflichtigen Erwachsenen möglicherweise zu einer Abschwächung der Immunlage und einer Erhöhung der Mortalität führen können, ist bis heute ungeklärt und bedarf weiterer Untersuchungen.

6 Abschließende Bewertung

Eine Vielzahl von positiven Effekten von GH hat dessen Einsatz bei schwer brandverletzten Kindern in den USA in vielen Zentren zur Routine werden lassen. Die deutlich verbesserte Wundheilung durch Stimulierung der Mitose in der Epidermis, die Verbesserung der Proteinsynthese mit nachfolgender Verkürzung der katabolen Phase in Verbindung mit einer signifikanten Verkürzung der Liegedauer auf der Intensivstation und im Krankenhaus insgesamt haben dieses Präparat auch unter ökonomischen Gesichtspunkten unentbehrlich gemacht. Dies ist insofern erstaunlich, weil sowohl in den USA als auch in anderen Ländern noch keine offizielle, durch die Zulassungsbehörden zugelassene Indikation vorliegt und wohl auch in Zukunft nicht zu erwarten ist. Hierfür ist sicherlich zum einen verantwortlich, dass aus methodischen Gründen bei diesem äußerst heterogenen und komplexen Patientengut klinische Studien extrem aufwändig und kompliziert sind, und daher viele Hersteller von rekombinantem GH vor weiteren Zulassungsstudien zurückscheuen. Andererseits ist es auch nicht verwunderlich, dass aufgrund der doch jetzt umfangreichen Datenlage in der Literatur Intensivmediziner weitaus eher bereit sind, Präparate in nicht zugelassenen Indikationsgebieten einzusetzen, wenn deren Nutzen offensichtlich ist und der Träger des Krankenhauses dies aus ökonomischen Gründen akzeptiert. Der Einsatz von GH bei schwer brandverletzten Kindern zumindest in den USA ist hierfür ein gutes Beispiel.

Auch scheint der Markt für diese Indikation in Deutschland und wahrscheinlich auch in anderen europäischen Ländern weitaus kleiner zu sein, als dies in den USA der Fall ist. Setzt man den Schweregrad einer Verbrennung bei Kindern bei etwa 20 % VKO an, um einen ökonomischen Einsatz zu rechtfertigen, so ist die Inzidenz nach den Jahresstatistiken der deutschsprachigen Arbeitsgemeinschaft für Verbrennungsmedizin mit zwei bis fünf schwer brandverletzten Kindern pro Jahr sehr gering. Dies dürfte auch erklären, warum in Europa bislang keine klinischen Studien publiziert wurden. Insofern ist davon auszugehen, dass auch weiterhin individuelle Heilversuche im Einzelfall durchgeführt werden.

Der Einsatz von GH bei Erwachsenen mit schweren Brandverletzungen scheint weniger effektiv als bei Kindern zu sein. Zwar mögen auch hier aufgrund der höheren Variabilität (Alter, Multimorbidität, Geschlechtsunterschiede) noch größere methodische Probleme resultieren, doch ist es überraschend, dass sich auch in größeren Studien (Pelzer et al. 2000) keine signifikanten Effekte, allenfalls positive Trends beim ABSI, beim wound closure index (WCI) und bei der donor site healing time (DSHT) beobachten ließen. Es ist aber nicht ausgeschlossen, dass dies auch Ausdruck einer höheren Sensitivität von Kindern gegenüber einer GH-Behandlung sein könnte. Aber auch andere Effekte auf zellulärer Ebene (Rezeptordichte, Exprimierung von IGF-I, Änderung hormoneller Regelkreise etc.) mögen hierfür verantwortlich sein.

Es ist außerdem erforderlich, dass intensivmedizinisch tätige Chirurgen über die positiven Effekte von GH bei schwer brandverletzten Kindern besser informiert werden, um ggf. rechtzeitig eine Therapie in die Wege leiten zu können. Dies ist unter anderem auch Aufgabe der pädiatrisch tätigen Endokrinologen, die seit Jahrzehnten mit dem GH vertraut sind und die daher als Multiplikatoren dieser wissenschaftlichen Erkenntnisse dienen können.

Literatur

Barret JP, Dziewulski P, Jeschke MG, Wolf SE, Herndon DN (1999) Effects of recombinant human growth hormone on the development of burn scarring. Plast Reconstr Surg 104(3):726–729(1999)

Chrysopoulo MT, Jeschke MG, Ramirez RJ, Barrow RE, Herndon DN (1999) Growth hormone attenuates tumor necrosis factor alpha in burned children. Arch Surg 134:283–286

Cuthbertson DP, Shaw BG, Young FG (1941) The anterior pituitary gland and protein metabolism. The influence of anterior pituitary extract on the metabolic response of the rat injury. J Endocrinol 2:468–474

Demling RH, Seigne P (2000) Metabolic management of patients with severe burns. World J Surg 24:673–680

Hartl WH, Jauch KW (1994) Post-aggression metabolism: attempt at a status determination. Infusionsther Transfusionsmed 21:30–40

Herndon DN, Barrow RE, Kunkel KR, Broemeling L, Rutan RL (1990) Effects of recombinant human growth hormone on donor-site healing in severely burned children. Ann Surg 212:424–431

Jauch K-W, Hermann A, Thiele V (1996) Einsatz von Wachstumshormon in der perioperativen Katabolie. Jahrbuch der Chirurgie. Biermann, Zürich, S. 1–12

Jeschke MG, Barrow RE, Herndon DN (2000) Recombinant human growth hormone treatment in pediatric burn patients and its role during the hepatic acute phase response. Crit Care Med 28:1578–1584

Knox J, Demling R, Wilmore D, Sarraf P, Santos A (1995) Increased survival after major thermal injury: the effect of growth hormone therapy in adults. J Trauma 39:526–530

Lal SO, Wolf SE, Herndon DN (2000) Growth hormone, burns and tissue healing. Growth Horm IGF Res 10[Suppl B]:S39–S43

Lilijedahl S-O, Gemzell C-A, Plantin L-O, Birke G (1961) Effect of human growth hormone in patients with severe burns. Acta Chir Scand 122:1–14

Low JF, Herndon DN, Barrow RE (1999) Effect of growth hormone on growth delay in burned children: a 3-year follow-up study. Lancet 354:1789

Pelzer M, Hartmann B, Blome-Eberwein S, Raff T, Germann G (2000) Effect of recombinant growth hormone on wound healing in severely burned adults: a placebo-controlled, randomized double-blind phase II study. Chirurg 71:1352–1358

Ramirez RJ, Wolf SE, Barrow RE, Herndon DN (1998a) Growth hormone treatment in pediatric burns: a safe therapeutic approach. Ann Surg 228:439–448

Ramirez RJ, Wolf SE, Herndon DN (1998b) Is there a role for growth hormone in the clinical management of burn injuries? Growth Horm IGF Res 8[Suppl B]:99–105

Singh KP, Prasad R, Chari PS, Dash RJ (1998) Effect of growth hormone therapy in burn patients on conservative treatment. Burns 24:733–738

Soroff HS, Pearson E, Green NL, Artz CP (1995) The effect of growth hormone on nitrogen balance at various levels of intake in burned patients. Surg Gyn Obstet 111:259–275

Takala J, Ruokonen E, Webster NR, Nielsen MS, Zandstra DF, Vundelinckx G, Hinds CJ (1999) Increased mortality associated with growth hormone treatment in critically ill adults. New Engl J Med 341:785–792

Wilmore DW (1991) Catabolic illness: strategies for enhancing recovery. New Engl J Med 325:695–702

Sachverzeichnis

Achondroplasie 161
Acid-labile subunit (ALS) 30
Adipositas 171
Adipozyt 6
Adrenarche, prämature 83
Akromikrie 83
ALS (acid-labile subunit) 30
Aminosäure 2, 3
Anämie, aregeneratorische 63
Apolipoprotein-B 6
Arginininfusionstest 86
Armspannweite 170
Arnold-Chiari-Anomalie 169
Ätiologie 25
Aufholwachstum 116, 117, 125
Ausdauer, körperliche 89

β-Thalassämie 61, 66
β-Thalassämia major 59
β-Thalassämia minor 60
Bluthochdruck 117
BMI (body mass index) 89
body mass index (BMI) 89

CDGA (constitutional delay of growth and adolescence) 132
chronisch-entzündliche Darmerkrankung, Prävalenz 197
Clonodintest 86
Compliance 15
constitutional delay of growth and adolescence (CDGA) 132
Cysteamin 151

Demineralisation 171
Depotpräparate 31
Desferrioxamin-Behandlung 60
Detethering 172
Diabetes Typ 2 91, 116, 117, 127

Diamond-Blackfan-Anämie 64, 65
Disomie, uniparentale 84
Dysfunktion, neurosekretorische 87
Dysmorphiezeichen 76
Dysproportioniertheit 157
Dystrophie 176

Elektrolyte 8
Endgröße 124, 200
Entzündung, Regulation von 202
Erwachsenengröße 85

familiärer Kleinwuchs (FKW) 131
Familiarität 76
Fanconi-Anämie 63, 66
Fanconi-Syndrom 64
Fettfaltendicke 86, 171
Fettsäure 6
FKW (familiärer Kleinwuchs) 131
Folsäuremangel 63
Fußlänge 89

Geburtsgewicht 85, 115
Geburtslänge 84, 115
Gedeihstörung 84
genetischer Defekt 76
Genital, hypoplastisches 83
Gesamtkörper-Inflammations-Syndrom 207
Gestationsalter 115
Gewichtsentwicklung 84
Gewichtszunahme 51
GH (Wachstumshormon) 71, 202
– Begleitmedikation 34
– Behandlung 121, 125
– – Risiken 210
– bei CF-Patienten 177
– Bestimmung 28
– Defekte, genetisch bedingte 26
– Diagnostik 120

– Dosis 31, 32, 34
– Gabe 30
– hypophysäre 199
– IGF-Achse 120
– Insuffizienz 121
– Resistenz 121
– Rezeptor 2
– Sekretion 50, 86, 120, 199
– Sensitivität 120
– Signaltransduktion 2
– Stimulationstest 28
– Substitutionsdosis 127
– Therapie 52, 71ff, 77ff, 122
– – Nebenwirkungen 34, 91
– – Sicherheit 54
– trophischer Effekt 202
GH-Mangel 25, 50, 76, 120
– Ätiologie 25
– Behandlungsziele 30
– Erwachsener 28
– Indikation 30
– Inzidenz 25
– Symptome 27
– Therapie, individuelle 32
– Therapieziele 33
– Typ IA 26
– Typ IB 26
– Typ II 26
– Typ III 27
GH-Metabolismus
– Adipozyt 6
– Aminosäure 2, 3
– Apolipoprotein–B 6
– Elektrolyte 8
– Fettsäure 6
– Harnstoffsynthese 3
– Herzmuskel 5
– Knochen 9
– Kohlenhydratstoffwechsel 7
– Körperzusammensetzung 8
– Kortikoidtherapie 4
– Kurzdarmsyndrom 5
– LDL-Cholesterin 6
– Lipidstoffwechsel 5
– Lipoproteine 6
– Morbus Still 4
– Proteinsynthese 2, 3
– Proteolyse 2, 3
– Sepsis 3
– Stress 2
– Trauma 3
– Verbrennung 4
– very low-density lipoprotein (VLDL) 6
– Wasserhaushalt 8

Glukokortikoide 185
Glukose-Assimilationsrate 91
Glukosehomöostase, Störungen 91
Glukosetoleranz 125, 127
GnRH-A (Gonadotropin-Releasing-Hormon-Agonsiten) 44, 45
Gonadotropin-Releasing-Hormon-Agonisten (GnRH-A) 44, 45
Grundumsatz 171

hämatologische Erkrankungen 59, 65
Hämoglobinopathie 59
Handlänge 89
Harnstoffsynthese 3
Hautfaltendicke, subscapulare 92
Herzmuskel 5
Hirntumoren 49
Hormonachse, somatotrope 101
Hypertonie, muskuläre 83
hypertrophe Kardiomyopathie 76, 79
Hypochondroplasie 161
Hypogonadismus 83, 151
– hypogonadotroper 86
Hypophosphatämie 155
Hypopigmentierung 83
Hypothyreose 151

idiopathischer Kleinwuchs 133
IGF-I (insulinähnlicher Wachstumsfaktor I) 29, 120, 199, 202
IGFBP-2 (insulinähnlicher Wachstumsfaktor-Bindungsprotein 2) 30
IGFBP-3 (insulinähnlicher Wachstumsfaktor-Bindungsprotein 3) 29, 120
Immunität, Regulation von 202
Imprinting
– Defekt 84
– gestörtes 84
Injektionshilfe 31
insulinähnlicher Wachstumsfaktor I (IGF-I) 29, 120, 199, 202
insulinähnlicher Wachstumsfaktor-Bindungsprotein 2 (IGFBP-2) 30
insulinähnlicher Wachstumsfaktor-Bindungsprotein 3 (IGFBP-3) 29, 120
Insulinhypoglykämietest 86
Insulinresistenz 6, 91, 116, 120, 125
Insulinsekretion 125
Insulinsensitivität 126
Intervention, chirurgische 200
Intrauterine growth retardation (IUGR) 115
Inzidenz 25
IUGR (intrauterine growth retardation) 115, 122

Sachverzeichnis

juvenile chronische Arthritis (JCA) 185

Kalzitriol 155
kardiologische Probleme 76, 79
kardiomyopathie, hypertrophe 76, 79
Katabolie 207
Kernspinresonanz-Tomographie (MRI) 25
KEV (konstitutionelle
 Entwicklungsverzögerung) 131
KIGS Datenbank 77
Kinder, schwer brandverletzte 207
Kleinwuchs 15, 116, 117
– idiopathischer 133
Knochen 9
Knochenalter 122, 124
Knochendichte 157, 171, 188, 194
Knochenmarker 194
Knochenreifung 133
Knochenstoffwechsel 192
Kohlenhydratstoffwechsel 7, 181
Kohlenhydratverwertung, Störung 75
konstitutionelle Entwicklungsverzögerung
 (KEV) 131
Körperfettgehalt 85
Körpermasse, fettfreie 86, 89
Körpermassenindex 85, 173
Körperproportionen 173
Körperzusammensetzung 8, 177
Kortikoidtherapie 4
Kraniopharyngeome 27
Kurzdarmsyndrom 5

Lähmungsniveau 171
Längenwachstum 87
Langzeitnebenwirkungen 92
Langzeitperspektive 37
Langzeitrisiken 116
Langzeittherapie 89
LDL-Cholesterin 6
L-Dopa-Test 86
Leistungsfähigkeit, körperliche 177
Léri-Weill-Syndrom 166
LHRH-Agonisten (luteinisierendes-Hormon-
 Releasing-Hormon-Agonisten) 126
Lipide 75
Lipidstoffwechsel 5
Lipoproteine 6
Lungenfunktion 177, 179
Luteinisierendes-Hormon-Releasing-Hormon-
 Agonisten (LHRH-Agonisten) 126

M. Crohn
– GH-Behandlung 201
– Inzidenz 197

Meningomyelozele 169
metabolisches Syndrom 125
Methylierungstest 84
Mikrodeletion 84
Mobilität 171
Morbus Still 4
Mortalität 211
MRI (Kernspinresonanz-Tomographie) 25
Mukoviszidose (zystische Fibrose) 175
Muskelkraft 89, 171
Muskelmasse 171

Nachsorgeprogramm 55
National Cooperative Growth Study 77
Nebenwirkungen 126, 127
Nephrokalzinose 156
Niereninsuffizienz
– Ätiologie 99
– Chondrozyten 103
– GH–IGF-Achse 101
– GH-Resistenz 102
– GH-Therapie 106
– – Behandlungsrichtlinien 110
– – Dialyse 106
– – Endgröße 107
– – GH-Dosis 109
– – Nebenwirkungen 109
– – Nierentransplantation 106
– – präterminale Niereninsuffizienz 106
– Glukokortikoide 103
– Häufigkeit 99
– IGF-Bindungsprotein (IGFBP) 103
– Immunsuppression 103
– Menarche 105
– Nierentransplantation 103
– Pathogenese des Wachstums 101
– Perzentilenkurven 100
– Proteinmangel 102
– Pubertät 104
– spontanes Wachstum 101
– Ursachen des Kleinwuchses bei 101
Noonan-Syndrom
– Inzidenz 76
Nüchterninsulinwerte 91

Osteogenesis imperfecta 161
Osteoporose 83
– Risiko 74
Oxandrolon 71–76, 134

Pankreas-Insuffizienz 151
Parathormon (PTH) 156
Patientenauswahl 173
Prader-Willi-Syndrom 83

– Erwachsenengröße 85
– Geburtsgewicht 85
– Geburtslänge 84
– Gewichtsentwicklung 84
– Wachstum 84
Prädiktionsmodell 74
primordial short stature 122
Proteinstoffwechsel 177
Proteinsynthese 2, 3
Proteolyse 2, 3
Pseudotumor cerebri 91
psychologische Aspekte 15
psychosoziale Aspekte 173
PTH (Parathormon) 156
Pubertas präcox 171
Pubertät 32, 125, 126, 170
– Endgröße 43
– frühe 52
– GH-Ausschüttung 41
– GH-Dosis 42, 43, 44
– GH-Mangel 42
– GnRH-A (Gonadotropin-Releasing-Hormon-Agonisten) 44, 45
– IGFBP-3 41
– IGF-I 41
– Induktion 71, 72, 74, 76
– Pubertas praecox 46
– Sexualsteroide 41
– Wachstumsschub 41, 85
– Zielgröße 42

Radiotherapie 55
Risiken 78

Säuglingszeit 102
Schlafapnoe 83, 86
Schmerzschwelle, erhöhte 86
Scoring-System 76
Sepsis 3
SGA (small for gestational age) 115
SHOX-Gen 69, 166
Sichelzellanämie 61, 62, 66
Sicherheit 78
Silver-Russell-Syndrom (SRS) 119, 124
SIRS (systemic inflammatory response syndrome) 207
Sitzhöhe 51
Skelettdysplasie 161
Skoliose 83, 91, 92
small for gestational age (SGA) 115
Spätfolgen 49
Strahlentherapie 50
Stress 2
Substitutionsdosis 121

Syndrom X 116, 117
systemic inflammatory response syndrome (SIRS) 207

Temperaturregulation 86
Testhered-cord-Syndrom 172
Testosteron Depot 134
Thalassämie 59, 61
Therapieerfolg, Einflussfaktoren 74
Therapiemonitoring 35
Transportdefekt, tubulärer 155
Trizepsdicke 92
Tumornekrosefaktor-α 212
Tumorrezidiv 54

Ullrich-Turner Syndrom (UTS) 69
unerwünschte Ereignisse 125
UTS (Ullrich-Turner Syndrom)
– Pubertät 69
– Risiken 74
– Sicherheit 74, 75
– Wachstumshormonsekretion 69

verbrannte Körperoberfläche (VKO) 207
Verbrennung 4
– Trauma 207
very low birth weight (VLBW) 117
very low-density lipoprotein (VLDL) 6
Virilisierung 75
VKO (verbrannte Körperoberfläche) 207
VLBW (very low birth weight) 117
VLDL (very low-density lipoprotein) 6
Vorhersagemodelle 34

Wachstum 84
– disproportioniertes 75
– spinales 51
Wachstumsgeschwindigkeit 85
Wachstumshormon (siehe auch GH) 71, 198
– Mangel 49, 170
– Spätfolgen 49
Wachstumshormontherapie 15, 176
– bei schwer brandverletzten Kinder 207
Wachstumsretardierung 115
– intrauterine (IUGR) 64, 65
Wachstumsschub, puberaler 78
Wachstumsstörung 69, 71, 76, 78, 197, 198
Wachstumsverlauf 175
Wasserhaushalt 8
Wundheilung 212

Zinkmangel 63
Zystinose 151
zystische Fibrose (Mukoviszidose) 175